マンガでわかる

アスペルガー症候群の人とのコミュニケーションガイド

南青山アンティーク通りクリニック
福西勇夫
福西朱美

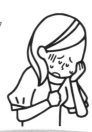

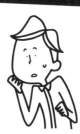

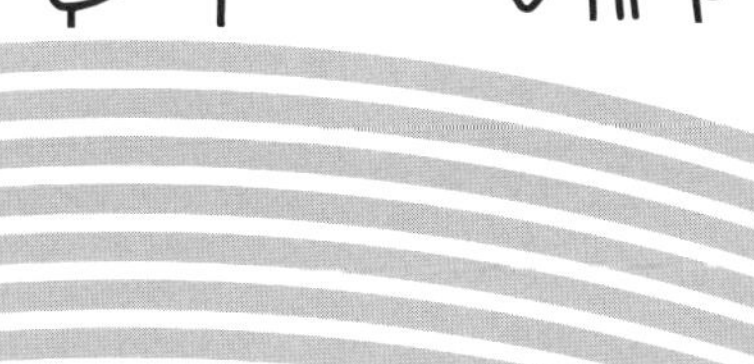

法研

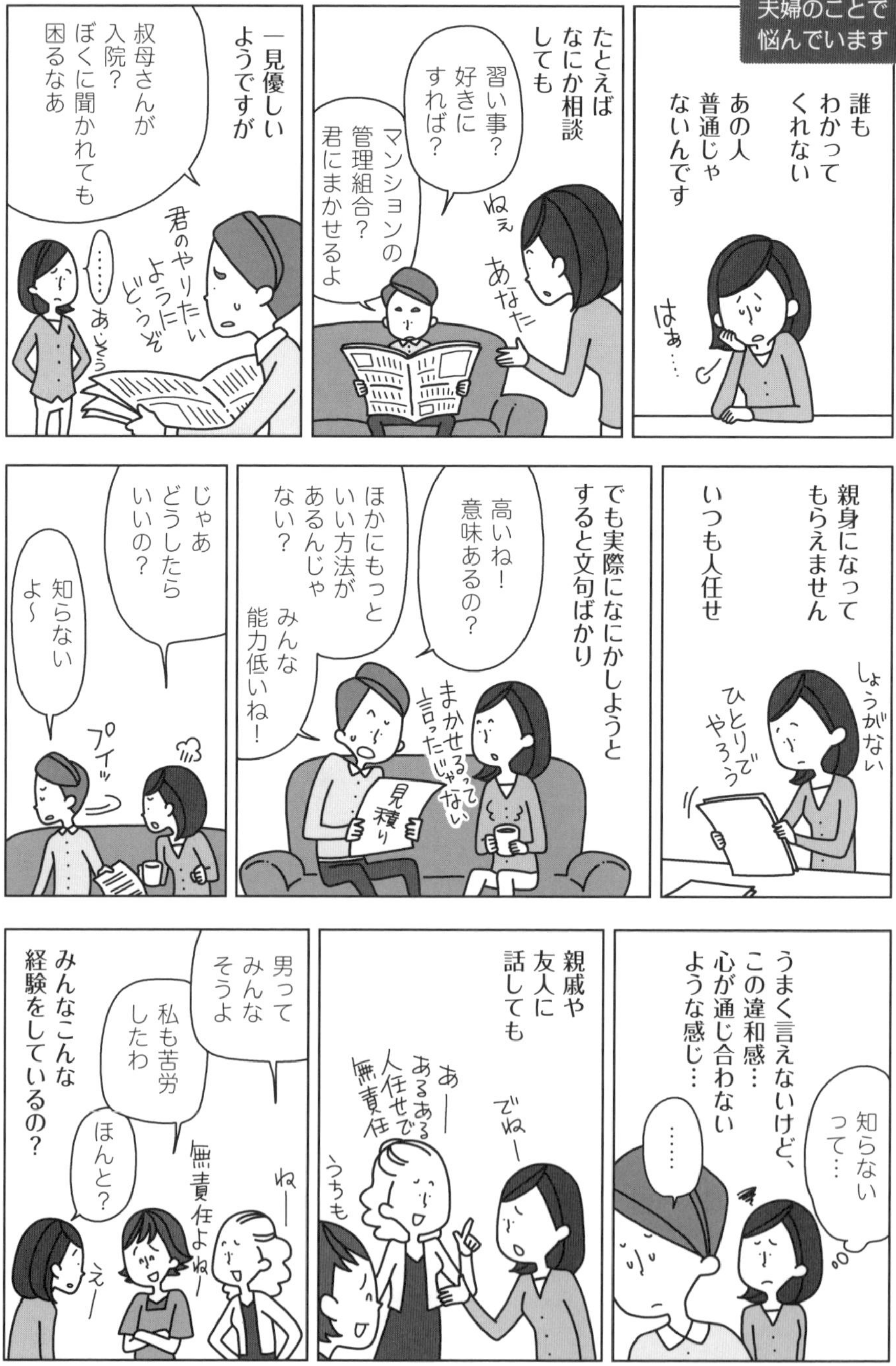
誰もわかってくれない
あの人普通じゃないんです
はぁ……
たとえばなにか相談しても
ねぇあなた
習い事?好きにすれば?
マンションの管理組合?君にまかせるよ
一見優しいようですが
叔母さんが入院?ぼくに聞かれても困るなあ
君のやりたいようにどうぞ
……
あ、そう
親身になってもらえません
いつも人任せ
しょうがない
ひとりでやろう
でも実際になにかしようとすると文句ばかり
高いね!意味あるの?
ほかにもっといい方法があるんじゃない?
みんな能力低いね!
まかせるって言ったじゃない
見積り
じゃあどうしたらいいの?
知らないよ~
プイッ
うまく言えないけど、この違和感…心が通じ合わないような感じ…
知らないって…
……
親戚や友人に話しても
でねー
あーあるある人任せで無責任
うちも
男ってみんなそうよ
私も苦労したわ
ほんと?
ねー
無責任よねー
えー
みんなこんな経験をしているの?

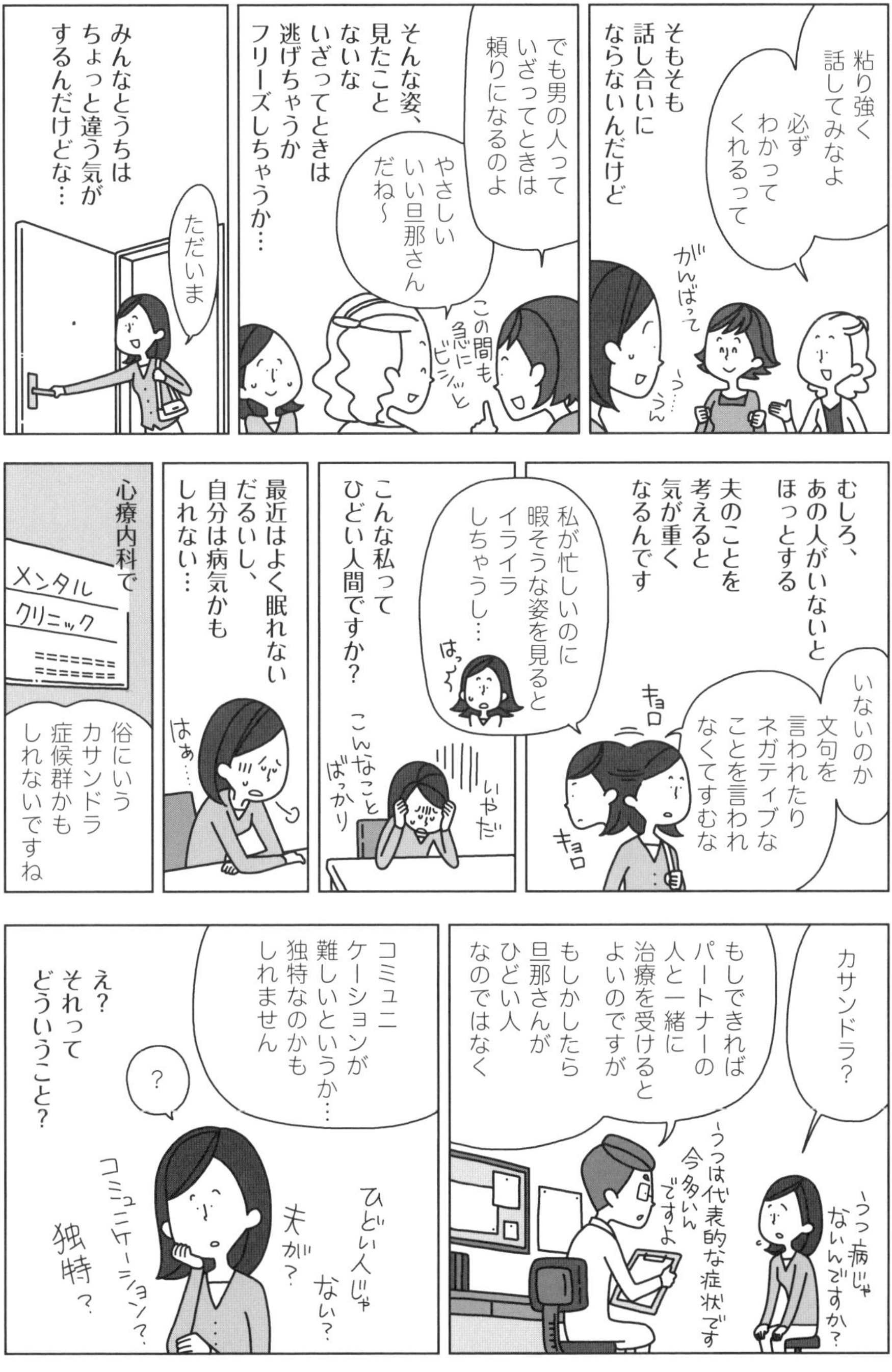
粘り強く話してみなよ 必ずわかってくれるって
がんばって
う…うん
そもそも話し合いにならないんだけど
でも男の人っていざってときは頼りになるのよ
この間も急にビシッと
やさしいいい旦那さんだね～
そんな姿、見たことないな いざってときは逃げちゃうかフリーズしちゃうか…
ただいま
みんなとうちはちょっと違う気がするんだけどな…
むしろ、あの人がいないとほっとする 夫のことを考えると気が重くなるんです
キョロ
キョロ
いないのか文句を言われたりネガティブなことを言われなくてすむな
私が忙しいのに暇そうな姿を見るとイライラしちゃうし…
はっ
こんな私ってひどい人間ですか？
こんなことばっかり
いやだ
最近はよく眠れないだるいし、自分は病気かもしれない…
はぁ…
心療内科で
メンタルクリニック
俗にいうカサンドラ症候群かもしれないですね
カサンドラ？
うつ病じゃないんですか？
うつは代表的な症状です 今多いんですよ
もしできればパートナーの人と一緒に治療を受けるとよいのですが もしかしたら旦那さんがひどい人なのではなく
コミュニケーションが難しいというか…独特なのかもしれません
？
え？それってどういうこと？
ひどい人じゃない？
夫が？
コミュニケーション？
独特？

はじめに

身近な人とのコミュニケーションに悩み、心身の不調を訴える人が増えています。もちろんそこには相性や、価値観の相違など、誰もが抱える人間関係の軋轢《あつれき》が存在し得ますが、「発達障害」が大きな影響を与えている場合も少なくありません。

アスペルガー症候群などの自閉症スペクトラム障害、ＡＤＨＤといった発達障害は、一昔前に比べるとだいぶ巷間に知られるようになってきました。とはいえ、正しい知識が十分に広まっているかといえば、残念ながらそうではありません。そして社会的なサポート体制もアクセスしやすい状況とはいえません。

なまじ病名が知られることによって、誤解や偏見が生じていることも問題です。

発達障害の人の適応性は環境に影響されます。

環境に恵まれていたために、発達障害であっても支障なく生活を送ることができ、誰にも気づかれずに大人になったという人は多く、大人になってから初めて環境や人間関係の変化、社会的要求の高度化によって適応できなくなるケースが多いのです。

そして、本人の困難感とは別に、その発達障害の特性によって身近な人を驚かせたり、戸惑わせたりしているというケースもあります。

発達障害者の身近にいる人が発達障害者の影響を受けることは、以前から指摘されてきました。古くはミラー症候群などいろいろな呼称で示されてきましたが、近年はカサンドラ情動剥奪《じょうどうはくだつ》障害という呼び方が定着しつつあります。正式な病名ではありませんが、このような状況に陥っている人がいることを表すのに役立っています。

こうしたコミュニケーション不全による二次障害を改善するためには、発達障害への正しい理解が欠かせません。そしてまた非発達障害者だけにがまんや理解を強いても問題は解決しません。本書ではアスペルガー症候群を中心に発達障害について、より深く理解していただくため、その特性や困難さを解説しています。

障害の特性を理解することでコミュニケーションがなぜうまく行かないのか、状況を改善するためにどんな工夫ができるのか、それらをそれぞれの関係性や支援環境に応じて見出すためのヒントにしていただきたいと考えています。

本書が、現在身近な人との間に生じている問題の本質を見極め、解決する方法を探っていく一助となることを望んでいます。

南青山アンティーク通りクリニック　院長　福西勇夫

第3章

アスペルガー症候群の検査と診断 99

第6章 それぞれのASDとのつき合い方

編集協力
装丁・DTP　ホップボックス
漫画　瀬戸奈津子

第1章

もしかして、あの人ASD？

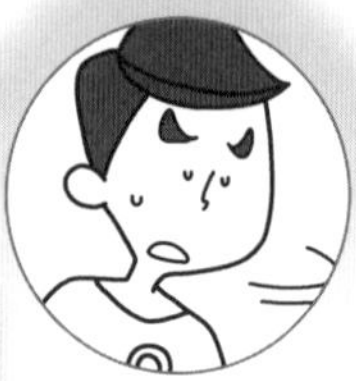

コミュニケーションがうまく行かない

身近な人とのコミュニケーションで悩んでいます

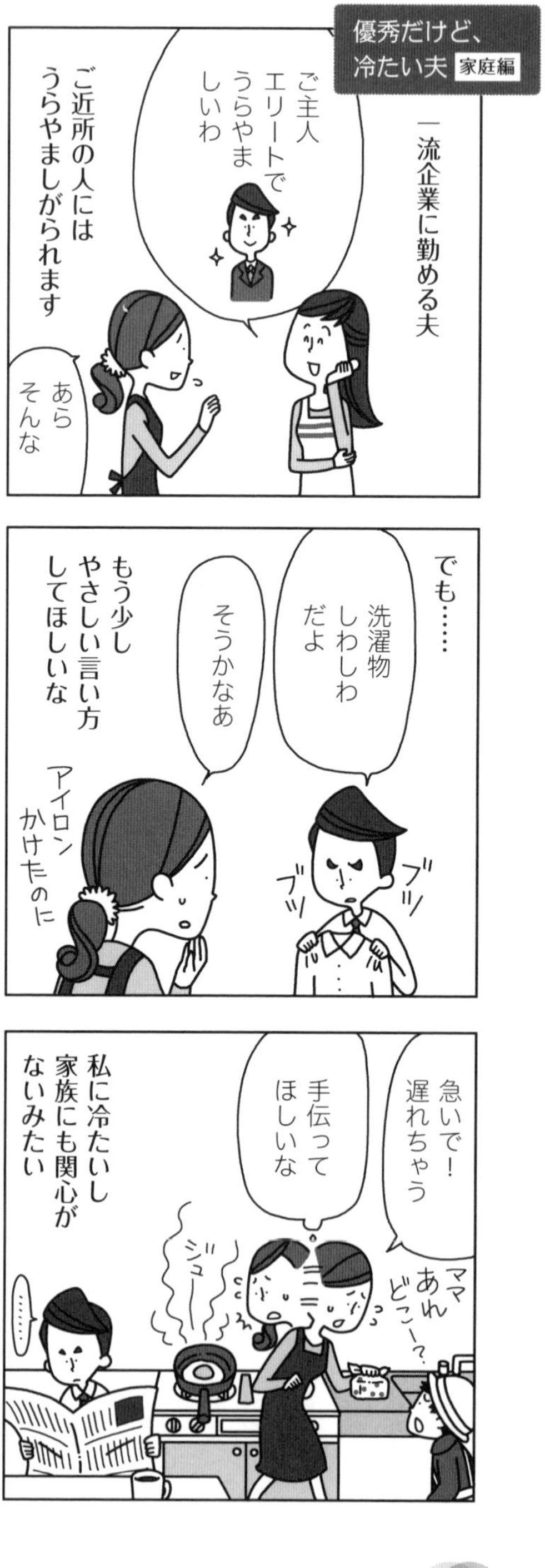
優秀だけど、冷たい夫 家庭編
一流企業に勤める夫
ご主人 エリートで うらやましいわ
ご近所の人には うらやましがられます
あら そんな
でも……
洗濯物 しわしわ だよ
そうかなあ
ブツブツ
アイロン かけたのに
もう少し やさしい言い方 してほしいな
急いで! 遅れちゃう
手伝って ほしいな
ママ あれ どこ～?
ジュー
私に冷たいし 家族にも関心が ないみたい
……

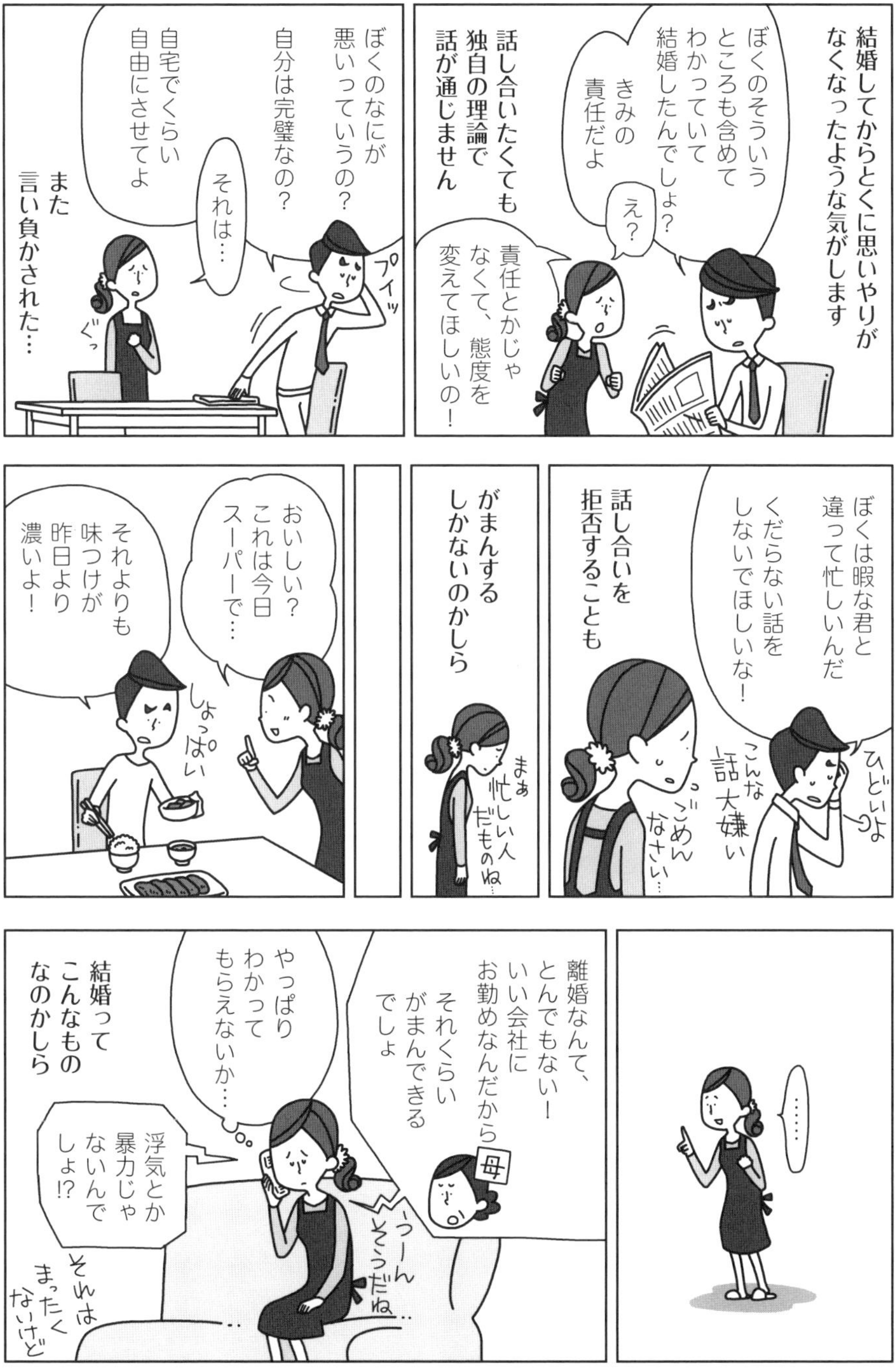

結婚してからとくに思いやりがなくなったような気がします
ぼくのそういうところも含めてわかっていて結婚したんでしょ？
きみの責任だよ
え？
責任とかじゃなくて、態度を変えてほしいの！
話し合いたくても独自の理論で話が通じません
プイッ
ぼくのなにが悪いっていうの？
自分は完璧なの？
それは…
自宅でくらい自由にさせてよ
ぐっ
また言い負かされた…
ぼくは暇な君と違って忙しいんだ
くだらない話をしないでほしいな！
ひどいよ
こんな話大嫌い
ごめんなさい…
話し合いを拒否することも
がまんするしかないのかしら
まぁ忙しい人だものね…
おいしい？これは今日スーパーで…
それよりも味つけが昨日より濃いよ！
しょっぱい
……
離婚なんて、とんでもない！いい会社にお勤めなんだから
それくらいがまんできるでしょ
母
やっぱりわかってもらえないか…
浮気とか暴力じゃないんでしょ!?
うーんそうだね…
それはまったくないけど
結婚ってこんなものなのかしら

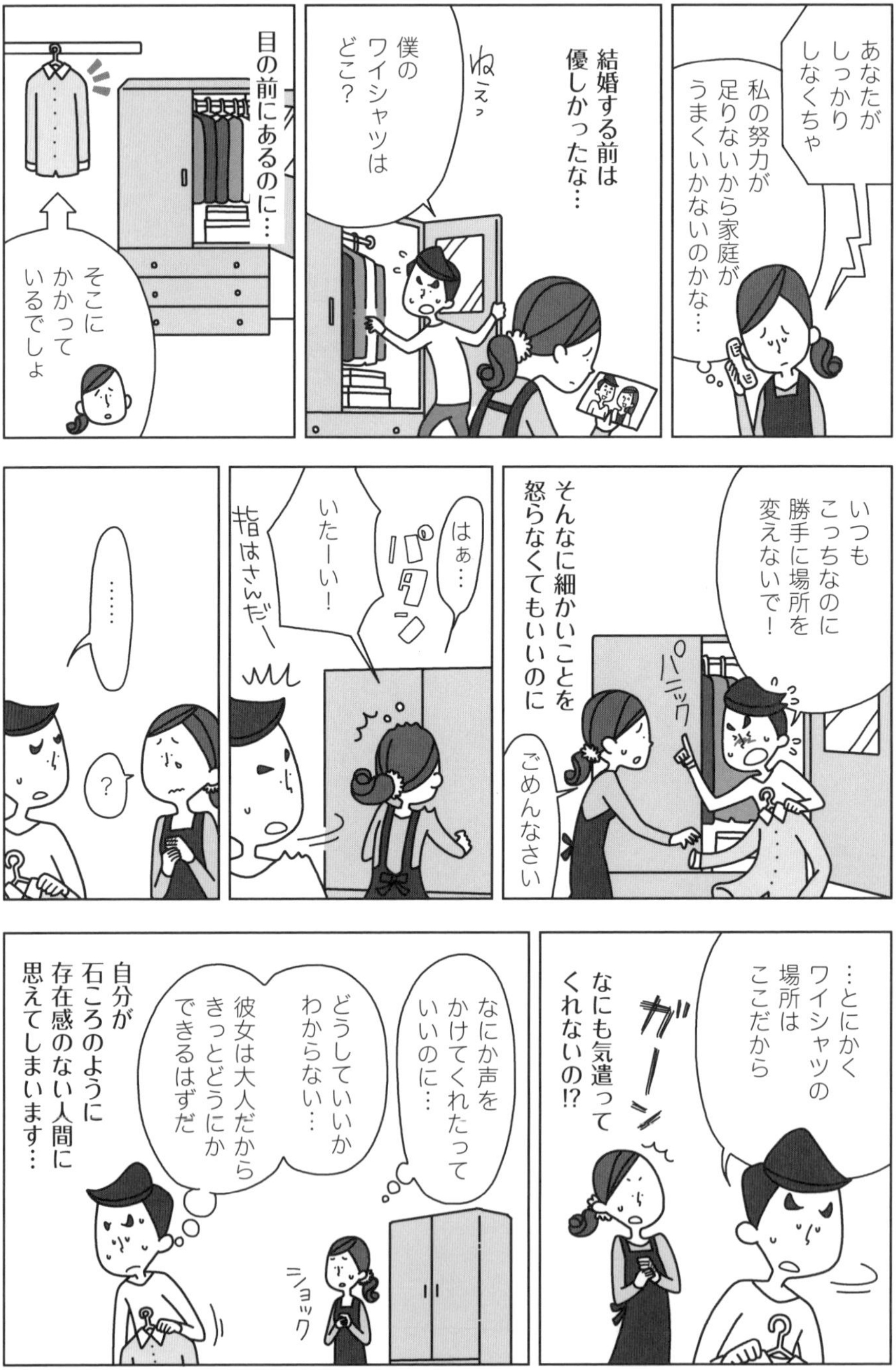
あなたがしっかりしなくちゃ
私の努力が足りないから家庭がうまくいかないのかな…
結婚する前は優しかったな…
ねぇ?
僕のワイシャツはどこ?
目の前にあるのに…
そこにかかっているでしょ
いつもこっちなのに勝手に場所を変えないで!
そんなに細かいことを怒らなくてもいいのに
ごめんなさい
はぁ…
パタン
いたーい!
指はさんだー
……
?
…とにかくワイシャツの場所はここだから
ガーン
なにも気遣ってくれないの!?
なにか声をかけてくれたっていいのに…
どうしていいかわからない…
彼女は大人だからきっとどうにかできるはずだ
ショック
自分が石ころのように存在感のない人間に思えてしまいます…

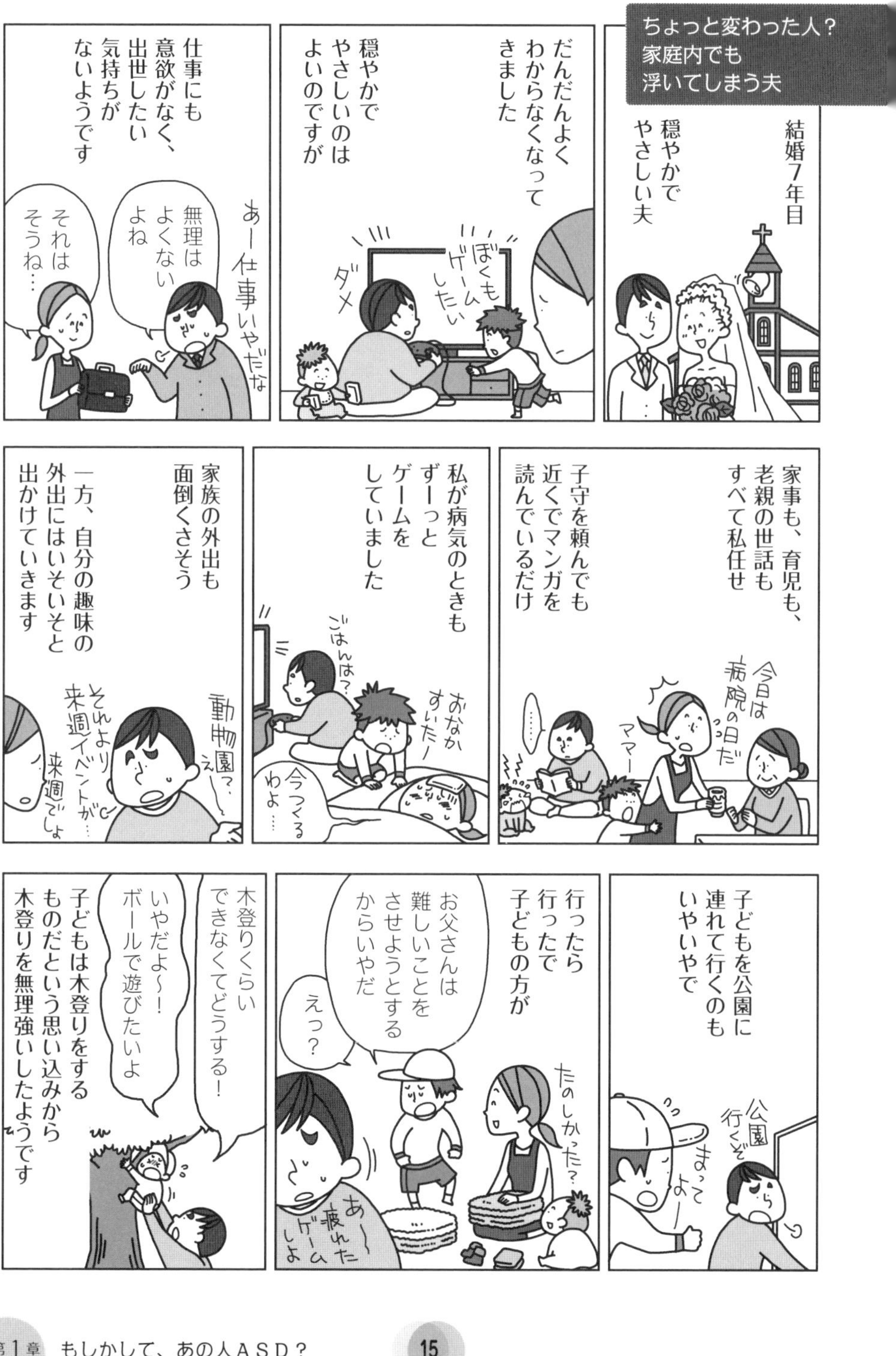
ちょっと変わった人？
家庭内でも
浮いてしまう夫
結婚7年目
穏やかでやさしい夫
だんだんよくわからなくなってきました
ぼくもゲームしたい
ダメ
穏やかでやさしいのはよいのですが
仕事にも意欲がなく、出世したい気持ちがないようです
あー仕事いやだな
無理はよくないよね
それはそうね…
家事も、育児も、老親の世話もすべて私任せ
今日は病院の日だ
ママー
子守を頼んでも近くでマンガを読んでいるだけ
……
私が病気のときもずーっとゲームをしていました
ごはんは？
おなかすいたー
今つくるわよ…
家族の外出も面倒くさそう
動物園？ えー
それより来週イベントが…
来週でしょ
一方、自分の趣味の外出にはいそいそと出かけていきます
子どもを公園に連れて行くのもいやいやで
公園行くぞ
まってよー
行ったら行ったで子どもの方が
たのしかった？
お父さんは難しいことをさせようとするからいやだ
えっ？
あ～疲れたゲームしよ
木登りくらいできなくてどうする！
いやだよ～！ボールで遊びたいよ
子どもは木登りをするものだという思い込みから木登りを無理強いしたようです

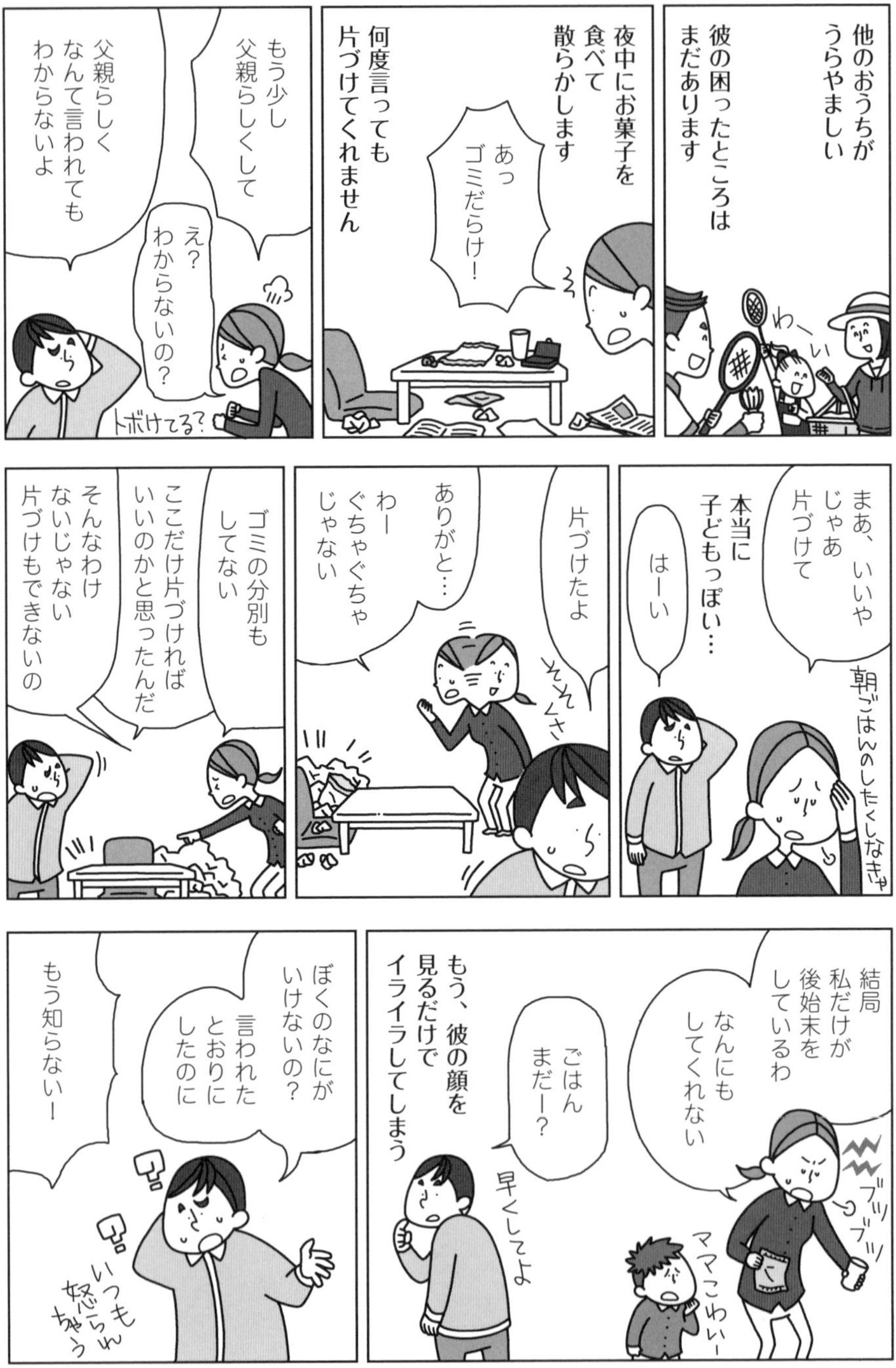
他のおうちがうらやましい
彼の困ったところはまだあります
わ～い
夜中にお菓子を食べて散らかします
あっ ゴミだらけ！
何度言っても片づけてくれません
もう少し父親らしくして
え？ わからないの？
父親らしくなんて言われてもわからないよ
トボけてる？
まあ、いいや じゃあ片づけて
本当に子どもっぽい…
はーい
朝ごはんのしたくしなきゃ
片づけたよ
そそくさ
ありがと…
わー ぐちゃぐちゃじゃない
ゴミの分別もしてない
ここだけ片づければいいのかと思ったんだ
そんなわけないじゃない 片づけもできないの
結局私だけが後始末をしているわ
なんにもしてくれない
ブツブツ
ごはんまだー？
早くしてよ
ママこわいー
もう、彼の顔を見るだけでイライラしてしまう
ぼくのなにがいけないの？
言われたとおりにしたのに
もう知らないー
いつも怒られちゃう

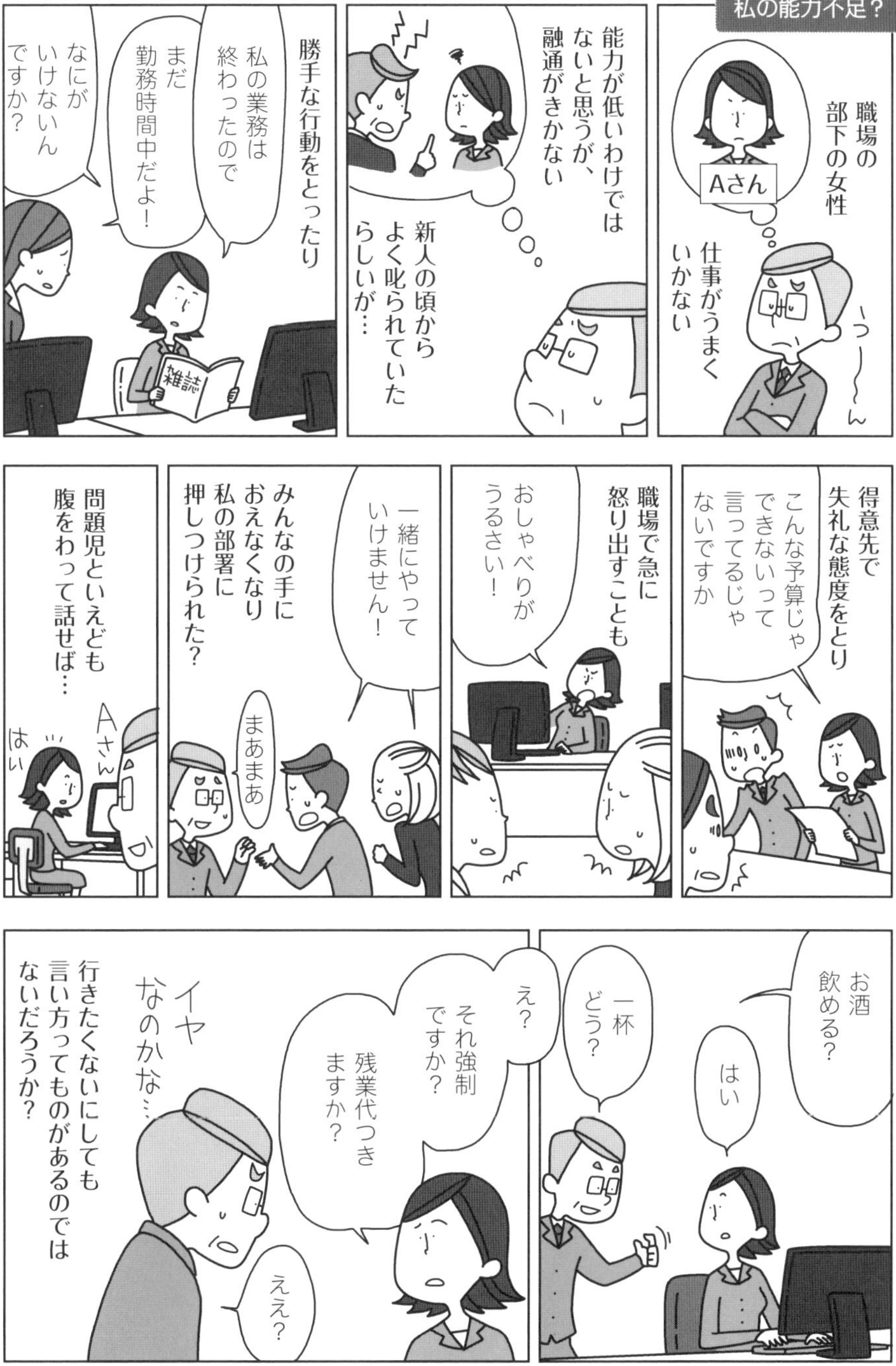
職場の部下の女性
Aさん
仕事がうまくいかない
う〜〜ん
能力が低いわけではないと思うが、融通がきかない
新人の頃からよく叱られていたらしいが…
勝手な行動をとったり
私の業務は終わったので
まだ勤務時間中だよ！
なにがいけないんですか？
雑誌
得意先で失礼な態度をとり
こんな予算じゃできないって言ってるじゃないですか
職場で急に怒り出すことも
おしゃべりがうるさい！
一緒にやっていけません！
まあまあ
みんなの手におえなくなり私の部署に押しつけられた？
問題児といえども腹をわって話せば…
Aさん
はい
お酒飲める？
はい
一杯どう？
え？
それ強制ですか？
残業代つきますか？
ええ？
イヤなのかな…
行きたくないにしても言い方ってものがあるのではないだろうか？

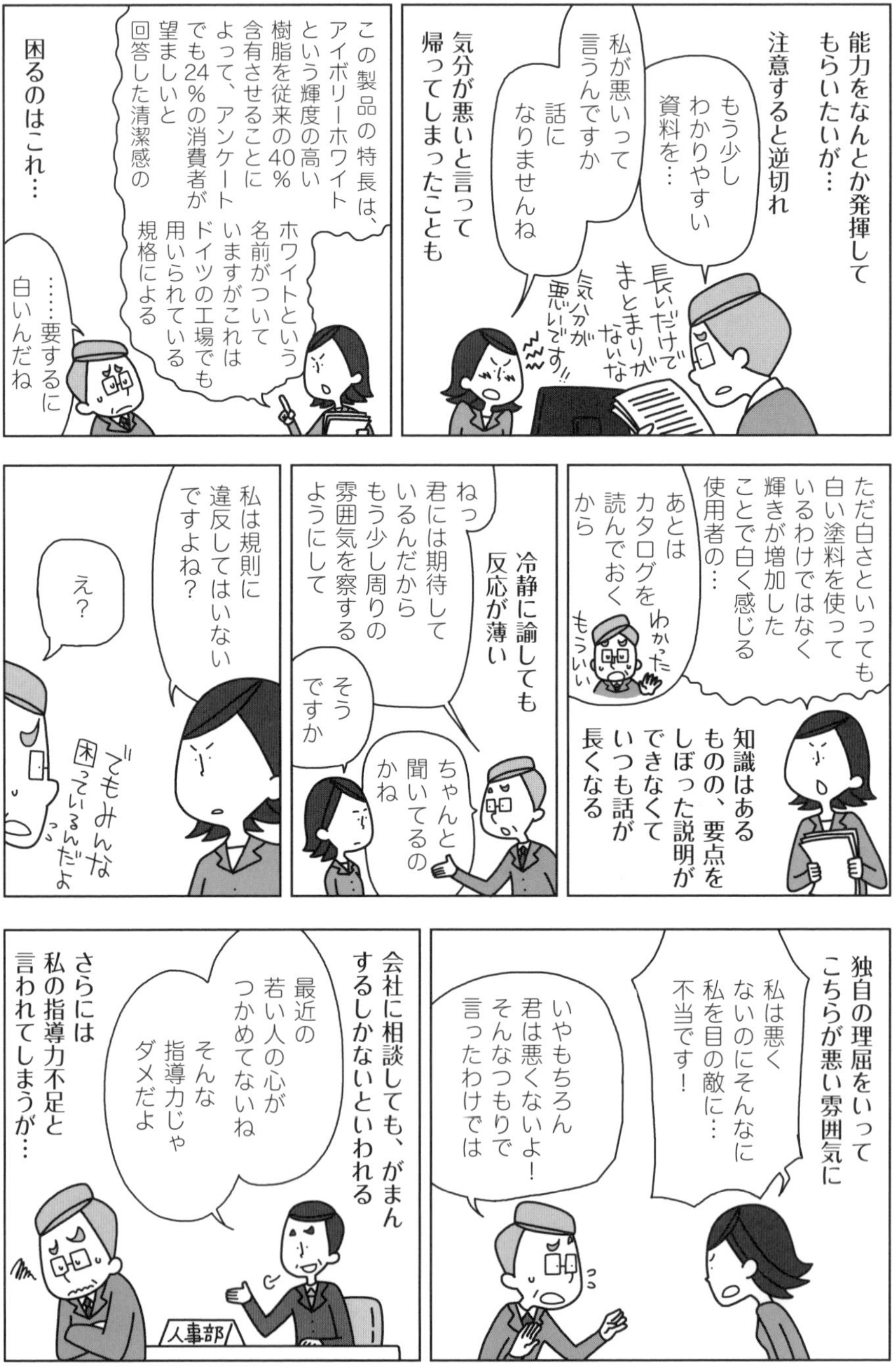
能力をなんとか発揮してもらいたいが…
注意すると逆切れ
もう少しわかりやすい資料を…
長いだけでまとまりがないな
私が悪いって言うんですか
話になりませんね
気分が悪いです!!
気分が悪いと言って帰ってしまったことも
この製品の特長は、アイボリーホワイトという輝度の高い樹脂を従来の40％含有させることによって、アンケートでも24％の消費者が望ましいと回答した清潔感の
ホワイトという名前がついていますがこれはドイツの工場でも用いられている規格による
困るのはこれ…
……要するに白いんだね
ただ白さといっても白い塗料を使っているわけではなく輝きが増加したことで白く感じる使用者の…
あとはカタログを読んでおくから
わかった
もういい
知識はあるものの、要点をしぼった説明ができなくていつも話が長くなる
冷静に諭しても反応が薄い
ねっ君には期待しているんだからもう少し周りの雰囲気を察するようにして
そうですか
ちゃんと聞いてるのかね
私は規則に違反してはいないですよね？
え？
でもみんな困っているんだよ
独自の理屈をいってこちらが悪い雰囲気に
私は悪くないのにそんなに私を目の敵に…不当です！
いやもちろん君は悪くないよ！そんなつもりで言ったわけでは
会社に相談しても、がまんするしかないといわれる
最近の若い人の心がつかめてないね
そんな指導力じゃダメだよ
人事部
さらには私の指導力不足と言われてしまうが…

コミュニケーションがとれずに不調に

私のクリニックの患者さんで、身近な人とのコミュニケーションが原因で悩み、心身に不調を来してしまったという方が増えています。

生活していくうえでコミュニケーションを円滑にしていくことはもちろん大切ですが、その反面、相手のあることですから思うとおりにならず、ストレスになることも多いものです。

日本人が得意とする「察し合い」、「譲り合い」のようなコミュニケーションは実は非常に高度なコミュニケーション能力を要します。これをみなさん、日常的に無意識に行っています。日本人に限らず、世界中誰でもやはり相手の立場や関係、顔色、場の雰囲気などを汲み取りながらかかわりあっているものです。

そもそもコミュニケーションというものは難しいのです。

しかしこれがとくにうまく行かないケースがあります。

「話せばわかる」といいますが、こうしたケースではそれが通用せず、当事者同士なんとかしたいと思っているにもかかわらず解決できないで悩んでいるのです。

解決しようにも伝わらない

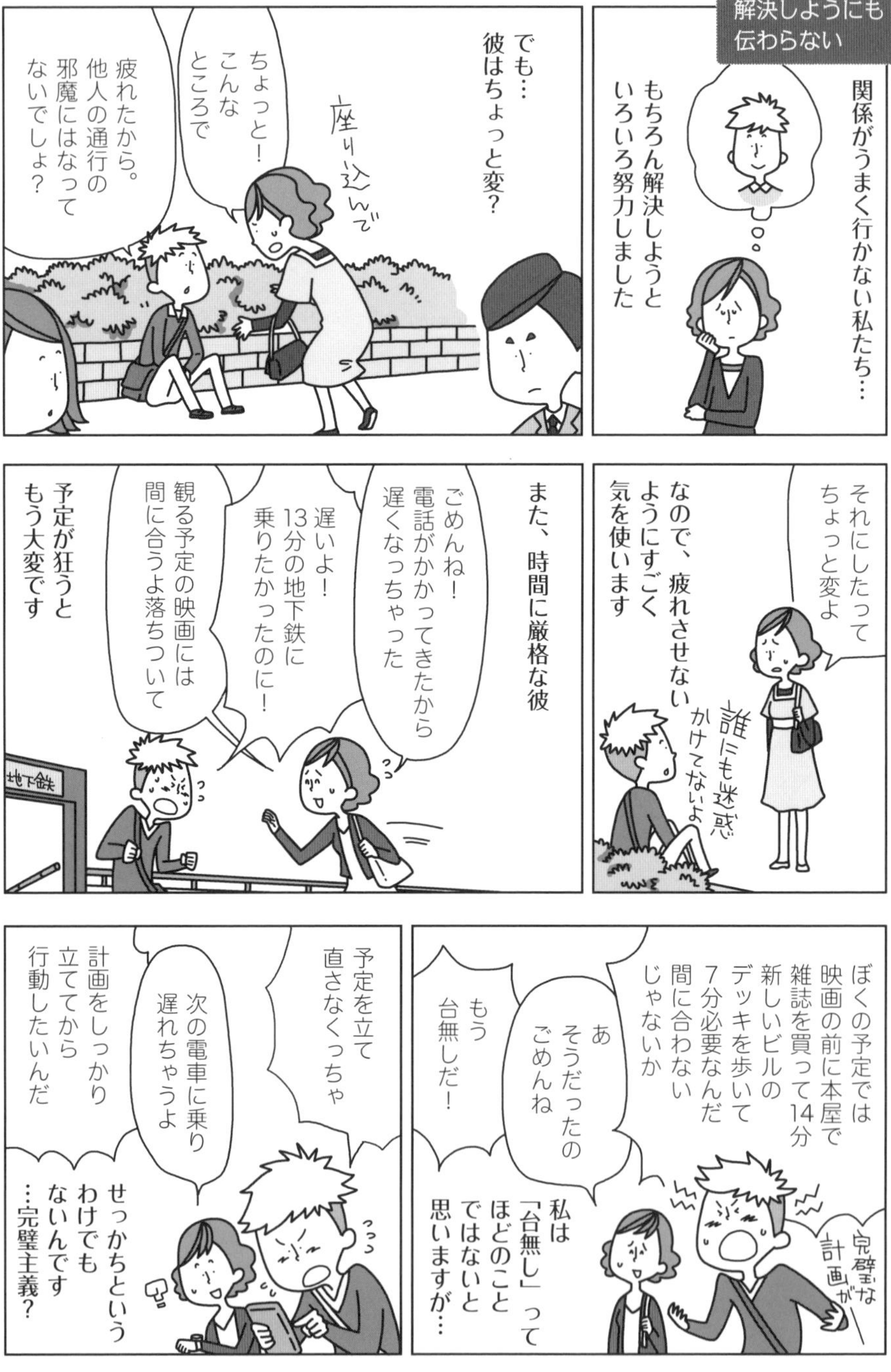

関係がうまく行かない私たち…
もちろん解決しようと いろいろ努力しました
でも… 彼はちょっと変？
座り込んで
ちょっと！ こんな ところで
疲れたから。 他人の通行の 邪魔にはなって ないでしょ？
それにしたって ちょっと変よ
誰にも迷惑 かけてないよ
なので、疲れさせない ようにすごく 気を使います
また、時間に厳格な彼
ごめんね！ 電話がかかってきたから 遅くなっちゃった
遅いよ！ 13分の地下鉄に 乗りたかったのに！
観る予定の映画には 間に合うよ落ちついて
予定が狂うと もう大変です
地下鉄
ぼくの予定では 映画の前に本屋で 雑誌を買って14分 新しいビルの デッキを歩いて 7分必要なんだ 間に合わない じゃないか
あ そうだったの ごめんね
もう 台無しだ！
完璧な 計画が
私は 「台無し」って ほどのこと ではないと 思いますが…
予定を立て 直さなくっちゃ
次の電車に乗り 遅れちゃうよ
計画をしっかり 立ててから 行動したいんだ
せっかちという わけでも ないんです …完璧主義？

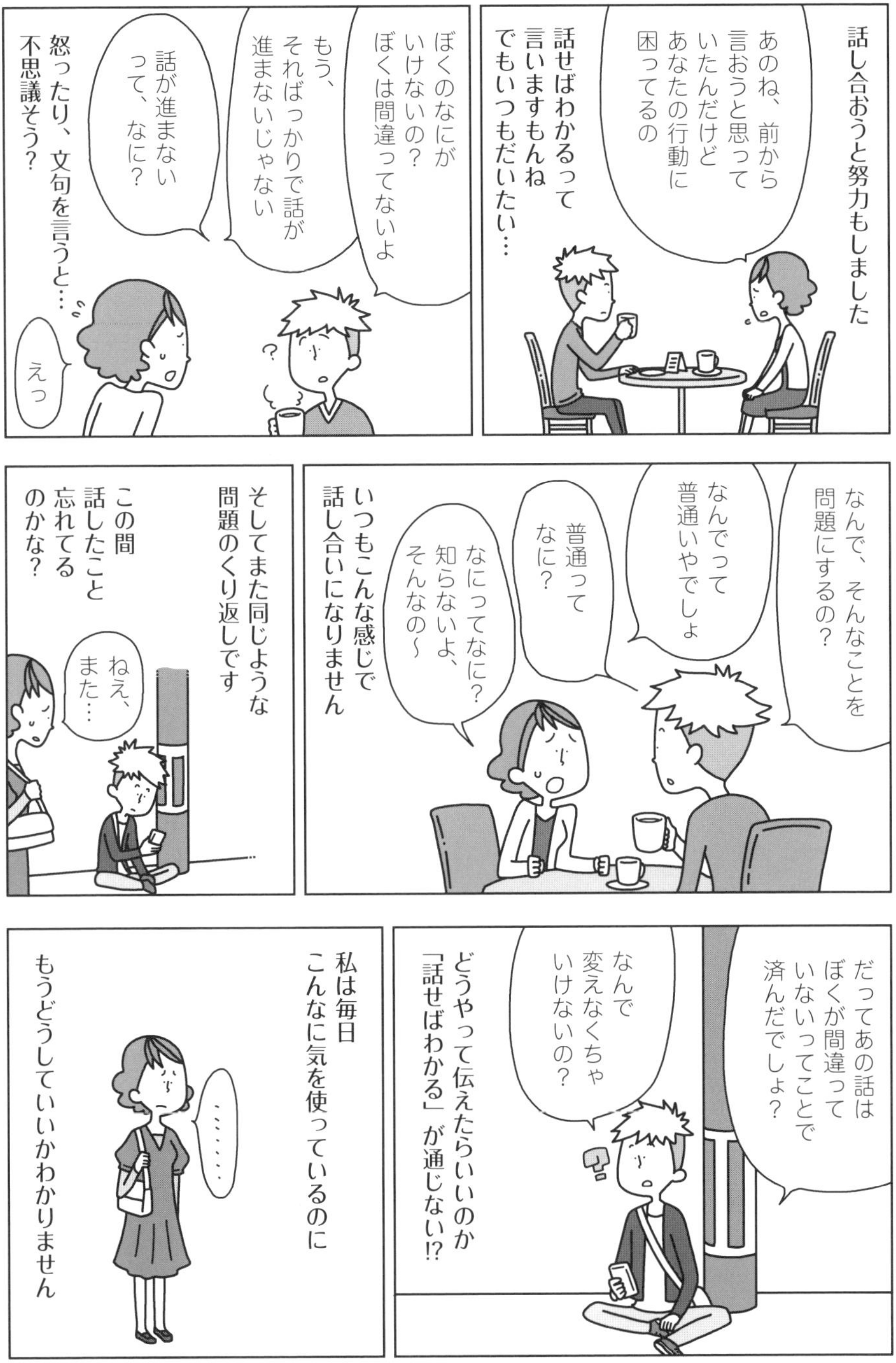
話し合おうと努力もしました
あのね、前から言おうと思っていたんだけどあなたの行動に困ってるの
話せばわかるって言いますもんね
でもいつもだいたい…
ぼくのなにがいけないの?
ぼくは間違ってないよ
もう、そればっかりで話が進まないじゃない
話が進まないって、なに?
怒ったり、文句を言うと…
不思議そう?
えっ
なんで、そんなことを問題にするの?
なんでって普通いやでしょ
普通ってなに?
なにってなに?
知らないよ、そんなの〜
いつもこんな感じで話し合いになりません
そしてまた同じような問題のくり返しです
この間話したこと忘れてるのかな?
ねえ、また…
だってあの話はぼくが間違っていないってことで済んだでしょ?
なんで変えなくちゃいけないの?
どうやって伝えたらいいのか
「話せばわかる」が通じない!?
私は毎日こんなに気を使っているのに
……
もうどうしていいかわかりません

相談しても理解されない

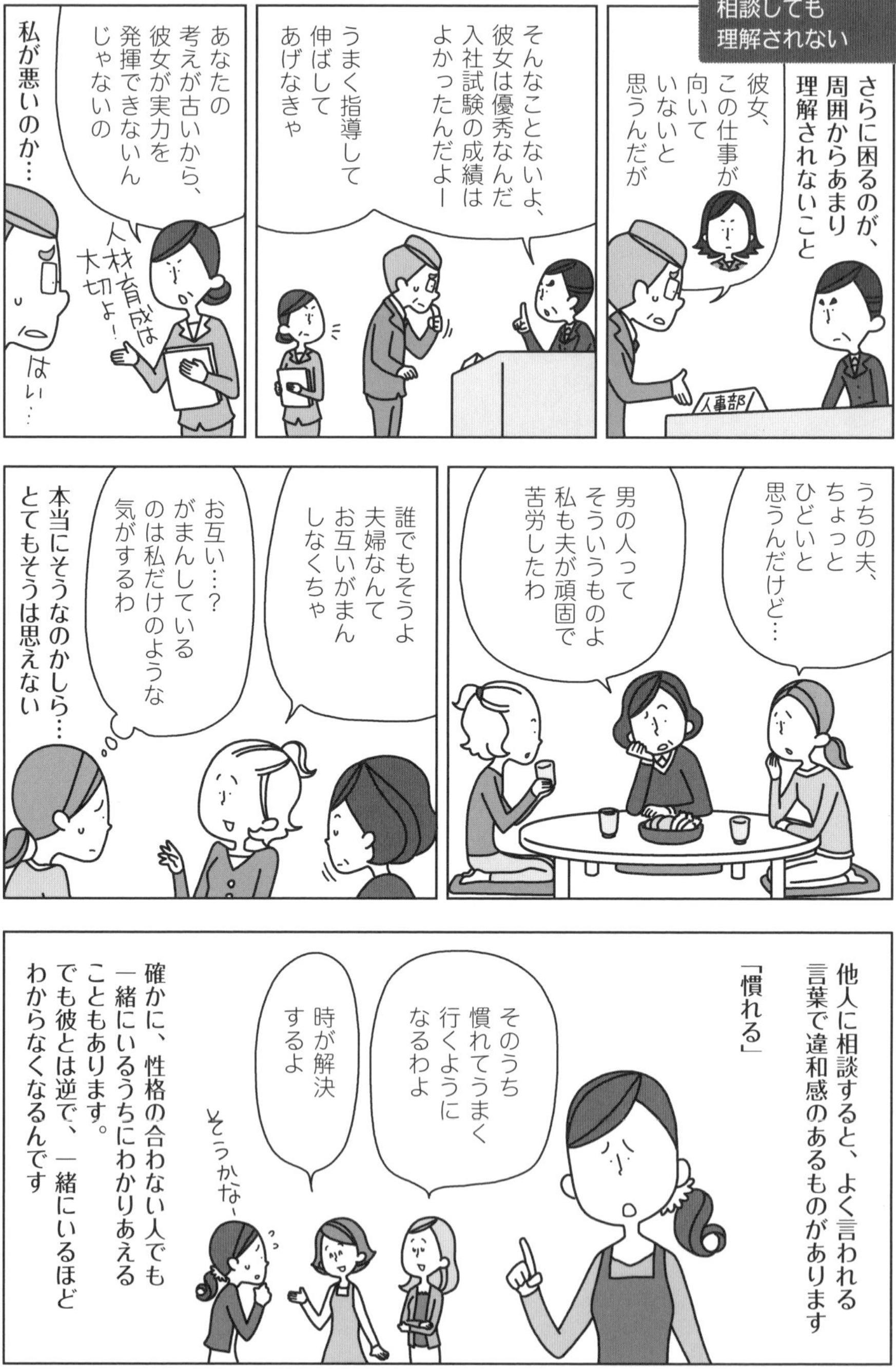
さらに困るのが、周囲からあまり理解されないこと
彼女、この仕事が向いていないと思うんだが
人事部
そんなことないよ、彼女は優秀なんだ入社試験の成績はよかったんだよー
うまく指導して伸ばしてあげなきゃ
あなたの考えが古いから、彼女が実力を発揮できないんじゃないの
人材育成は大切よ!
はい…
私が悪いのか…
うちの夫、ちょっとひどいと思うんだけど…
男の人ってそういうものよ私も夫が頑固で苦労したわ
誰でもそうよ夫婦なんてお互いがまんしなくちゃ
お互い…?がまんしているのは私だけのような気がするわ
本当にそうなのかしら…とてもそうは思えない
他人に相談すると、よく言われる言葉で違和感のあるものがあります
「慣れる」
そのうち慣れてうまく行くようになるわよ
時が解決するよ
そうかなー
確かに、性格の合わない人でも一緒にいるうちにわかりあえることもあります。
でも彼とは逆で、一緒にいるほどわからなくなるんです

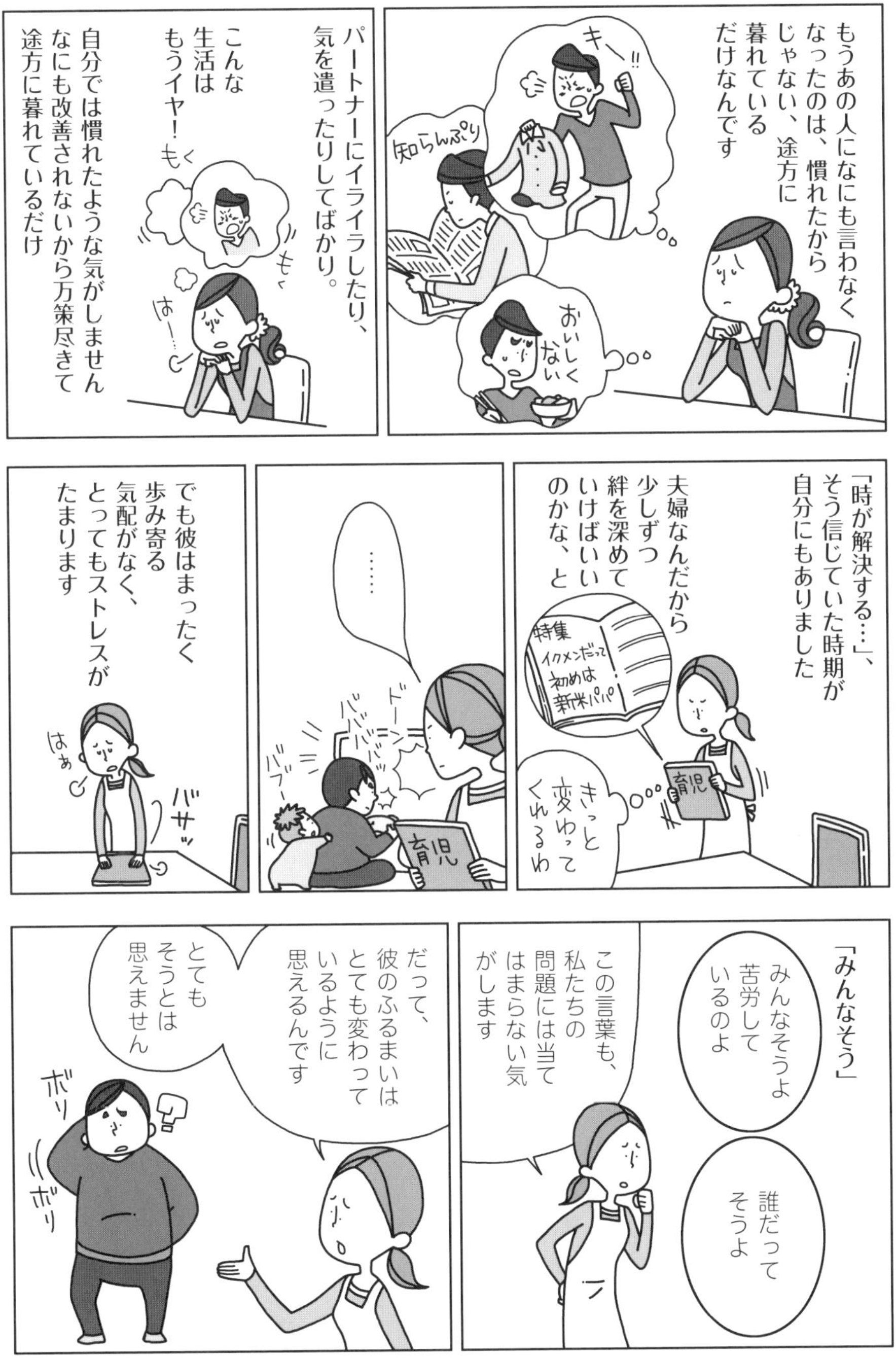

もうあの人になにも言わなくなったのは、慣れたからじゃない、途方に暮れているだけなんです
キー!!
知らんぷり
おいしくない
パートナーにイライラしたり、気を遣ったりしてばかり。
こんな生活はもうイヤ!
もく もく
はー…
自分では慣れたような気がしませんなにも改善されないから万策尽きて途方に暮れているだけ
「時が解決する…」、そう信じていた時期が自分にもありました
夫婦なんだから少しずつ絆を深めていけばいいのかな、と
特集 イクメンだって初めは新米パパ
育児
きっと変わってくれるわ
……
ドーン
ババババッ
ブブー
育児
でも彼はまったく歩み寄る気配がなく、とってもストレスがたまります
はぁ
バサッ
「みんなそう」
みんなそうよ苦労しているのよ
誰だってそうよ
この言葉も、私たちの問題には当てはまらない気がします
だって、彼のふるまいはとても変わっているように思えるんです
とてもそうとは思えません
ボリ
ボリ

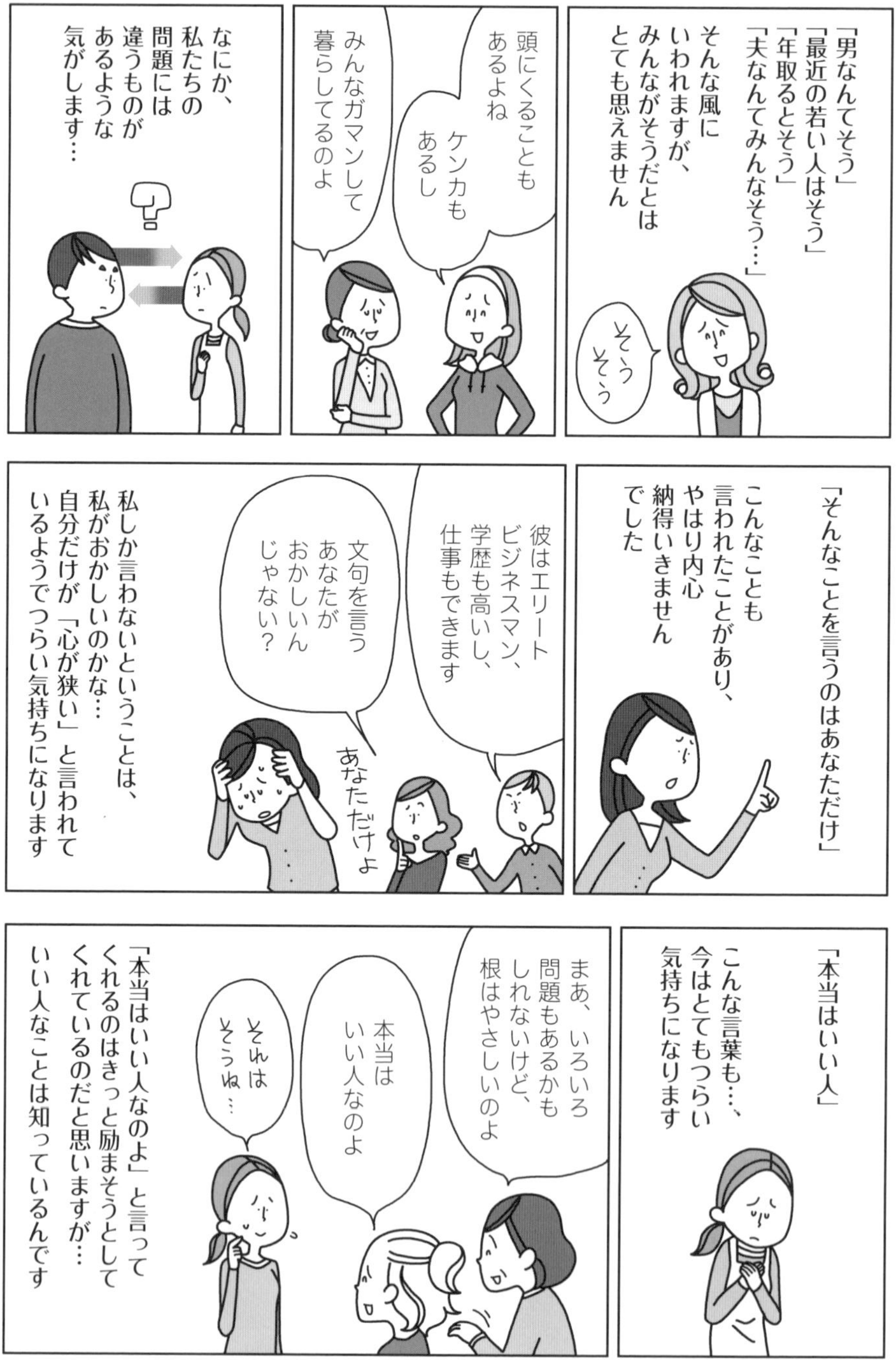
「男なんてそう」「最近の若い人はそう」「年取るとそう」「夫なんてみんなそう…」
そんな風にいわれますが、みんながそうだとはとても思えません
そうそう
頭にくることもあるよね
ケンカもあるし
みんなガマンして暮らしてるのよ
なにか、私たちの問題には違うものがあるような気がします…
「そんなことを言うのはあなただけ」
こんなことも言われたことがあり、やはり内心納得いきませんでした
彼はエリートビジネスマン、学歴も高いし、仕事もできます
文句を言うあなたがおかしいんじゃない？
あなただけよ
私しか言わないということは、私がおかしいのかな…自分だけが「心が狭い」と言われているようでつらい気持ちになります
「本当はいい人」
こんな言葉も…、今はとてもつらい気持ちになります
まあ、いろいろ問題もあるかもしれないけど、根はやさしいのよ
本当はいい人なのよ
それはそうね…
「本当はいい人なのよ」と言ってくれるのはきっと励まそうとしてくれているのだと思いますが…いい人なことは知っているんです

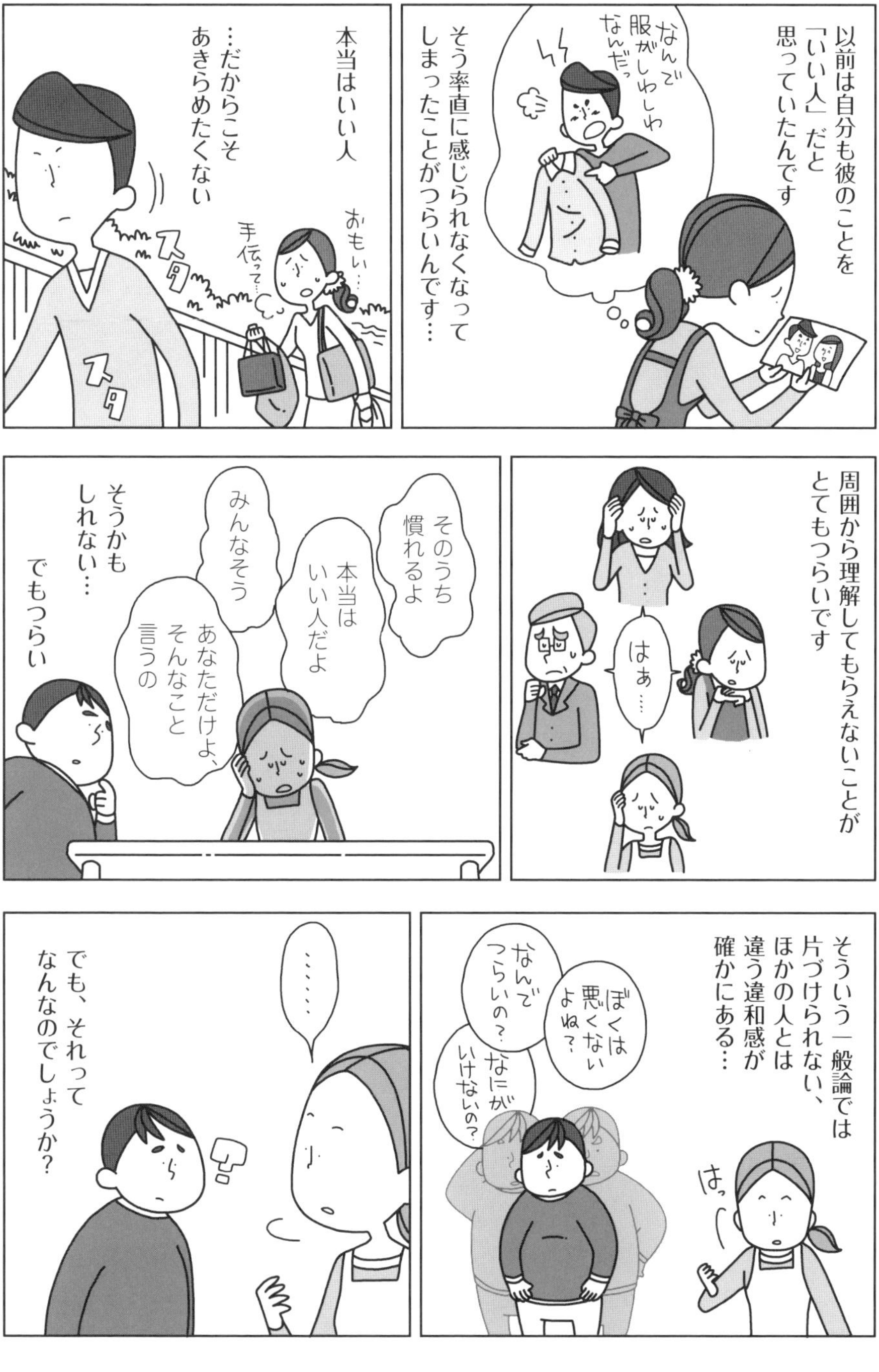
以前は自分も彼のことを「いい人」だと思っていたんです
なんで服がしわしわなんだっ
そう率直に感じられなくなってしまったことがつらいんです…
本当はいい人
…だからこそあきらめたくない
おもい…
手伝って…
スタ
スタ
周囲から理解してもらえないことがとてもつらいです
はぁ…
そのうち慣れるよ
本当はいい人だよ
みんなそう
あなただけよ、そんなこと言うの
そうかもしれない…
でもつらい
そういう一般論では片づけられない、ほかの人とは違う違和感が確かにある…
ぼくは悪くないよね？
なんでつらいの？
なにがいけないの？
はっ
……
でも、それってなんなのでしょうか？

なぜコミュニケーションがうまく行かないのか

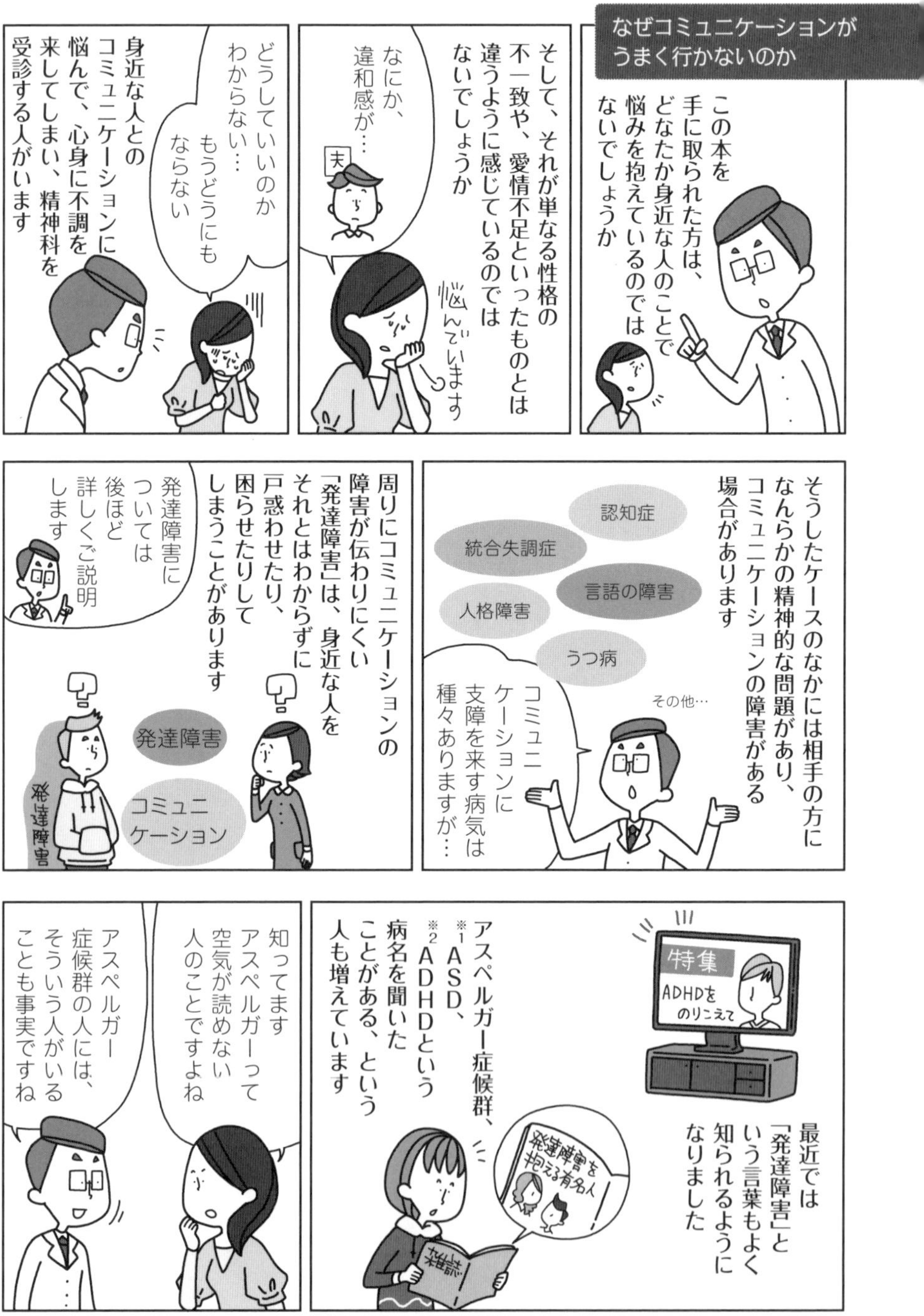

この本を手に取られた方は、どなたか身近な人のことで悩みを抱えているのではないでしょうか
そして、それが単なる性格の不一致や、愛情不足といったものとは違うように感じているのではないでしょうか
悩んでいます
なにか、違和感が…
夫
どうしていいのかわからない…
もうどうにもならない
身近な人とのコミュニケーションに悩んで、心身に不調を来してしまい、精神科を受診する人がいます
そうしたケースのなかには相手の方になんらかの精神的な問題があり、コミュニケーションの障害がある場合があります
認知症
統合失調症
言語の障害
人格障害
うつ病
その他…
コミュニケーションに支障を来す病気は種々ありますが…
周りにコミュニケーションの障害が伝わりにくい「発達障害」は、身近な人をそれとはわからずに戸惑わせたり、困らせたりしてしまうことがあります
発達障害については後ほど詳しくご説明します
発達障害
コミュニケーション
発達障害
最近では「発達障害」という言葉もよく知られるようになりました
特集
ADHDをのりこえて
発達障害を抱える有名人
雑誌
アスペルガー症候群、※1ASD、※2ADHDという病名を聞いたことがある、という人も増えています
知ってますアスペルガーって空気が読めない人のことですよね
アスペルガー症候群の人には、そういう人がいることも事実ですね

※1自閉症スペクトラム障害
※2注意欠如・多動性障害

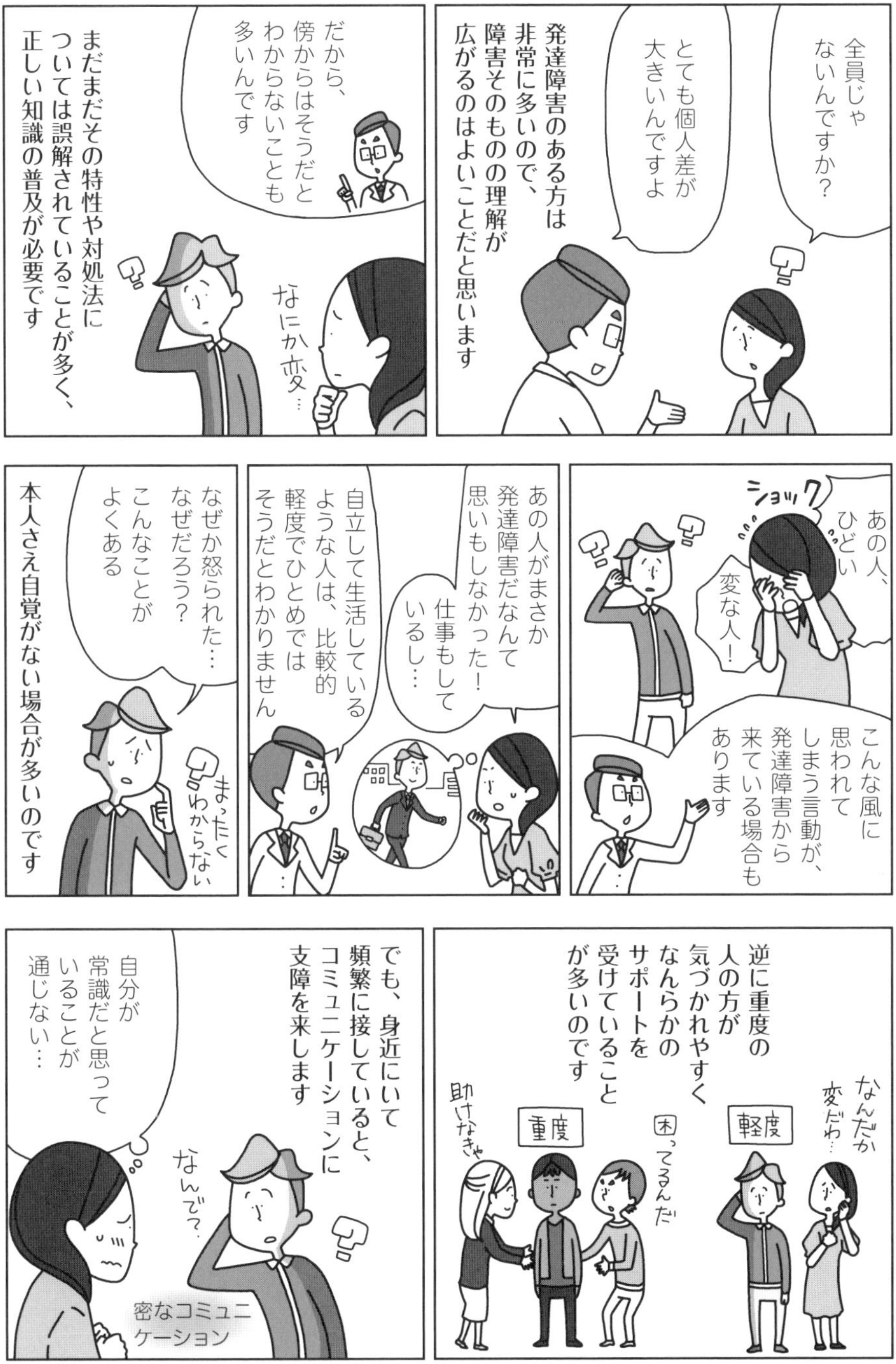
全員じゃないんですか？
とても個人差が大きいんですよ
発達障害のある方は非常に多いので、障害そのものの理解が広がるのはよいことだと思います
だから、傍からはそうだとわからないことも多いんです
なにか変…
まだまだその特性や対処法については誤解されていることが多く、正しい知識の普及が必要です
ショック
あの人、ひどい
変な人！
こんな風に思われてしまう言動が、発達障害から来ている場合もあります
あの人がまさか発達障害だなんて思いもしなかった！
仕事もしているし…
自立して生活しているような人は、比較的軽度でひとめではそうだとわかりません
なぜか怒られた…なぜだろう？こんなことがよくある
まったくわからない
本人さえ自覚がない場合が多いのです
逆に重度の人の方が気づかれやすくなんらかのサポートを受けていることが多いのです
軽度
なんだか変だわ…
重度
困ってるんだ
助けなきゃ
でも、身近にいて頻繁に接していると、コミュニケーションに支障を来します
なんで？
自分が常識だと思っていることが通じない…
密なコミュニケーション

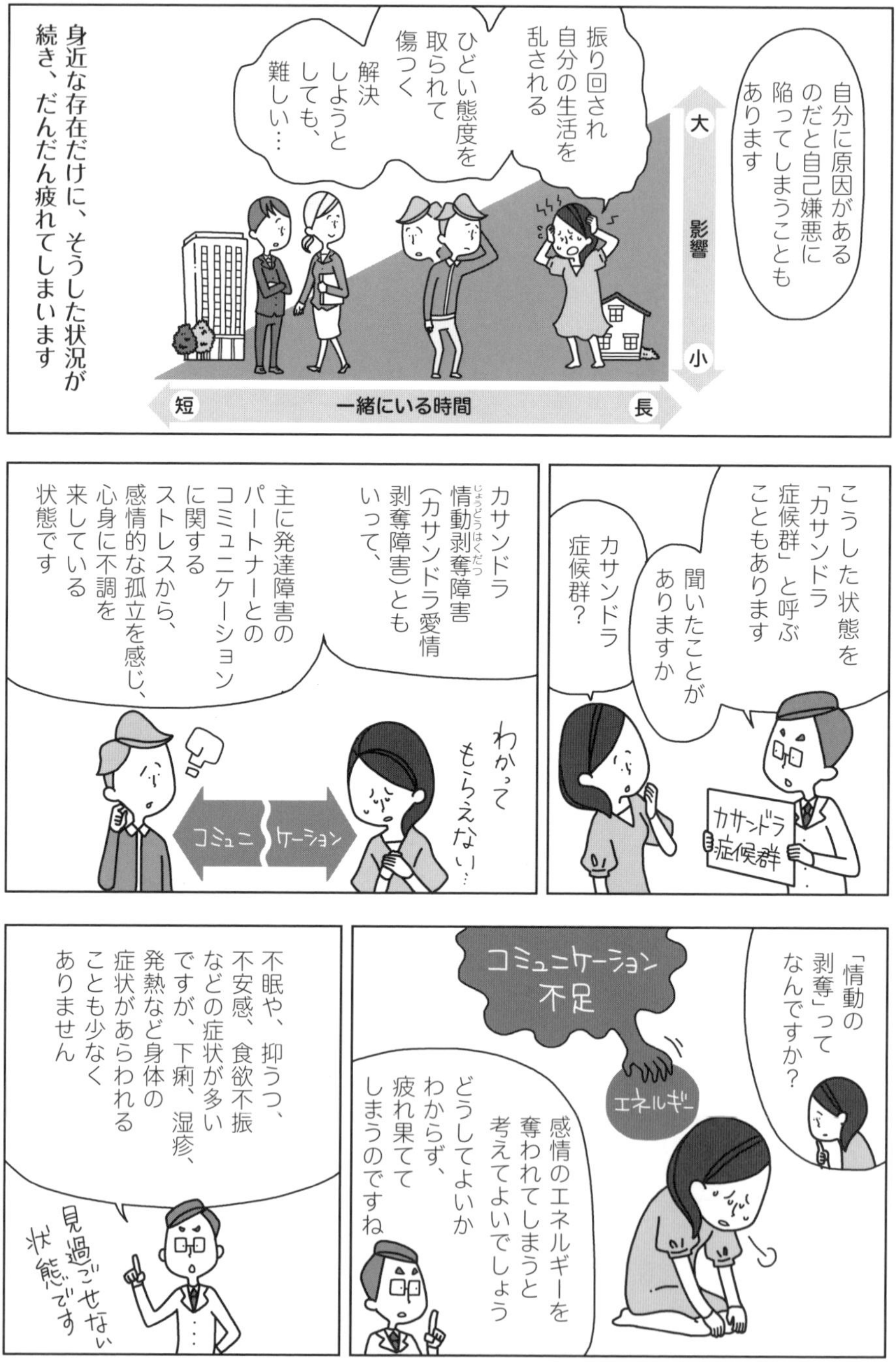

自分に原因があるのだと自己嫌悪に陥ってしまうこともあります
振り回され自分の生活を乱される
ひどい態度を取られて傷つく
解決しようとしても、難しい…
大
影響
小
短
一緒にいる時間
長
身近な存在だけに、そうした状況が続き、だんだん疲れてしまいます
こうした状態を「カサンドラ症候群」と呼ぶこともあります
聞いたことがありますか
カサンドラ症候群？
カサンドラ症候群
カサンドラ情動《じょうどう》剥奪《はくだつ》障害（カサンドラ愛情剥奪障害）ともいって、
主に発達障害のパートナーとのコミュニケーションに関するストレスから、感情的な孤立を感じ、心身に不調を来している状態です
コミュニ
ケーション
わかってもらえない…
「情動の剥奪」ってなんですか？
コミュニケーション不足
エネルギー
感情のエネルギーを奪われてしまうと考えてよいでしょう
どうしてよいかわからず、疲れ果ててしまうのですね
不眠や、抑うつ、不安感、食欲不振などの症状が多いですが、下痢、湿疹、発熱など身体の症状があらわれることも少なくありません
見過ごせない状態です

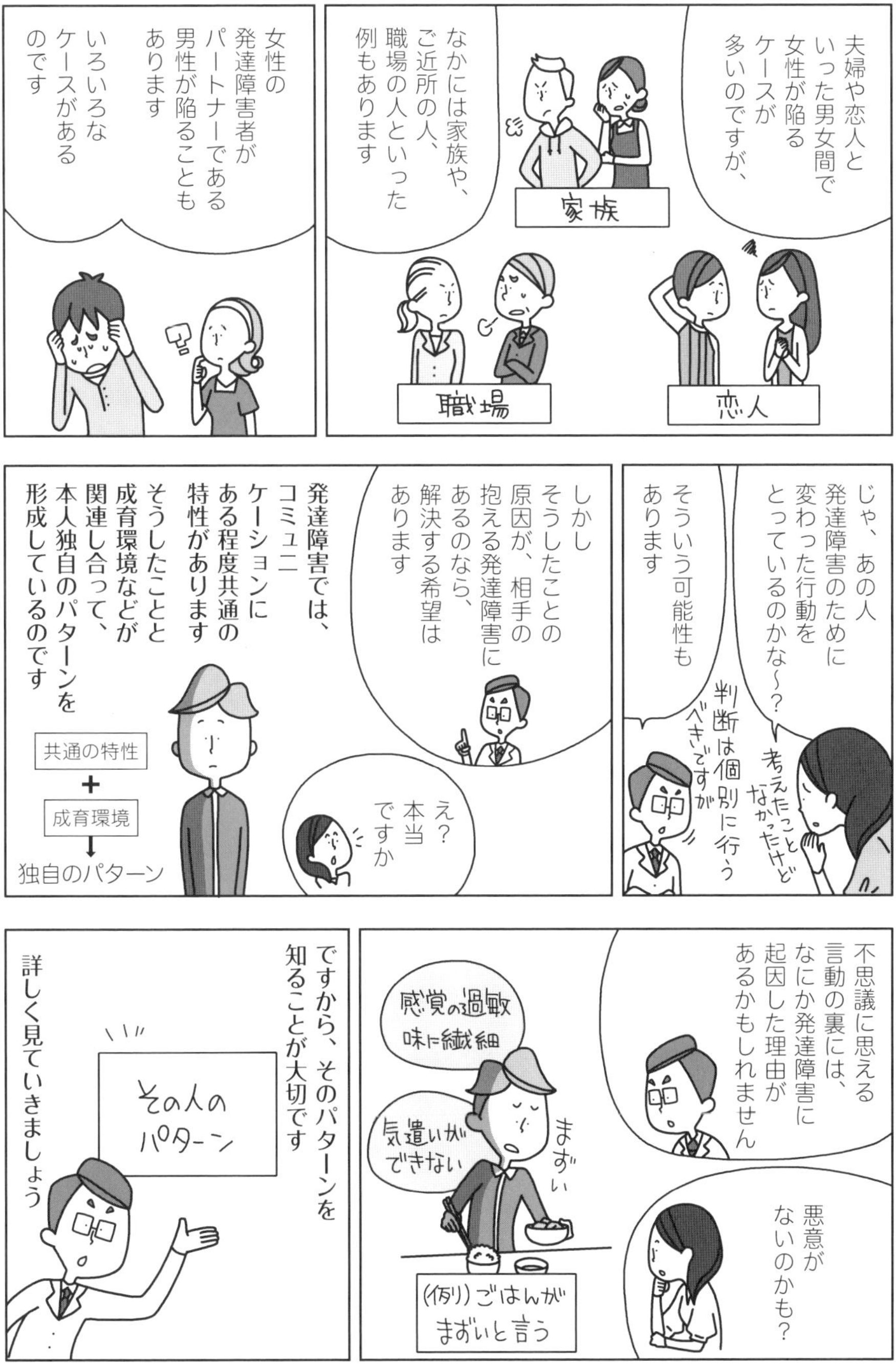

夫婦や恋人といった男女間で女性が陥るケースが多いのですが、
恋人
家族
なかには家族や、ご近所の人、職場の人といった例もあります
職場
女性の発達障害者がパートナーである男性が陥ることもあります
いろいろなケースがあるのです
じゃ、あの人発達障害のために変わった行動をとっているのかな～？
考えたことなかったけど
そういう可能性もあります
判断は個別に行うべきですが
しかしそうしたことの原因が、相手の抱える発達障害にあるのなら、解決する希望はあります
え？本当ですか
発達障害では、コミュニケーションにある程度共通の特性があります
そうしたことと成育環境などが関連し合って、本人独自のパターンを形成しているのです
共通の特性
＋
成育環境
↓
独自のパターン
不思議に思える言動の裏には、なにか発達障害に起因した理由があるかもしれません
悪意がないのかも？
感覚の過敏
味に繊細
気遣いができない
まずい
(例) ごはんがまずいと言う
ですから、そのパターンを知ることが大切です
その人のパターン
詳しく見ていきましょう

カサンドラ症候群

発達障害者とのコミュニケーションの問題から心身に不調を来してしまう状態を「カサンドラ症候群」と呼ぶことがあります。

カサンドラ症候群という言葉を聞いたことがありますか。発達障害に比べると知っている方がまだ少ない言葉だと思います。

カサンドラ症候群とは、カサンドラ情動剥奪障害（カサンドラ愛情剥奪障害）ともいい、主に発達障害のパートナーとのコミュニケーションのストレスから、感情的な孤立を感じ、心身に不調をきたしている状態です。

「情動の剥奪」と聞いてもピンと来ないかもしれませんが、感情のエネルギーを奪われてしまうと考えてよいでしょう。

夫婦や恋人といった男女間で女性が陥るケースが圧倒的に多いのですが、なかには家族や、ご近所の人、職場の人といった男女の関係がない例もあります。女性の発達障害者と接している男性が陥ることもあります。

なぜコミュニケーションがうまく行かないのか

コミュニケーション不全の裏に発達障害が？

身近な人がなんらかの発達障害を持っている場合、その特性が原因となってコミュニケーションがうまく行かない場合があります。発達障害については2章で詳しくご説明しますが、障害の種類によっては、その障害が傍目《はため》にわかりにくいことがあります。

なかでもアスペルガー症候群は、知的能力や言語能力には障害がなく、自立して社会生活を送っている人も多いために、誤解されやすい傾向にあります。それでも相手の意図を汲み取ったり、気を使った言い方をすることが苦手であるため、相手を戸惑わせたり、本人も困っていることがあります。それまで障害に気づかれなかったようなケースでは、障害自体軽度であることが多いものです。軽いコミュニケーションであれば支障なく行えても、相手とのかかわりが深くなってくると、そこで初めて支障を来すケースも多いのです。

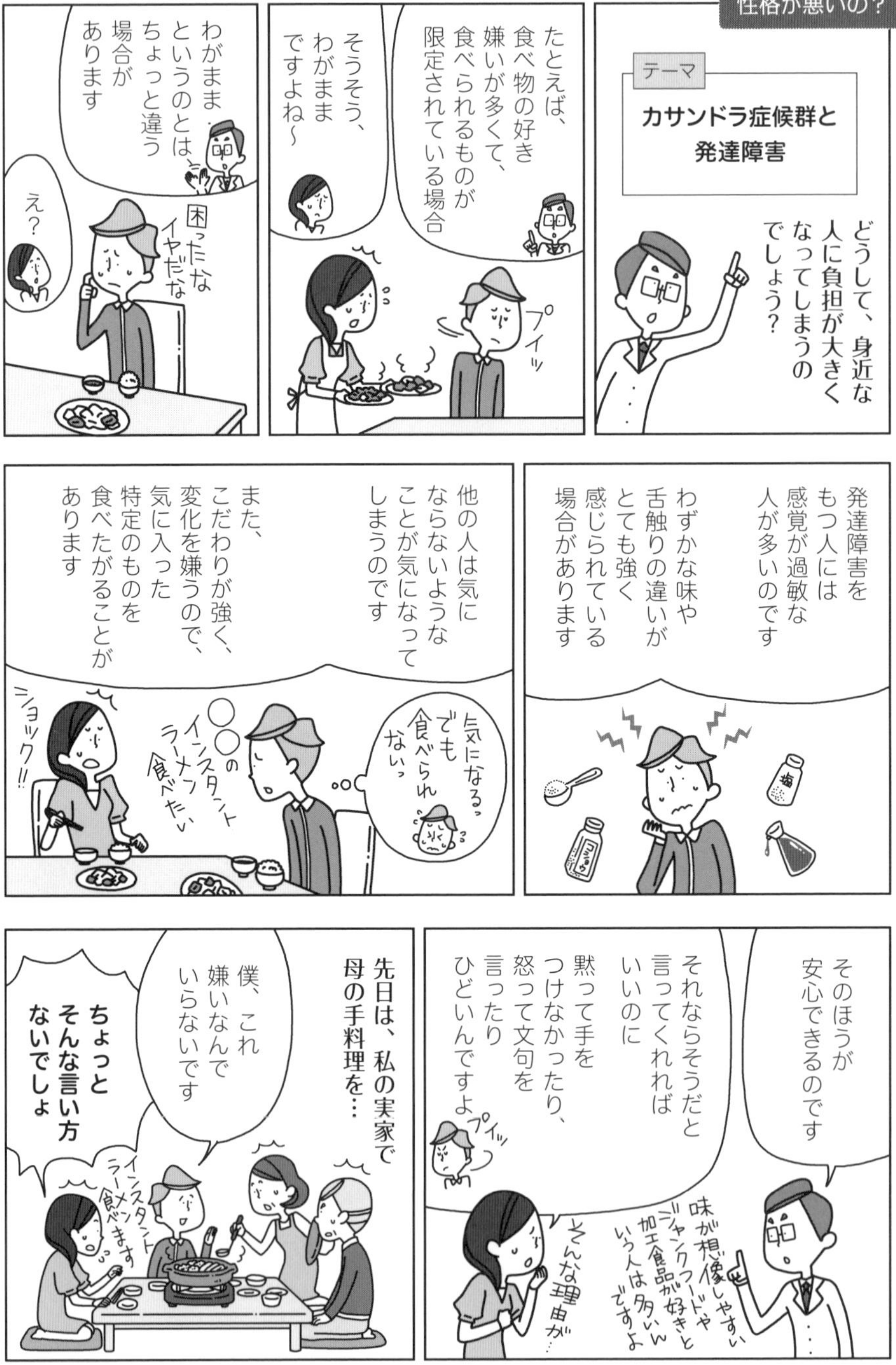
テーマ
カサンドラ症候群と発達障害
どうして、身近な人に負担が大きくなってしまうのでしょう？
たとえば、食べ物の好き嫌いが多くて、食べられるものが限定されている場合
そうそう、わがままですよね～
プイッ
わがまま というのとはちょっと違う場合があります
困ったなイヤだな
え？
発達障害をもつ人には感覚が過敏な人が多いのです
わずかな味や舌触りの違いがとても強く感じられている場合があります
塩
コショウ
他の人は気にならないようなことが気になってしまうのです
また、こだわりが強く、変化を嫌うので、気に入った特定のものを食べたがることがあります
気になるっ でも食べられないっ
○○のインスタントラーメン食べたい
ショック!!
そのほうが安心できるのです
味が想像しやすいジャンクフードや加工食品が好きという人は多いんですよ
それならそうだと言ってくれればいいのに黙って手をつけなかったり、怒って文句を言ったりひどいんですよ
プイッ
そんな理由が…
先日は、私の実家で母の手料理を…
僕、これ嫌いなんでいらないです
インスタントラーメン食べます
ちょっとそんな言い方ないでしょ

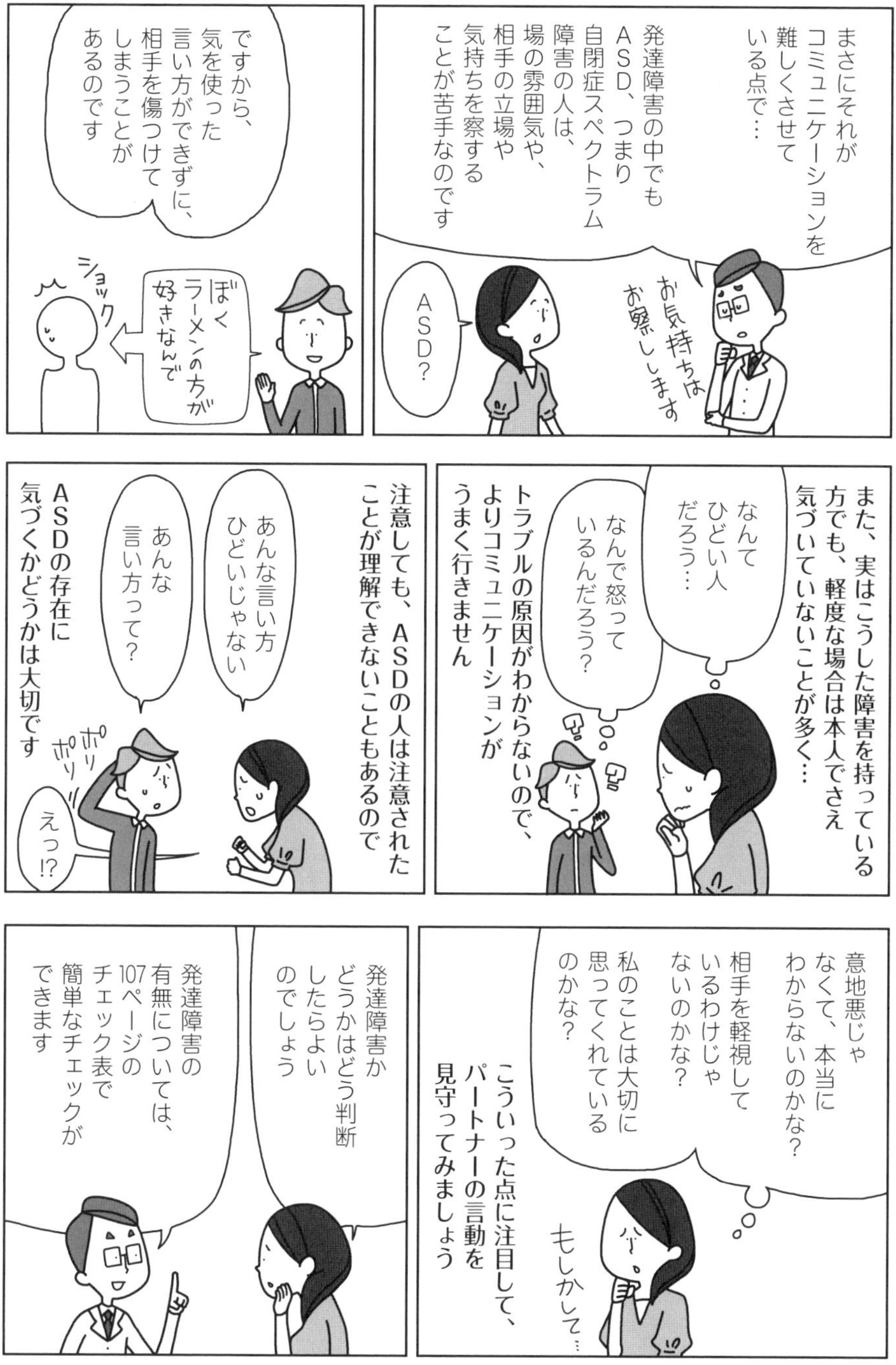
まさにそれがコミュニケーションを難しくさせている点で…
発達障害の中でもASD、つまり自閉症スペクトラム障害の人は、場の雰囲気や、相手の立場や気持ちを察することが苦手なのです
お気持ちはお察しします
ASD?
ですから、気を使った言い方ができずに、相手を傷つけてしまうことがあるのです
ぼくラーメンの方が好きなんで
ショック
また、実はこうした障害を持っている方でも、軽度な場合は本人でさえ気づいていないことが多く…
なんてひどい人だろう…
なんで怒っているんだろう?
トラブルの原因がわからないので、よりコミュニケーションがうまく行きません
注意しても、ASDの人は注意されたことが理解できないこともあるので
あんな言い方ひどいじゃない
あんな言い方って?
ポリポリ
えっ!?
ASDの存在に気づくかどうかは大切です
意地悪じゃなくて、本当にわからないのかな?
相手を軽視しているわけじゃないのかな?
私のことは大切に思ってくれているのかな?
もしかして…
こういった点に注目して、パートナーの言動を見守ってみましょう
発達障害かどうかはどう判断したらよいのでしょう
発達障害の有無については、107ページのチェック表で簡単なチェックができます

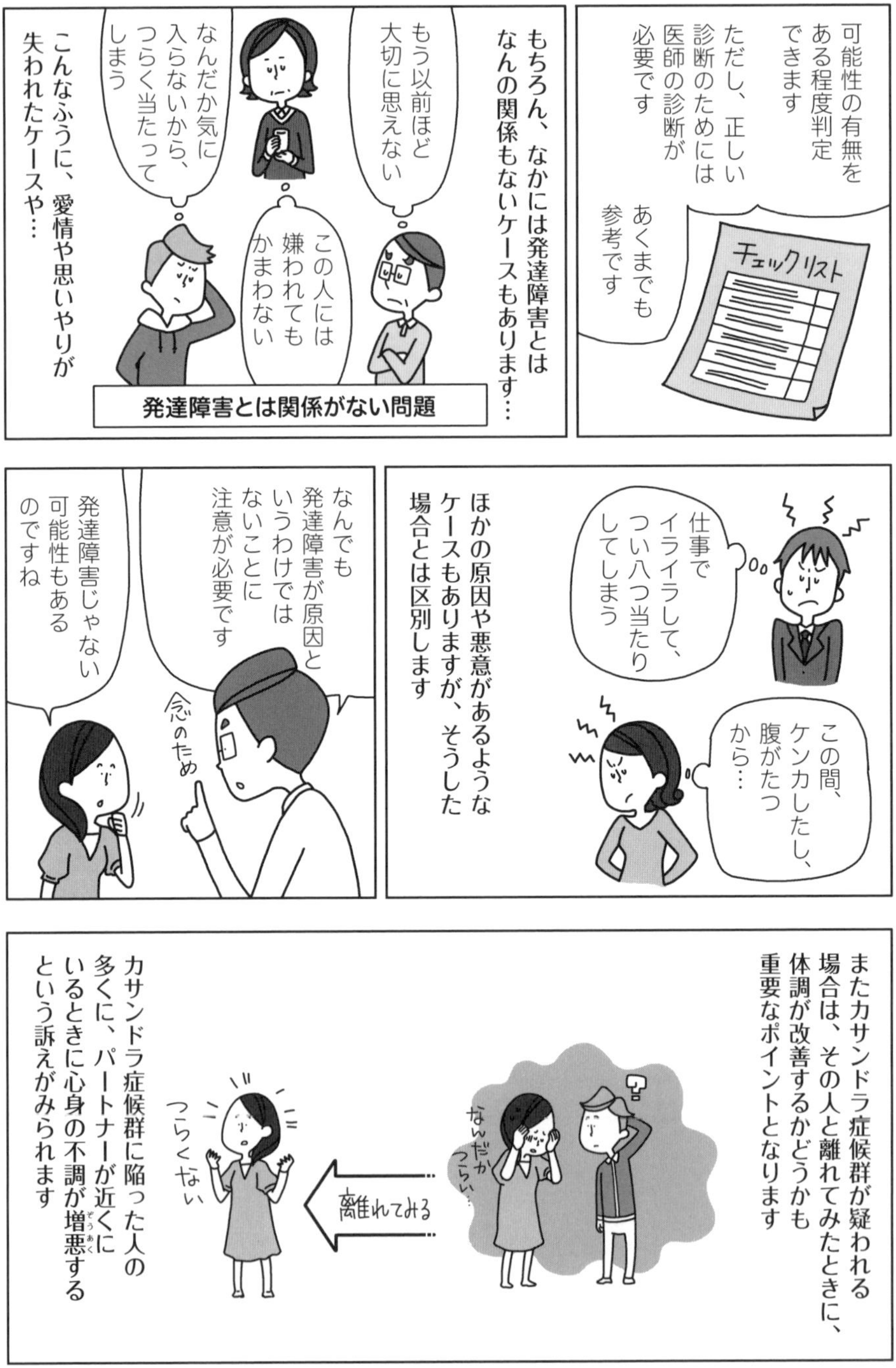

可能性の有無をある程度判定できます
ただし、正しい診断のためには医師の診断が必要です
チェックリスト
あくまでも参考です
もちろん、なかには発達障害とはなんの関係もないケースもあります…
もう以前ほど大切に思えない
この人には嫌われてもかまわない
なんだか気に入らないから、つらく当たってしまう
こんなふうに、愛情や思いやりが失われたケースや…
発達障害とは関係がない問題
ほかの原因や悪意があるようなケースもありますが、そうした場合とは区別します
仕事でイライラして、つい八つ当たりしてしまう
この間、ケンカしたし、腹がたつから…
なんでも発達障害が原因というわけではないことに注意が必要です
念のため
発達障害じゃない可能性もあるのですね
またカサンドラ症候群が疑われる場合は、その人と離れてみたときに、体調が改善するかどうかも重要なポイントとなります
なんだかつらい…
離れてみる
つらくない
カサンドラ症候群に陥った人の多くに、パートナーが近くにいるときに心身の不調が増悪《ぞうあく》するという訴えがみられます

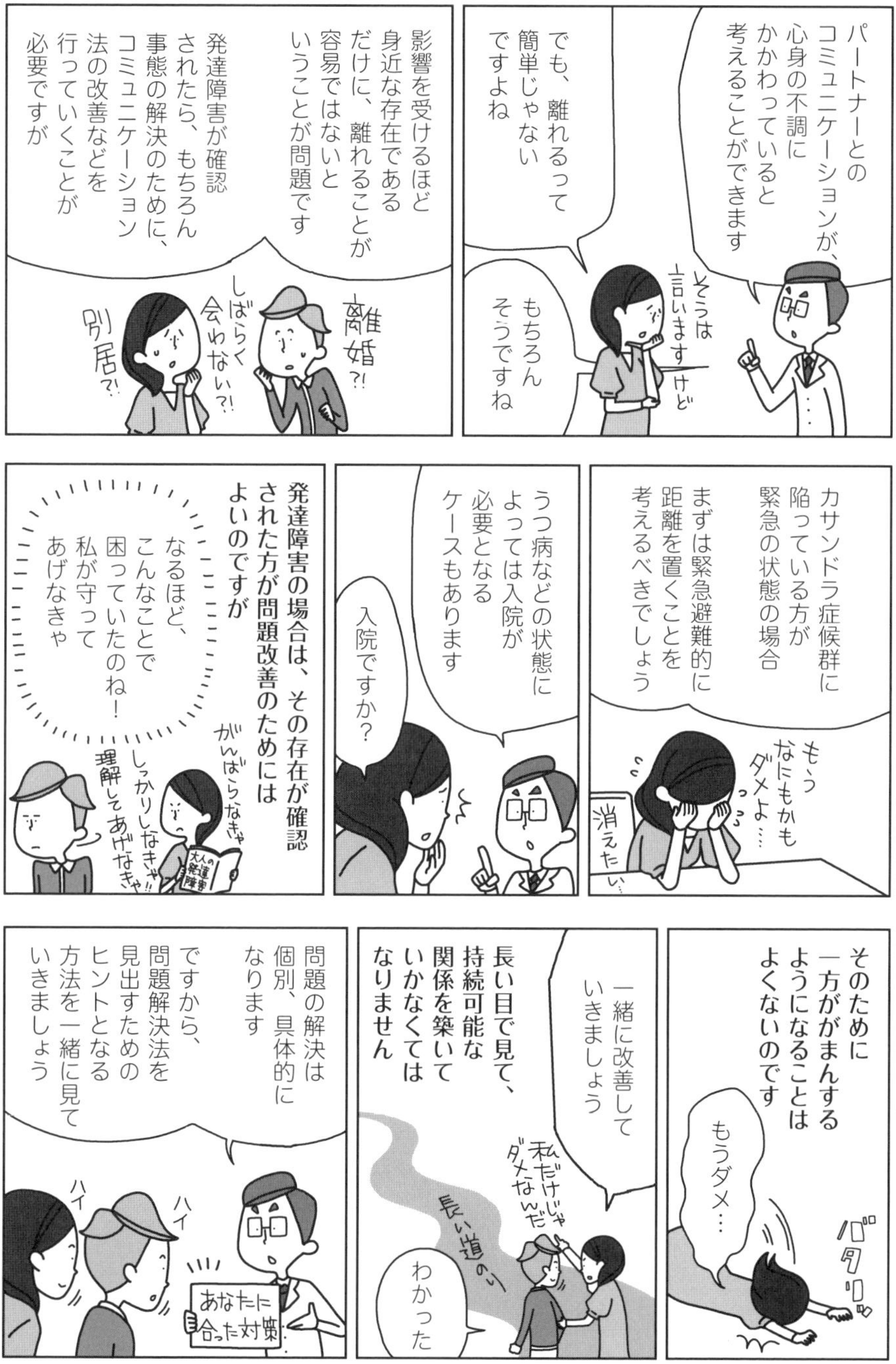
パートナーとのコミュニケーションが、心身の不調にかかわっていると考えることができます
そうは言いますけど
でも、離れるって簡単じゃないですよね
もちろんそうですね
影響を受けるほど身近な存在であるだけに、離れることが容易ではないということが問題です
発達障害が確認されたら、もちろん事態の解決のために、コミュニケーション法の改善などを行っていくことが必要ですが
離婚?!
しばらく会わない?!
別居?!
カサンドラ症候群に陥っている方が緊急の状態の場合
まずは緊急避難的に距離を置くことを考えるべきでしょう
もうなにもかもダメよ…
消えたい…
うつ病などの状態によっては入院が必要となるケースもあります
入院ですか?
発達障害の場合は、その存在が確認された方が問題改善のためにはよいのですが
なるほど、こんなことで困っていたのね! 私が守ってあげなきゃ
がんばらなきゃ
しっかりしなきゃ!!
理解してあげなきゃ
大人の発達障害
そのために一方ががまんするようになることはよくないのです
もうダメ…
バタリ
長い目で見て、持続可能な関係を築いていかなくてはなりません
一緒に改善していきましょう
私だけじゃダメなんだ
長い道のり
わかった
問題の解決は個別、具体的になります
ですから、問題解決法を見出すためのヒントとなる方法を一緒に見ていきましょう
ハイ
ハイ
あなたに合った対策

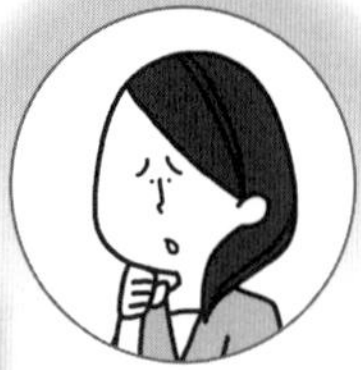

もしかして発達障害？

決めつけの一歩先へ

最近、ひと頃より、アスペルガー症候群、ＡＤＨＤといった発達障害への理解が進んできました。

ですから、特定の人のこだわりの強い様子や、注意力の散漫な様子を見て「あの人はアスペルガーだ」「あいつはＡＤＨＤに違いない」などという人も増えてきました。

本当に発達障害が影響しているのであれば、相手を責めても仕方がありません。解決するには工夫が必要です。あるいは第三者のサポートが必要です。

もし、身近な人に、後で詳しく述べるようなアスペルガー症候群、ＡＤＨＤの特徴が本当に見受けられる場合には、決めつけて終わるだけではなく、もっとよく注意して見ていただきたいと思います。

発達障害の特徴に当てはまると思ったら

発達障害は、２章で示すようにその特性によって複雑に分類され、またそれぞれが合併することもあります。

そして、同じ診断名がついたとしても、特性のあらわれ方は人によって異なります。ですから、発達障害が疑われるような場合には、発達障害の特性を理解するとともに、個人がもつ障害がどのようなタイプで、どのようなことが苦手なのか、よく見極める必要があります。

たとえば、約束の時間にいつも遅れるというようなケースで、発達障害が疑われる場合は、もしかしたら約束を忘れてしまうのかもしれませんし、時間の見積もりができないのかもしれません。準備のための段取りがうまくできなかったり、交通手段にこだわるあまりに時間がかかっていることもあります。あるいは、約束を守る必要性自体を感じていないというケースもあるのです。

発達障害かどうかということより、どんなことで困っているか、どのように日常生活に影響をもたらしているか、がトラブルを減らすカギとなります。

発達障害が原因なら改善する余地はある

　もしも問題がアスペルガー症候群など発達障害に起因するものなら、改善する余地があります。

　性格の不一致や、愛情が薄れたなど、人と人との不和の原因はいろいろありますが、発達障害によるコミュニケーション不全が原因なら、トラブルが生じるまでの過程にある問題の根を突き止めやすく、そして双方に悪意がないからです。

　理解し合って、お互いの生活に支障がないように工夫することでトラブルを減らすことに成功した例がたくさんあります。

　個人の特性や、置かれている環境は人によって異なりますから、問題解決の方法は個別に考える方がうまく行きます。そうした対策を考えるうえでも、当事者が持つ発達障害の特性を見極めることが問題解決のカギになります。

　第2章では、一緒に発達障害の特性と、トラブルにつながっていく様子について見ていきましょう。

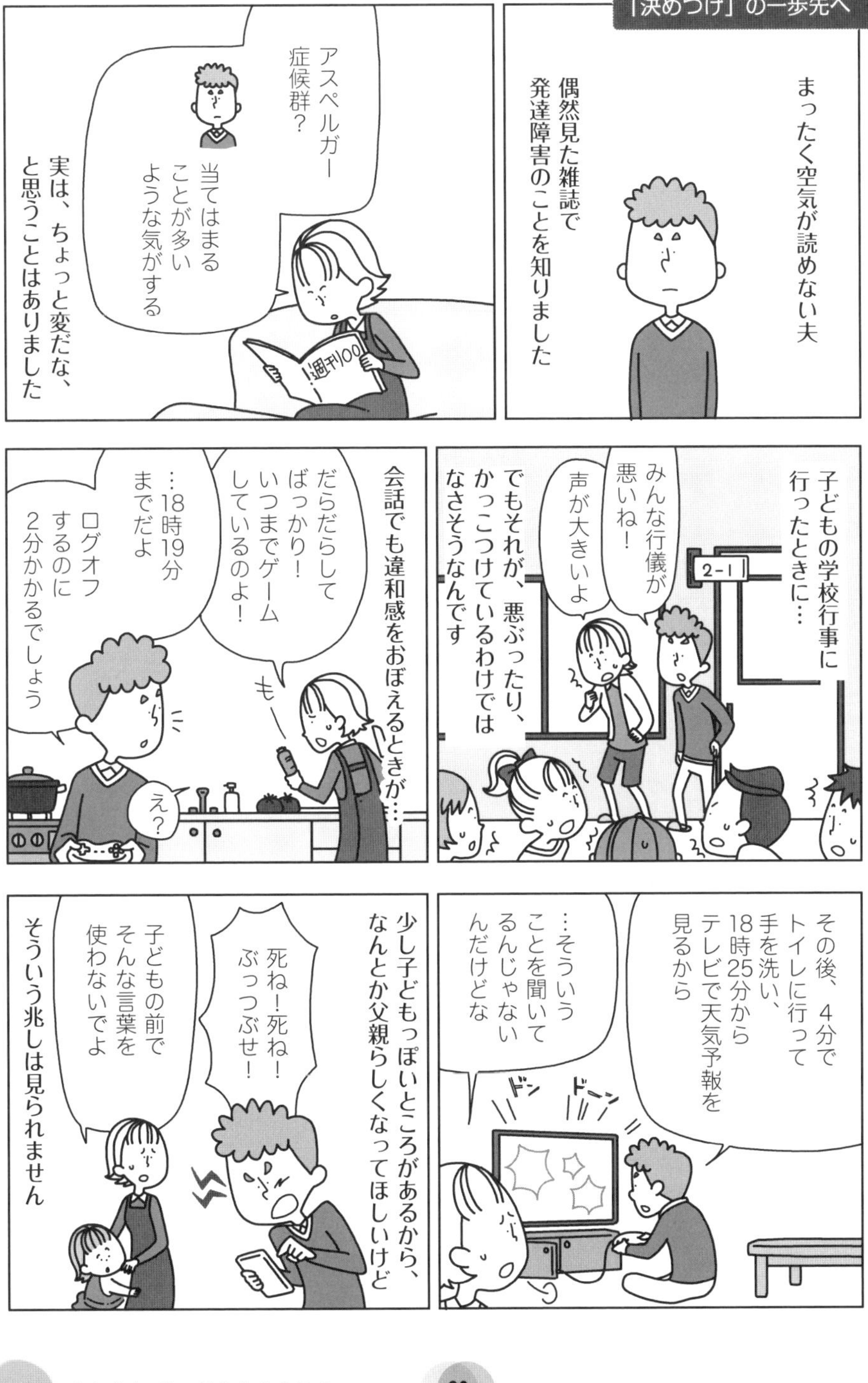
まったく空気が読めない夫
偶然見た雑誌で発達障害のことを知りました
アスペルガー症候群？
当てはまることが多いような気がする
週刊〇〇
実は、ちょっと変だな、と思うことはありました
子どもの学校行事に行ったときに…
2-1
みんな行儀が悪いね！
声が大きいよ
でもそれが、悪ぶったり、かっこつけているわけではなさそうなんです
会話でも違和感をおぼえるときが…
だらだらしてばっかり！いつまでゲームしているのよ！
もー
…18時19分までだよ
ログオフするのに2分かかるでしょう
え？
その後、4分でトイレに行って手を洗い、18時25分からテレビで天気予報を見るから
…そういうことを聞いてるんじゃないんだけどな
ドン
ドーン
少し子どもっぽいところがあるから、なんとか父親らしくなってほしいけど
死ね！死ね！ぶっつぶせ！
子どもの前でそんな言葉を使わないでよ
そういう兆しは見られません

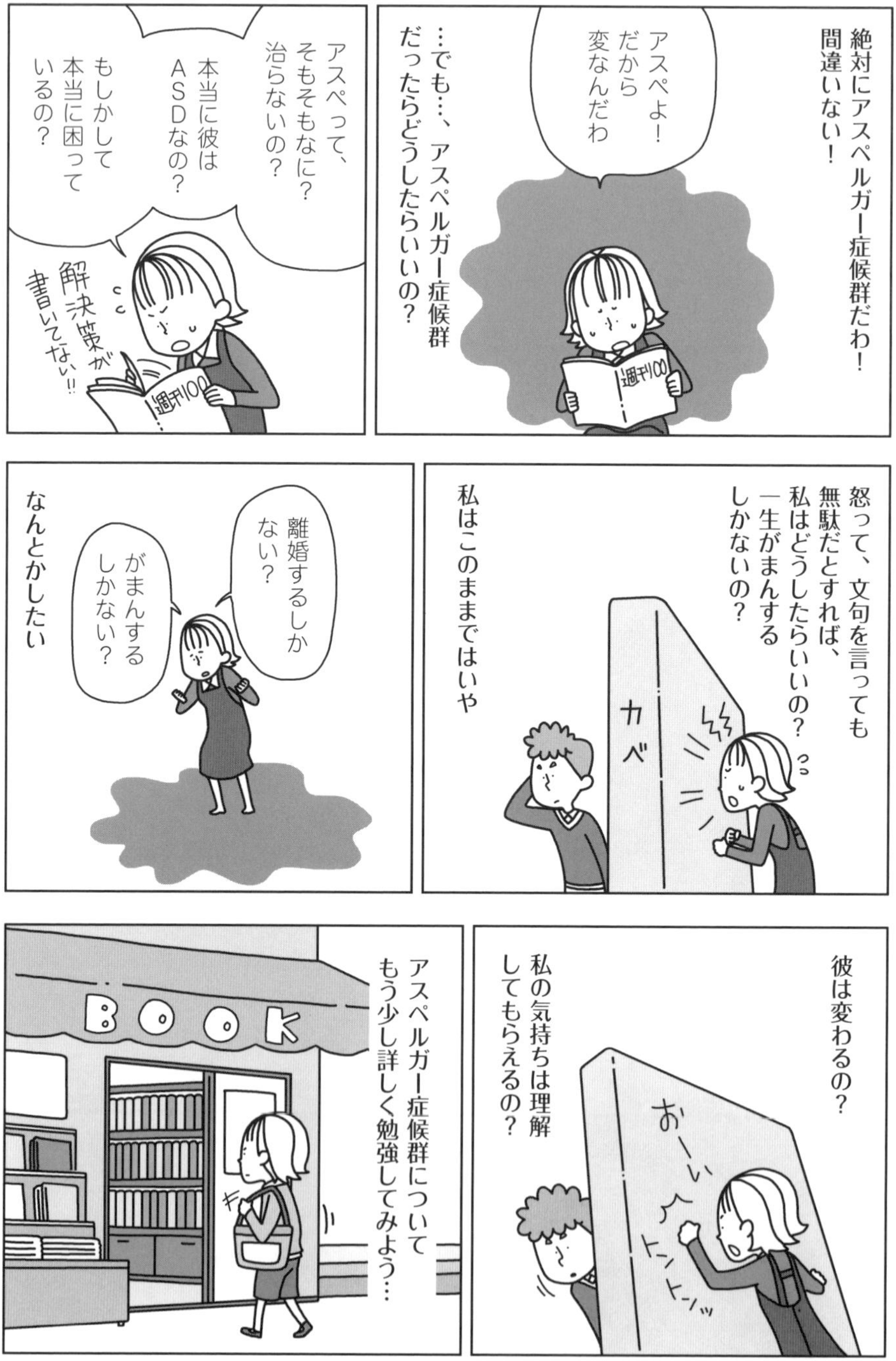
絶対にアスペルガー症候群だわ！間違いない！
アスぺよ！だから変なんだわ
週刊100
…でも…、アスペルガー症候群だったらどうしたらいいの？
アスペって、そもそもなに？治らないの？
本当に彼はASDなの？
もしかして本当に困っているの？
解決策が書いてない!!
週刊100
怒って、文句を言っても無駄だとすれば、私はどうしたらいいの？一生がまんするしかないの？
カベ
私はこのままではいや
離婚するしかない？
がまんするしかない？
なんとかしたい
彼は変わるの？
私の気持ちは理解してもらえるの？
おーい
ドンドンッ
アスペルガー症候群についてもう少し詳しく勉強してみよう…
BOOK

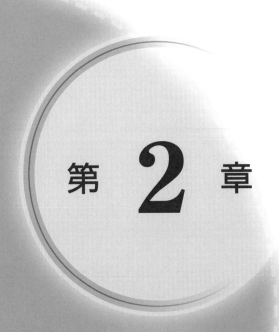

第2章

コミュニケーションを難しくさせているのは

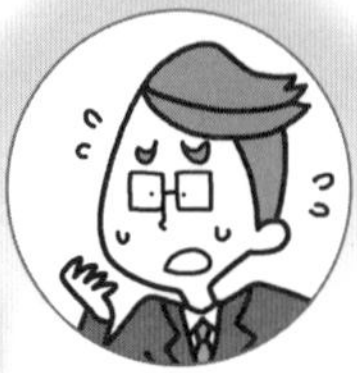

発達障害の種類

発達障害の種類

前章でカサンドラ症候群についてお話ししました。

カサンドラ症候群に陥るような方が悩んでいることの多くは日常のコミュニケーションのことです。コミュニケーションは普通の人でも常に円滑に保つことは難しいものですが、とくにコミュニケーションを成立させにくい特徴をもった人がいます。

知り合ったばかりでそれほど生活を一緒にする時間が長くなければ気にならなかったかもしれません。しかし、親しくなったり、関係が強くなって常に身近にいるようになると、どうしても、察したり気遣ったりといったふるまいが自然に行われないことが目立つようになります。

そうした複雑なコミュニケーションが苦手な人に、アスペルガー症候群の人がいます。アスペルガー症候群は、知的な障害を伴わない自閉症スペクトラム障害

（ＡＳＤ）の一種です。「自閉症」と聞くと、その名称から、内向的とか内気というような性格を想像する方もいらっしゃいますが、そうした性質を表す言葉ではありません。ＡＳＤは生まれつきの障害です。人によってあらわれ方が異なり、共通の特性がいくつかありますが、それらすべてが該当するという人はまれです。ただ独特の感じ方や、思考特性を持っているので、それがコミュニケーションに影響を与えてしまうことがあります。

また混同しやすい特性を持った障害にＡＤＨＤ（注意欠如多動性障害）があります。ＡＳＤにＡＤＨＤ、ＬＤ（学習障害）などを合わせて、発達障害と呼びます。

大人になるまでそうと認識されてこなかった発達障害は、大半が軽度で傍目にもわかりにくいので本人も、家族も、身近な人も気づいていないことがあります。しかし発達障害に気づかずに、コミュニケーションの問題を解決しようとすることは難しいでしょう。

まず発達障害とコミュニケーションについて正しく知りましょう。ここでは発達障害について説明します。

ASD（自閉症スペクトラム障害）

ASD（自閉症スペクトラム障害）とは、発達障害の一つで、社会性やコミュニケーションに困難さを抱える障害です。常同行動という特定の動きのくり返し、関心の対象が偏ることも特徴です。

名称のスペクトラムとは症状の連続性を意味します。

アメリカ精神医学会が作成した精神疾患の診断・統計マニュアル（DSM Diagnostic and Statistical Manual of Mental Disorders 精神疾患の診断・統計マニュアル）の最新版である5版（DSM－5）ではASDに統合されていますが、以前は次のような疾患に分類されていました。現在も臨床の現場では従来の分類が使用されることが多いです。

●アスペルガー症候群

自閉症に見られる対人関係上の問題があるものの、知的障害がなく、また言語の障害もないものを指します。

●高機能自閉症

アスペルガー症候群と同様に知的障害のない自閉症ですが、言語の遅れがある点でアスペルガー症候群と区別されます。

●非定型自閉症

自閉症の特性をもちながら、アスペルガー症候群にも高機能自閉症にも属さず、また従来の自閉症基準に当てはまらないものを指します。知的障害が重度なことにより、自閉症の特性を示さないものも含みます。

●社会的コミュニケーション障害

なんらかの理由でコミュニケーションに支障を来している状態を指します。

発達障害では、次に紹介するＡＤＨＤ（注意欠如多動性障害）もよく知られています。ＡＳＤと混同されることも多く、また両者が合併することもあります。

ＡＤＨＤ（注意欠如多動性障害）

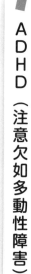

こちらは、注意力の欠如や、衝動性、落ちつきのなさなどの多動性を症状とする脳の神経障害です。脳の神経伝達物質であるドーパミンが不足することによって、注意力が長続きしなかったり、衝動的に短絡的な行動をとって失敗してしまうことがあります。またじっとしていることが苦手であったり、とるべき行動を起こすまでに時間がかかったりという特性を持つ場合もあります。

●ＡＤＨＤ（注意欠如多動性障害）

- せっかちだったり、落ちつきがない
- 話を聞いていない、理解していないことがある
- 段取りをつけたり、時間の見積もりが苦手
- 衝動的な行動をしたり、やけになったりする
- 朝起きるのが苦手であったり、しなければならないことを後回しにすることがある

人によってあらわれ方は異なりますが、このような特徴があります。
そうしたＡＤＨＤの特徴から

・遅刻が多い
・忘れ物、なくしものが多い
・暴言、暴力などでトラブルを起こしがち
・家や、職場などが片付かず、散らかってしまう
・アルコールやギャンブル、スマホなど依存症に陥りやすい

こうしたトラブルを招きがちです。

また、アスペルガー症候群などのＡＳＤとＡＤＨＤは合併することがあります。
両方の特徴を併せ持っている人がいるのです。

ＬＤ（学習障害）

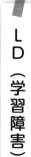

ＡＳＤにもＡＤＨＤにも該当せず、学習になんらかの障害がある状態です。

知能に遅れがなく、脳や神経に器質的な異常がないにも関わらず、字や文章を読むことが苦手な「読字《どくじ》障害」や、文字を書くことが苦手な「書字表出《しょじひょうしゅつ》障害」、数字や計算が苦手な「算数障害」などがあります。

全体的に学習が困難なのではなく、能力に偏りがあらわれることが特徴です。ただ、一つの症状が学習全体に影響を及ぼすことがあり、学習能力が全体的に低いとみなされたり、本人が学習への意欲を失って学習に支障を来してしまうこともあります。

たとえば理解力や記憶力には問題がないのに、読字障害のために教科書を読めなくて勉強ができないと思われたり、書字表出障害でノートをとることが困難なために勉強が嫌いになってしまうことがあります。

学習障害はＡＳＤ、ＡＤＨＤと合併することもあります。

発達障害の概念

1 ASD（自閉症スペクトラム障害）における知的能力、言語能力の関係

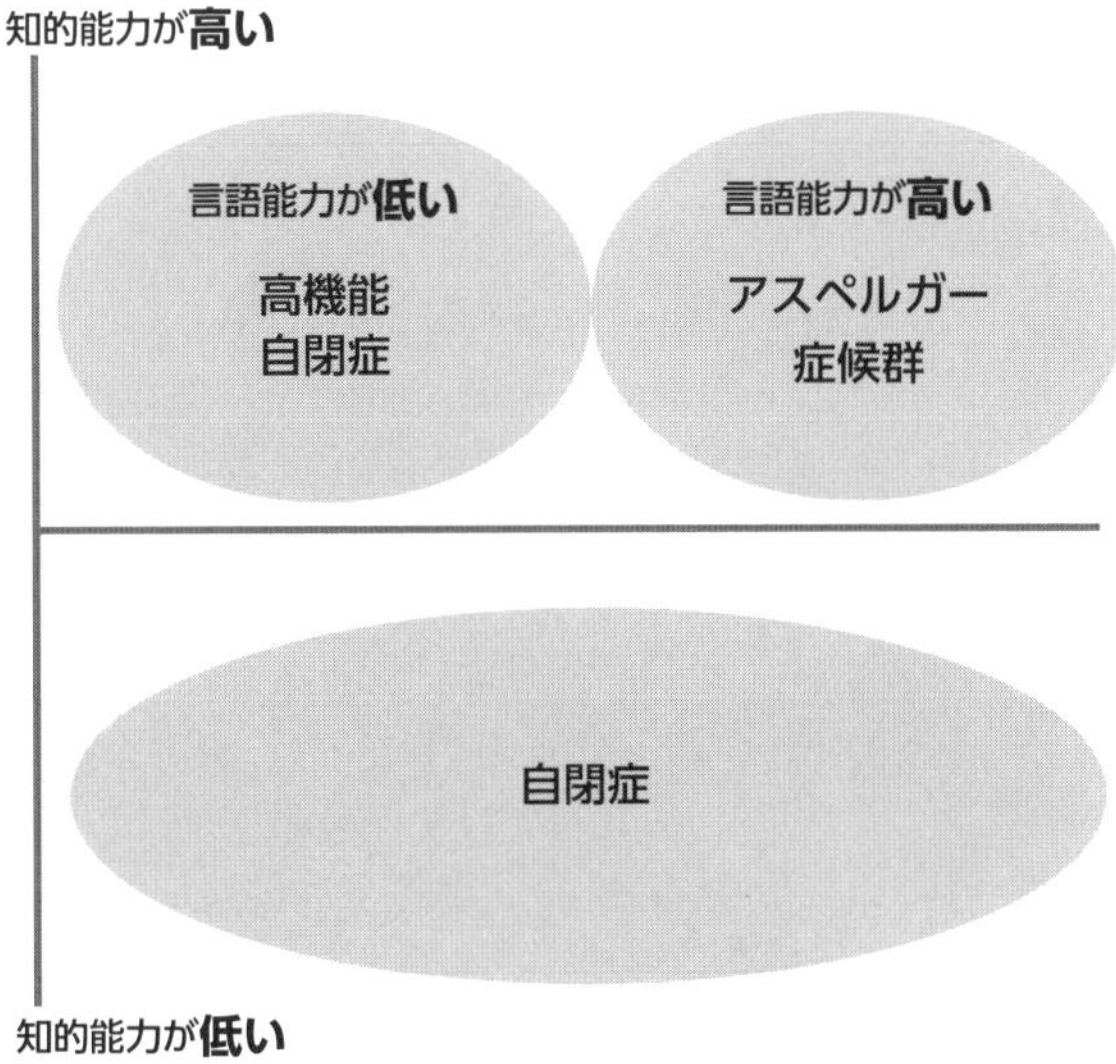

これらは、DSM-5 では ASD（自閉症スペクトラム障害）とまとめて呼ばれていますが、旧来の病名を知的能力、言語能力で分類するとおよそ上記のようになります。

2 神経発達障害

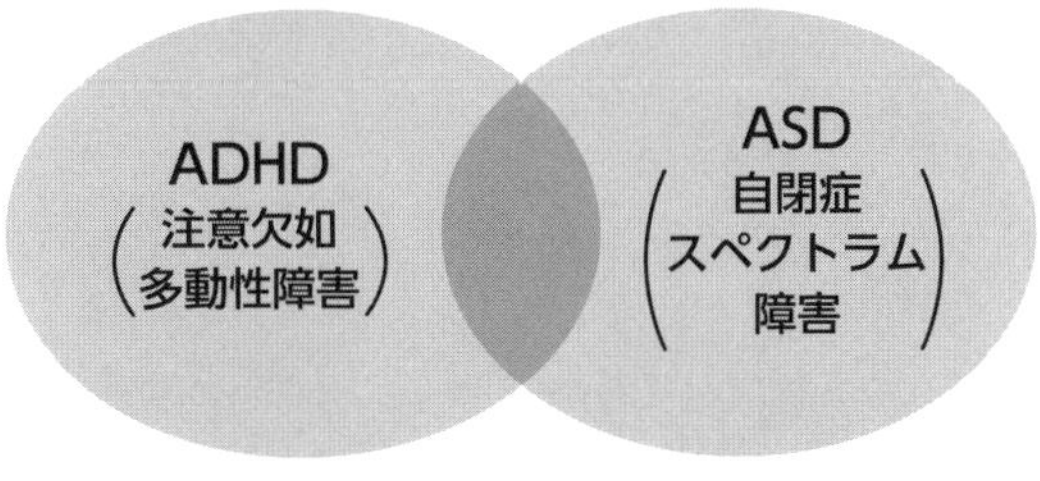

・LD（学習障害）
・発達性協調運動
障害
など

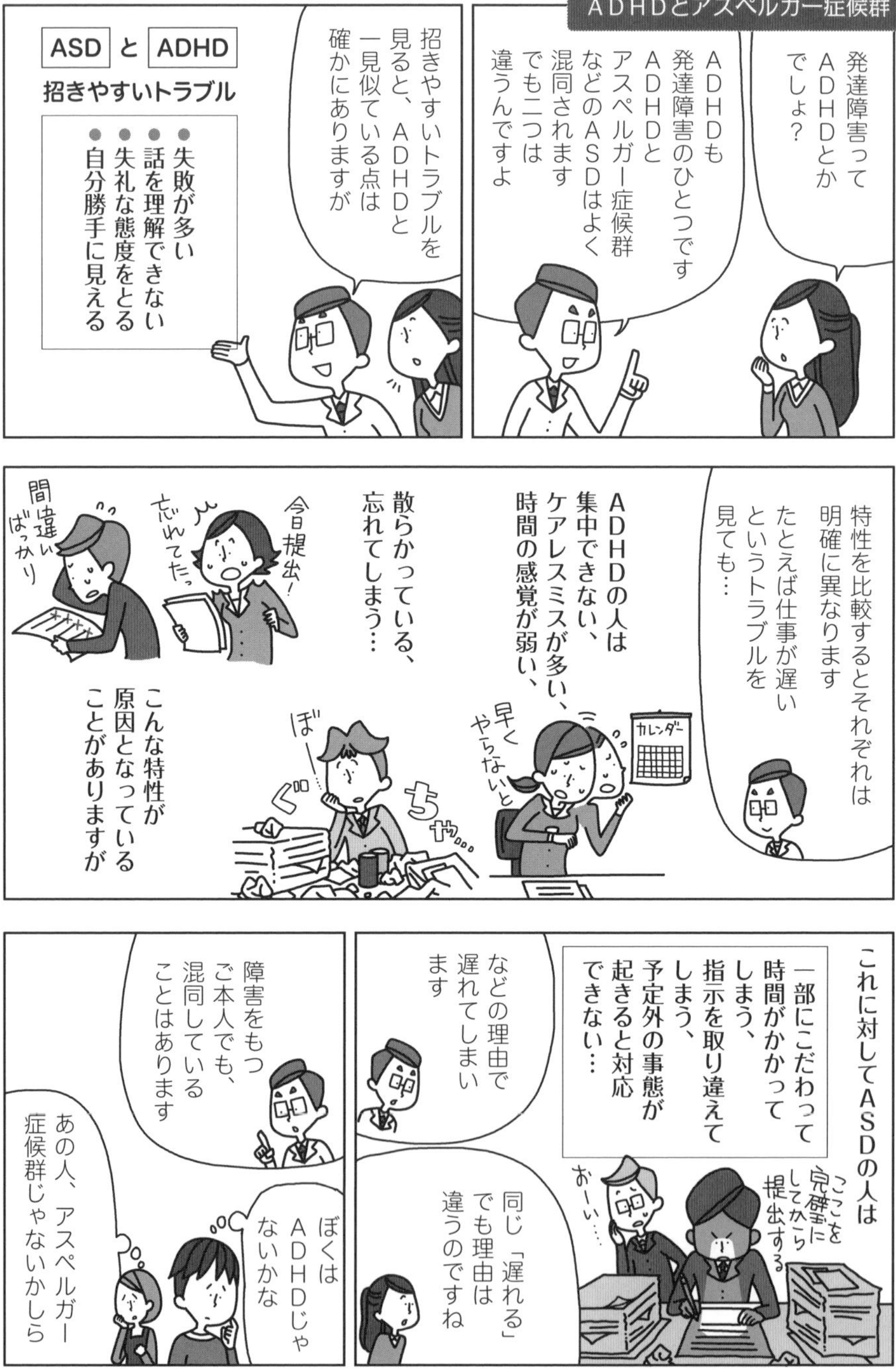
発達障害ってADHDとかでしょ?
ADHDも発達障害のひとつです
ADHDとアスペルガー症候群などのASDはよく混同されます
でも二つは違うんですよ
招きやすいトラブルを見ると、ADHDと一見似ている点は確かにありますが
ASD と ADHD
招きやすいトラブル
●失敗が多い
●話を理解できない
●失礼な態度をとる
●自分勝手に見える
特性を比較するとそれぞれは明確に異なります
たとえば仕事が遅いというトラブルを見ても…
ADHDの人は集中できない、ケアレスミスが多い、時間の感覚が弱い、
散らかっている、忘れてしまう…
カレンダー
早くやらないと
ぼー…
ぐ
ちゃ
今日提出!
忘れてたっ
間違いばっかり
こんな特性が原因となっていることがありますが
これに対してASDの人は
一部にこだわって時間がかかってしまう、指示を取り違えてしまう、予定外の事態が起きると対応できない…
ここを完璧にしてから提出する
おーい……
などの理由で遅れてしまいます
同じ「遅れる」でも理由は違うのですね
障害をもつご本人でも、混同していることはあります
ぼくはADHDじゃないかな
あの人、アスペルガー症候群じゃないかしら

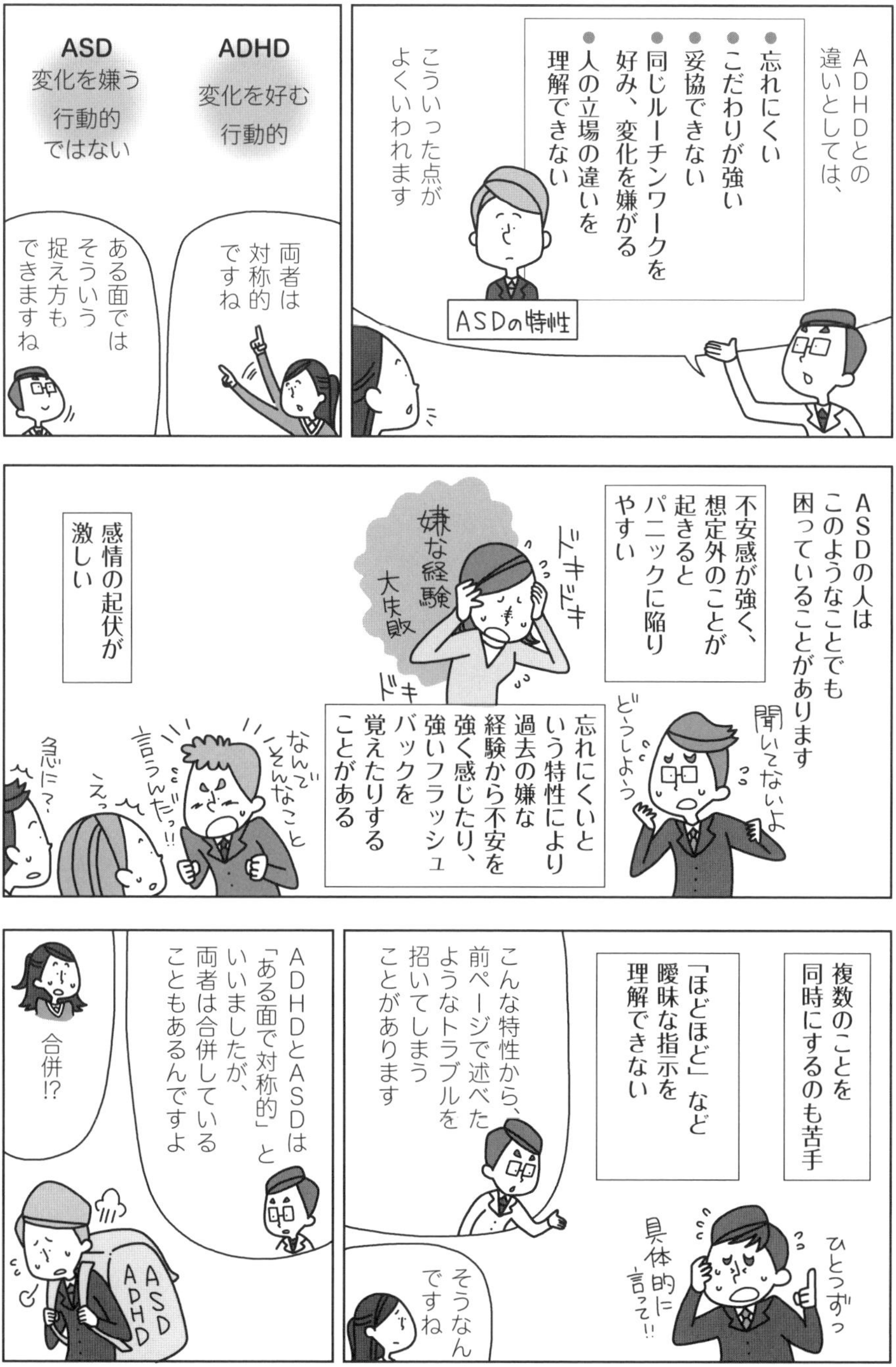
ADHDとの違いとしては、
●忘れにくい
●こだわりが強い
●妥協できない
●同じルーチンワークを好み、変化を嫌がる
●人の立場の違いを理解できない
こういった点がよくいわれます
ASDの特性
ADHD
変化を好む
行動的
ASD
変化を嫌う
行動的ではない
両者は対称的ですね
ある面ではそういう捉え方もできますね
ASDの人はこのようなことでも困っていることがあります
不安感が強く、想定外のことが起きるとパニックに陥りやすい
嫌な経験
大失敗
ドキドキ
ドキ
感情の起伏が激しい
聞いてないよ
どうしよう
忘れにくいという特性により過去の嫌な経験から不安を強く感じたり、強いフラッシュバックを覚えたりすることがある
なんでそんなこと言うんだっ!!
えっ
急に?
複数のことを同時にするのも苦手
「ほどほど」など曖昧な指示を理解できない
ひとつずつ
具体的に言って!!
こんな特性から、前ページで述べたようなトラブルを招いてしまうことがあります
そうなんですね
ADHDとASDは「ある面で対称的」といいましたが、両者は合併していることもあるんですよ
合併!?
ASD
ADHD

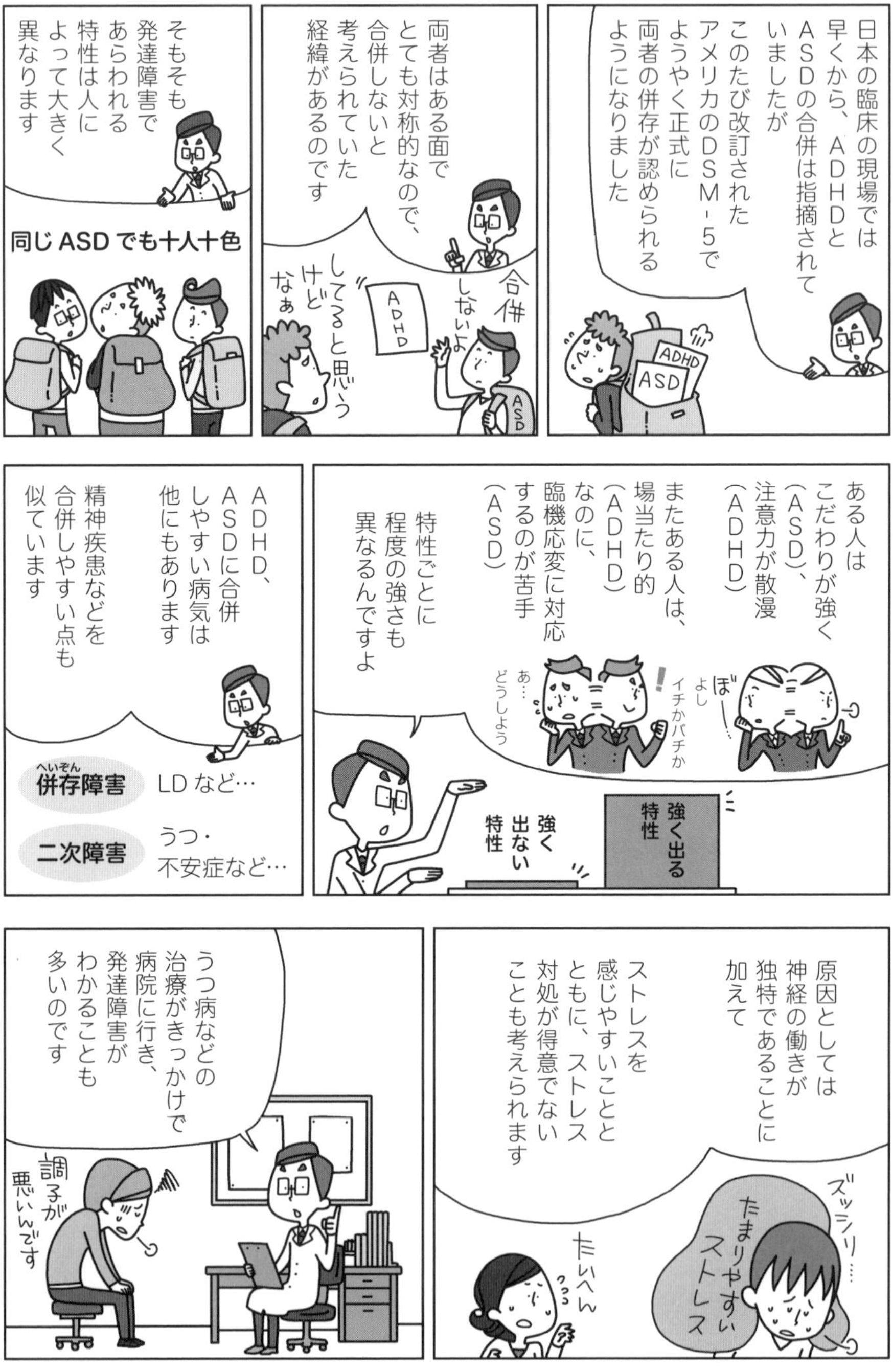

日本の臨床の現場では早くから、ADHDとASDの合併は指摘されていましたがこのたび改訂されたアメリカのDSM-5でようやく正式に両者の併存が認められるようになりました
ADHD
ASD
両者はある面でとても対称的なので、合併しないと考えられていた経緯があるのです
合併しないよ
してると思うけどなぁ
ADHD
ASD
そもそも発達障害であらわれる特性は人によって大きく異なります
同じASDでも十人十色
ある人はこだわりが強く（ASD）、注意力が散漫（ADHD）またある人は、場当たり的（ADHD）なのに、臨機応変に対応するのが苦手（ASD）
特性ごとに程度の強さも異なるんですよ
ぼー…
よし
イチかバチか
!
あ…どうしよう
強く出る特性
強く出ない特性
ADHD、ASDに合併しやすい病気は他にもあります
精神疾患などを合併しやすい点も似ています
併存《へいぞん》障害
LDなど…
二次障害
うつ・不安症など…
原因としては神経の働きが独特であることに加えて
ストレスを感じやすいこととともに、ストレス対処が得意でないことも考えられます
ズッシリ…
たまりやすいストレス
たいへん
うつ病などの治療がきっかけで病院に行き、発達障害がわかることも多いのです
調子が悪いんです

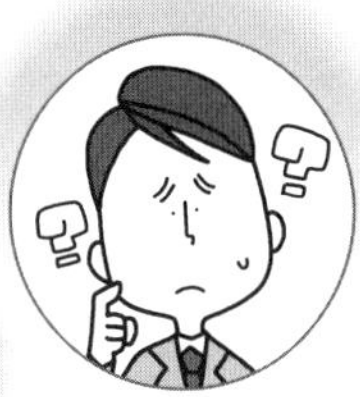

発達障害とアスペルガー症候群

アスペルガー症候群の定義

アスペルガー症候群（アスペルガー障害）は、ASDのあらわれの一つで、主な特徴に場の空気を読めない、相手の立場や人間関係を理解できないということがあります。

知的障害のない自閉症を指していう「高機能自閉症」と同一視されることもありますが、アスペルガー症候群の方は言語にも遅れがみられないという点で高機能自閉症とは異なります。

先天的な脳機能の障害で、現在のところはっきりした原因はわかっていませんが、遺伝的要因は強いと考えられます。遺伝については明確な結果は出ていませんが、アスペルガー症候群の人の親族に同様の特性を持つ人がいる割合は高いといわれています。

育て方や親の愛情などは直接的には関係がありません。しかしながら、両親のどちらかがアスペルガー症候群であり、愛着の薄い育て方をされることにより、アスペルガー症候群の症状がより複雑なものになったり、二次障害としてのうつ病、不安障害がより強くあらわれることが少なくありません。

アスペルガー症候群はその特性が薬物治療によって消失するなど劇的な効果を得ることは難しいかもしれません。そこで環境への適応を目指して治療を行うことが多いです。薬物治療も、二次障害としてみられる抑うつや不安、気分の変調などには効果があり、適応のレベルを格段にアップさせることが可能です。

DSM-5ではアスペルガー症候群は単独の疾患として掲載されていません。アスペルガー症候群の診断を行う際には、従来は、次に紹介するイギリスの精神科医ローナ・ウィングによって提唱された「3つ組の障害」をもとに、症状があてはまるかどうかを評価し、診断が行われていました。

●ローナ・ウィングによる　3つ組の障害

❶社会性の障害

ⓐ アイコンタクト、表情、身振りなど、言葉以外を使ったコミュニケーション

がうまくできない

b 発達に応じた仲間関係をつくれない

c 楽しみや興味あるものを人と分かちあえない

d 人の気持ちが理解できない

❷コミュニケーションの障害

a 話し言葉の発達の遅れ

b 人とスムーズに会話を続けられない

c オウム返しやその子独特な言葉づかいをする

d その年齢に応じたごっこ遊びやものまね遊びができない

❸想像力の障害

a 特定のものに、異常なほど興味や関心が偏っている

b 決まった習慣や儀式にかたくなにこだわる

c 同じ動作を何度も繰り返す

d ものの一部に熱中する

「①から2つ以上、そして③から1つ以上の基準を満たすこと、著しい言葉の遅れや知的障害を伴わないもの」がアスペルガー症候群に該当すると考えられてきました。

また自閉症の診断では、「①②③から合計6つ以上、そのうち②と③から1つずつの項目を含むこと、またそれに加えて、①②③のうちの1つが3歳以前に始まること」とされています。

特性に該当するかどうかだけではなく、幼いころから特性がみられたかどうかも評価されます。

障害の程度には差があり、ごく軽度の人も含めると日本人の5%くらいはアスペルガー症候群に該当すると考えられています。

性別では男性に多く、女性のおよそ4~5倍といわれています。そう聞くと男性にあらわれやすい疾患と考えられますが、実際には女性はもう少し多いかもしれません。

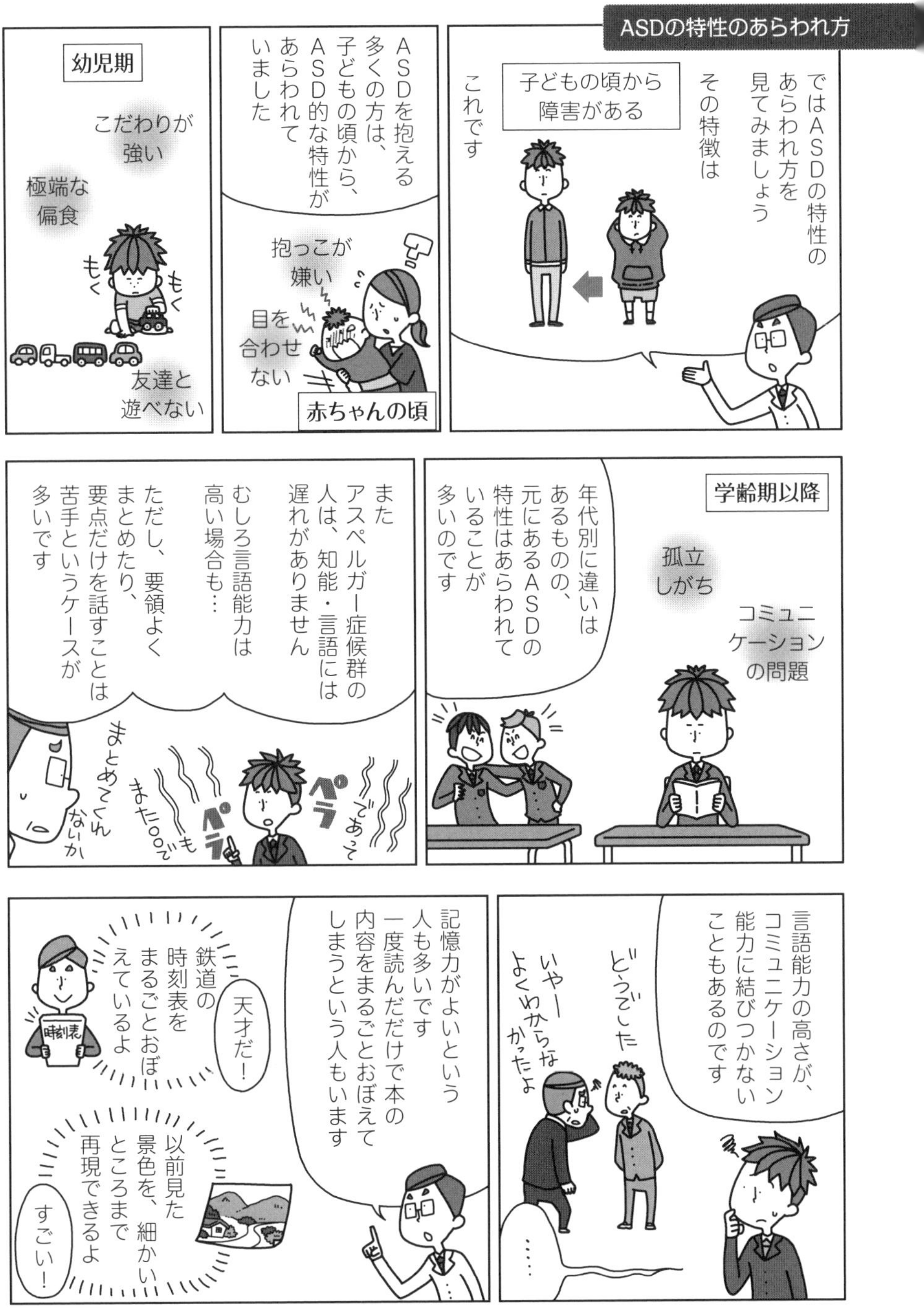
ではASDの特性のあらわれ方を見てみましょう
その特徴は
子どもの頃から障害がある
これです
ASDを抱える多くの方は、子どもの頃から、ASD的な特性があらわれていました
抱っこが嫌い
目を合わせない
赤ちゃんの頃
幼児期
こだわりが強い
極端な偏食
もく もく
友達と遊べない
学齢期以降
年代別に違いはあるものの、元にあるASDの特性はあらわれていることが多いのです
孤立しがち
コミュニケーションの問題
またアスペルガー症候群の人は、知能・言語には遅れがありません
むしろ言語能力は高い場合も…
ただし、要領よくまとめたり、要点だけを話すことは苦手というケースが多いです
ペラ
であって
ペラ
また○○でも
まとめてくんないか
言語能力の高さが、コミュニケーション能力に結びつかないこともあるのです
どうでした
いやーよくわからなかったよ
……
記憶力がよいという人も多いです
一度読んだだけで本の内容をまるごとおぼえてしまうという人もいます
鉄道の時刻表をまるごとおぼえているよ
時刻表
天才だ！
以前見た景色を、細かいところまで再現できるよ
すごい！

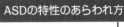

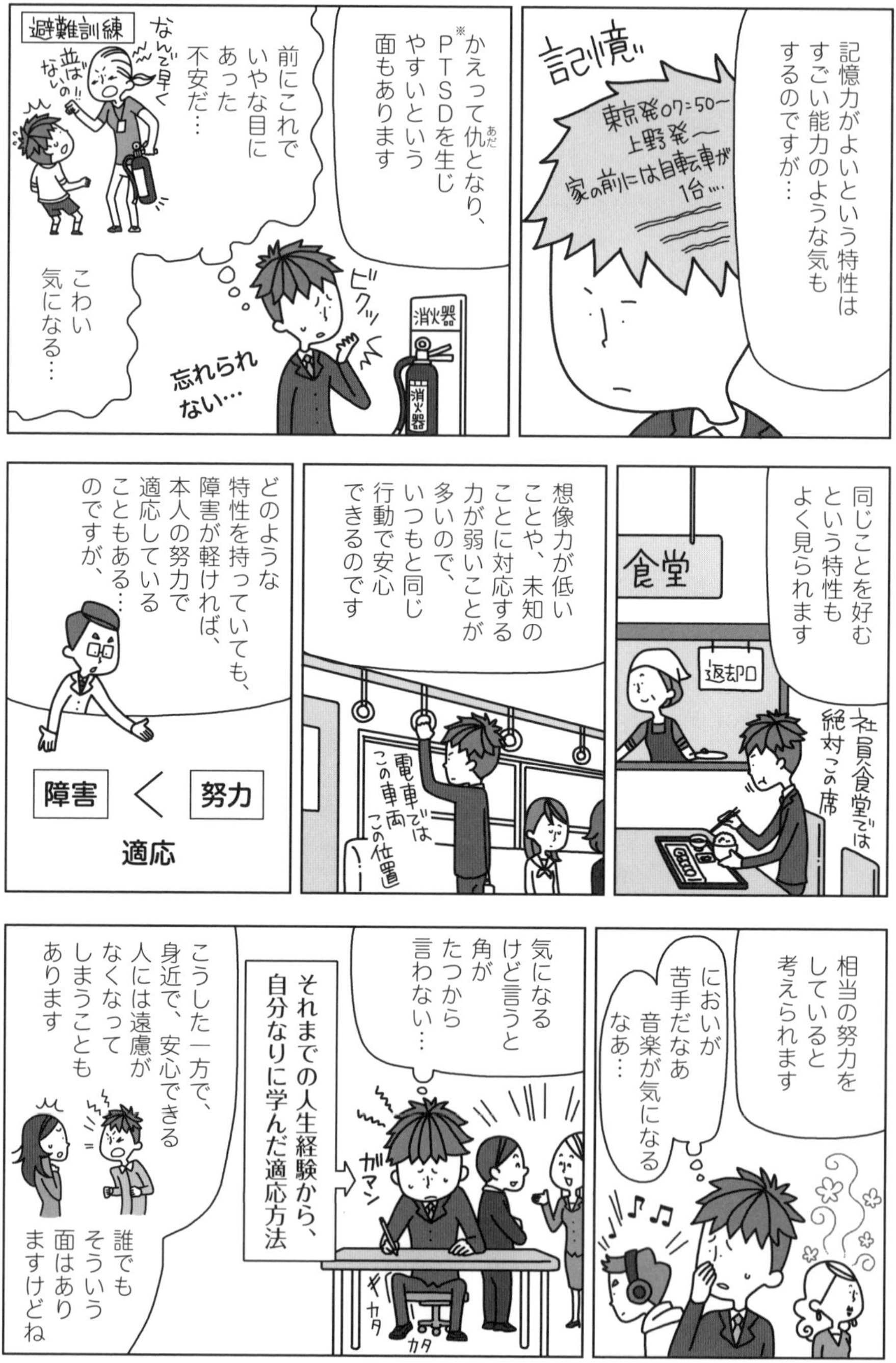

記憶力がよいという特性はすごい能力のような気もするのですが…
記憶
東京発07:50〜
上野発〜
家の前には自転車が1台…
※かえって仇《あだ》となり、PTSDを生じやすいという面もあります
ビクッ
消火器
忘れられない…
前にこれでいやな目にあった不安だ…
避難訓練
なんで早く並ばないの!!
こわい気になる…
同じことを好むという特性もよく見られます
食堂
返却口
社員食堂では絶対この席
想像力が低いことや、未知のことに対応する力が弱いことが多いので、いつもと同じ行動で安心できるのです
電車ではこの車両この位置
どのような特性を持っていても、障害が軽ければ、本人の努力で適応していることもある…のですが、
障害 < 努力
適応
相当の努力をしていると考えられます
においが苦手だなあ
音楽が気になるなあ…
気になるけど言うと角がたつから言わない…
それまでの人生経験から、自分なりに学んだ適応方法
ガマン
カタ
カタ
こうした一方で、身近で、安心できる人には遠慮がなくなってしまうこともあります
誰でもそういう面はありますけどね

※心的外傷後ストレス障害・トラウマ

ＤＳＭ-Ⅳと５で変わったこと

前にも述べたように、アスペルガー症候群の診断では、医師が患者本人やその家族から聞き取った症状を、ＤＳＭやＷＨＯ（世界保健機関）の疾病および関連問題の国際統計の手引き（ＩＣＤ－10）に照らし合わせて診断します。

ＤＳＭは、２０１３年まで第４版（ＤＳＭ－Ⅳ－ＴＲ）が使用されていましたが、２０１３年に最新版であるＤＳＭ－５が発表されました。

ＤＳＭ－５では前述のように、診断名からアスペルガー症候群の名前はなくなり「自閉症スペクトラム障害（ＡＳＤ）」という新たな概念のなかに含まれるようになりました。

また新たに「神経発達障害」という表現が使われるようになり、その中に自閉症スペクトラム障害、知的障害、ＡＤＨＤも含まれています。

実はそれより以前から日本国内ではＡＤＨＤは発達障害と認識されていたのですが、ここで初めて国際的にもＡＤＨＤが発達障害であることが認知されるようになったのです。またそれまで併存はしないといわれていた、ＡＤＨＤと自閉症スペクトラム障害の併存が認められたことも大きな変更点です。

ＤＳＭ－５の基準は、日本の診療の現場にも大きく影響しています。このように発達障害をとりまく診断基準や、病気のとらえ方は近年でも非常にホットな議題で、現時点でもさまざまな議論が交わされています。これからも、一つ一つの特性や障害について、新たな考え方や見解が示されることでしょう。

ですから同じ診断名がついたとしても診断した医師の考え方や、時代などで症状が違うということも起こり得るのです。

また、ＤＳＭ－５では「アスペルガー症候群」という診断名はなくなりましたが、日本国内では診療上、アスペルガー症候群をそのほかの自閉症スペクトラム障害と区別した方が利便性が高い場合も多く、今も使われています。

そうした背景を含めて、本書でも自閉症スペクトラム障害の中でも、知能や言語に遅滞がなく、自閉的な性質を持っている状態をアスペルガー症候群と呼んでいます。アスペルガー症候群の詳しい特性については67ページで紹介します。

診断名にはこだわりすぎず、症状や患者さんの困難感を見極めることが大切です。

DSM-5における大きな改正点

- DSM- Ⅳ -TR で使われていたアスペルガー症候群（アスペルガー障害）、広汎性発達障害などの用語が使われなくなり「ASD（自閉症スペクトラム障害）」という概念が登場した。
- それと同時に「神経発達障害」という用語も新しく登場し、そこに知的障害や ADHD も含んでいる。
- その結果、ADHD が国際的なレベルで「発達障害」としてようやく認知された。
- ADHD と ASD（DSM- Ⅳ -TR におけるアスペルガー症候群も含む）の併存が認められた。

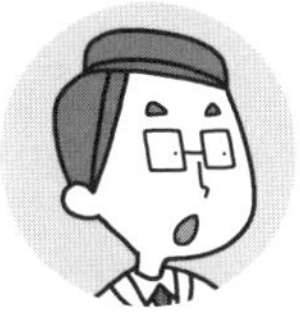

日本では、2005 年から施行された「発達障害者支援法」のなかですでに ADHD を発達障害と認めていたんですよ

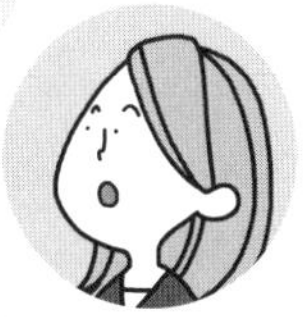

日本が早かったんですね

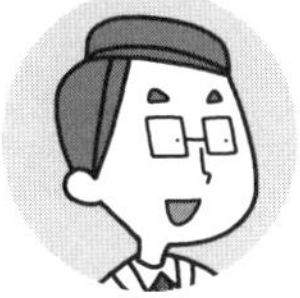

ASD と ADHD の併存も認められるようになり、臨床現場の実感を反映されたように思います

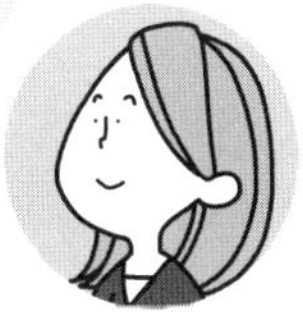

これからも変わる可能性がありますね？

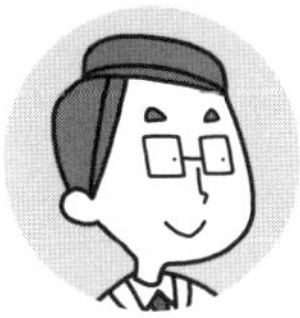

発達障害に関する研究は世界中で盛んに進められています。これからも病気の概念が変わったりするでしょう。研究の盛んな分野だけに、よりよい治療やサポート法も開発されることが期待されますね

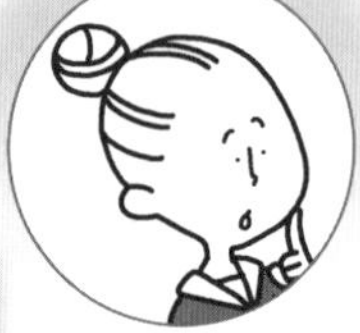

併存障害と二次障害

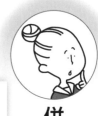

併存しやすい障害

ＡＳＤとＡＤＨＤなどの発達障害には同時に併存しやすい併存障害があります。ＡＳＤとＡＤＨＤが併存することも少なくありません。

また、障害ゆえに生じやすい二次障害があります。うつ病や不安障害などは、障害に対する不適切な対処や、障害ゆえの生きづらさから自己肯定感が低くなるなどの原因で起こることがあります。

併存障害、二次障害として多くみられる主なものには次のようなものがあります。

●ＡＤＨＤ・ＡＳＤ共通

・うつ病

・不安障害

強迫性障害、パニック障害、PTSDなど

・**依存症**

アルコール、薬物、ギャンブル、買い物、ゲームなどに依存し、やめられなくなります。ADHDへの合併が特に目立ちます。

・**睡眠障害**

・**発達性協調運動障害**

いわゆる不器用、運動音痴などで、骨格や筋肉、神経、視覚、聴覚など運動機能には問題がないにも関わらず、うまく体を動かすことができません。走るのは速くても、球技は苦手というようなパターンもありますし、運動全般が不得意という人もいます。協調運動障害はADHDでも見られますが、アスペルガー症候群の人の方が多いといわれています。

・**学習障害**

識字障害、書字表出障害、算数障害　など

・**発達性言語障害**

知的な問題がないのに、発語、書字、読字などに遅れや困難があります。

ASDが原因で起こりやすい障害

・てんかん

てんかんもまた誤解の多い病気で、実は100人に一人が発症している身近な病気です。アスペルガー症候群の人はこの頻度が高くなり、10人に一人という研究もあります。けいれんや、意識を失う発作があったらすみやかに医療機関で相談します。

・トゥレット症候群

脳内でのドーパミンの過剰活動などが原因で、運動チックというまばたきや首をひねる、ジャンプするなどからだが勝手に動いてしまう症状や、音声チックという咳払い、鼻を鳴らすなどの音を出すチック症状が特徴です。複雑チックと呼ばれる症状では乱暴な言葉を口走ったり、奇声を発したりすることもあります。

比較的頻度は低いものの、ADHDにトゥレット症候群が併存することもあります。

ASDの特性に加えて併存障害、二次障害がみられる場合には、同時進行で治療を行っていくことが必要です。

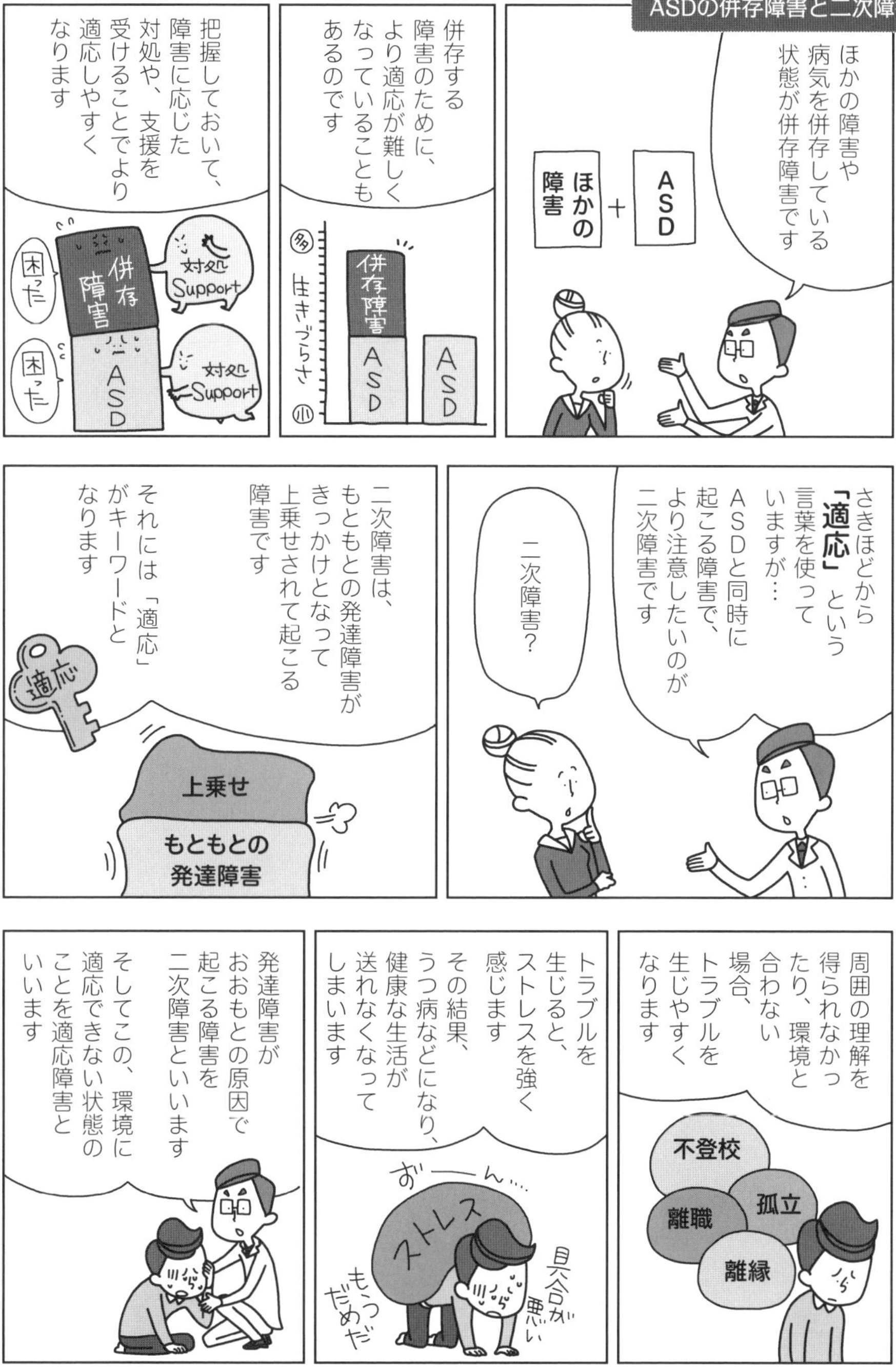
ほかの障害や病気を併存している状態が併存障害です
ASD
＋
ほかの障害
併存する障害のために、より適応が難しくなっていることもあるのです
多
生きづらさ
小
併存障害
ASD
ASD
把握しておいて、障害に応じた対処や、支援を受けることでより適応しやすくなります
困った
困った
併存障害
ASD
対処 Support
対処 Support
さきほどから「適応」という言葉を使っていますが…
ASDと同時に起こる障害で、より注意したいのが二次障害です
二次障害？
二次障害は、もともとの発達障害がきっかけとなって上乗せされて起こる障害です
それには「適応」がキーワードとなります
適応
上乗せ
もともとの発達障害
周囲の理解を得られなかったり、環境と合わない場合、トラブルを生じやすくなります
不登校
孤立
離職
離縁
トラブルを生じると、ストレスを強く感じます
その結果、うつ病などになり、健康な生活が送れなくなってしまいます
ず——ん…
ストレス
もうだめだ
具合が悪い
発達障害がおおもとの原因で起こる障害を二次障害といいます
そしてこの、環境に適応できない状態のことを適応障害といいます

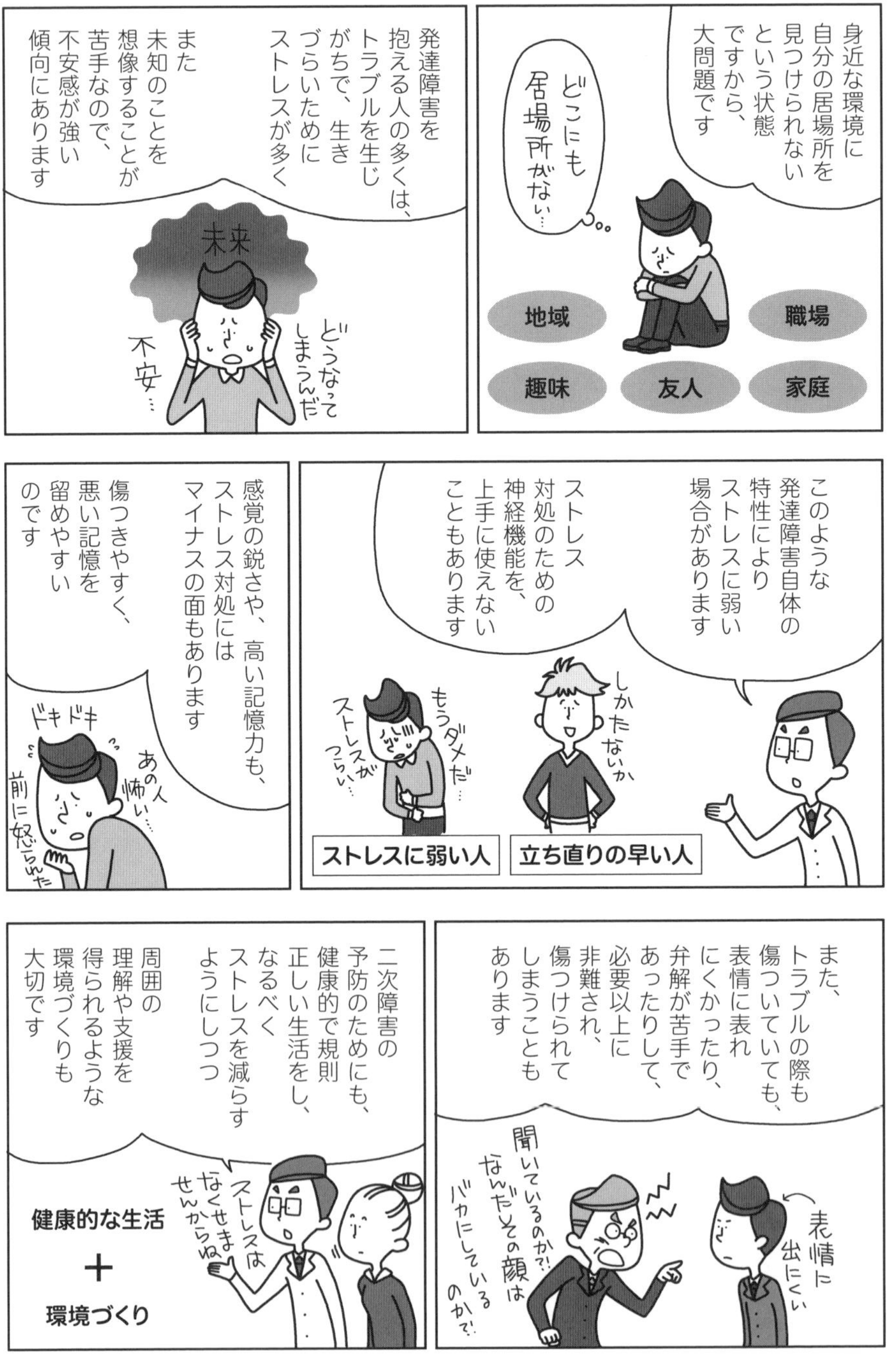
身近な環境に自分の居場所を見つけられないという状態ですから、大問題です
どこにも居場所がない…
地域
職場
趣味
友人
家庭
発達障害を抱える人の多くは、トラブルを生じがちで、生きづらいためにストレスが多く
また未知のことを想像することが苦手なので、不安感が強い傾向にあります
未来
不安…
どうなってしまうんだ
このような発達障害自体の特性によりストレスに弱い場合があります
ストレス対処のための神経機能を、上手に使えないこともあります
しかたないか
もうダメだ…
ストレスがつらい…
立ち直りの早い人
ストレスに弱い人
感覚の鋭さや、高い記憶力も、ストレス対処にはマイナスの面もあります
傷つきやすく、悪い記憶を留めやすいのです
ドキドキ
あの人怖い……
前に怒られた
また、トラブルの際も傷ついていても、表情に表れにくかったり、弁解が苦手であったりして、必要以上に非難され、傷つけられてしまうこともあります
表情に出にくい
聞いているのか?!
なんだその顔は
バカにしているのか?!
二次障害の予防のためにも、健康的で規則正しい生活をし、なるべくストレスを減らすようにしつつ
周囲の理解や支援を得られるような環境づくりも大切です
ストレスはなくせませんからね
健康的な生活
＋
環境づくり

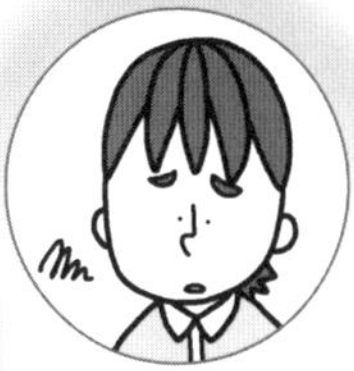

アスペルガー症候群の特性

こんなことがコミュニケーションを難しくする

これまで説明してきたような特性から、周囲の人との間でトラブルを起こしてしまうことがあります。

障害が軽度の場合では、浅いつきあいではほとんど気にならないことも多いものです。しかし、チームを組んだり、一緒に暮らすなど、身近で接することが多くなると、問題が生じることが多くなります。

ですから、親しくなって初めて障害がわかった、結婚して一緒に暮らすようになって初めて気づいた！ということも多いのです。

ここでは、アスペルガー症候群の人と身近な人との間のトラブルにつながりがちな行動と、その裏にあるＡＳＤの特性について、いくつか例を紹介します。

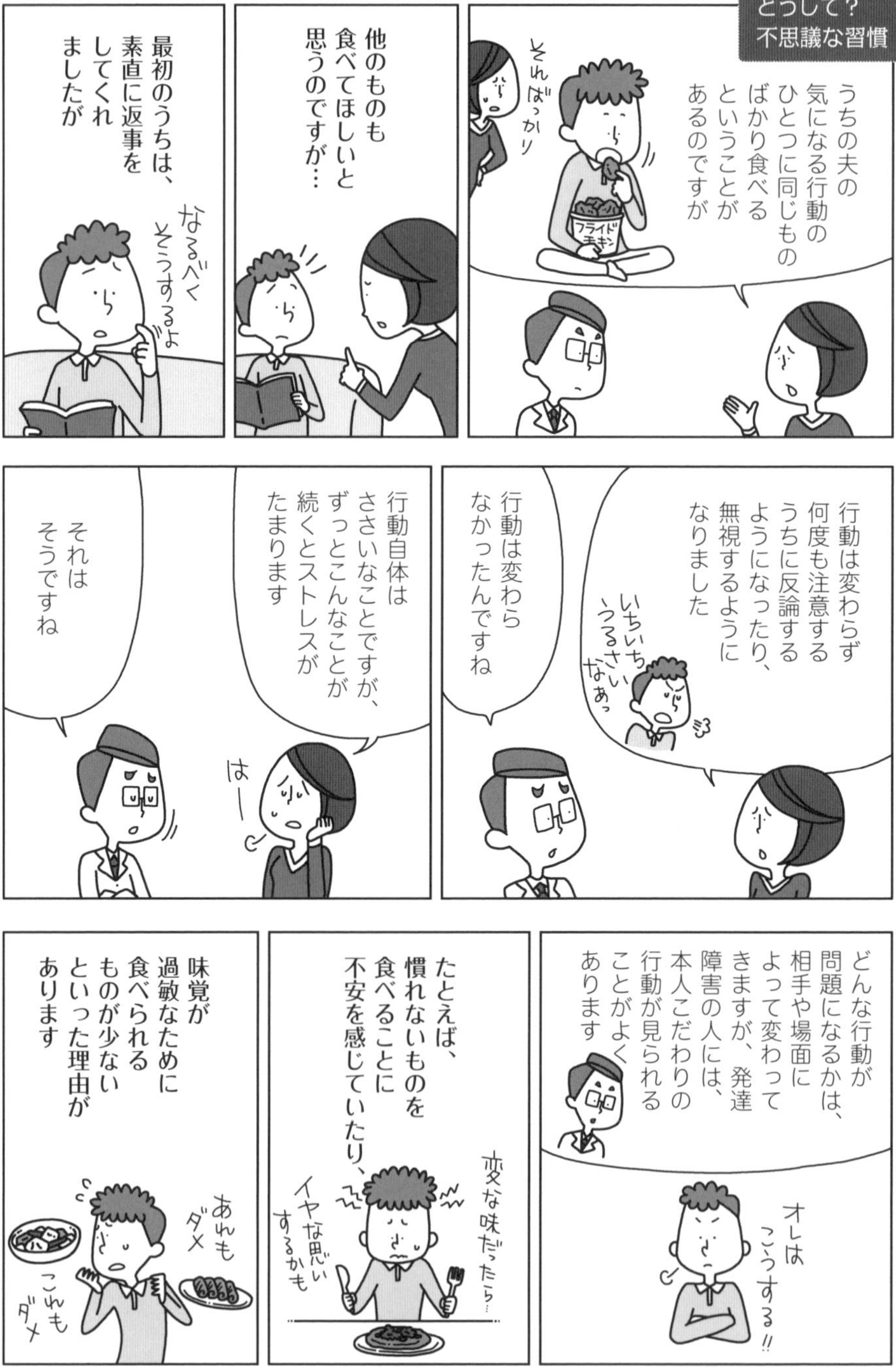
うちの夫の気になる行動のひとつに同じものばかり食べるということがあるのですが
そればっかり
フライドチキン
他のものも食べてほしいと思うのですが…
最初のうちは、素直に返事をしてくれましたが
なるべくそうするよ
行動は変わらず何度も注意するうちに反論するようになったり、無視するようになりました
いちいちうるさいなあっ
行動は変わらなかったんですね
行動自体はささいなことですが、ずっとこんなことが続くとストレスがたまります
はー
それはそうですね
どんな行動が問題になるかは、相手や場面によって変わってきますが、発達障害の人には、本人こだわりの行動が見られることがよくあります
オレはこうする!!
たとえば、慣れないものを食べることに不安を感じていたり、
変な味だったら…
イヤな思いするかも
味覚が過敏なために食べられるものが少ないといった理由があります
あれもダメ
これもダメ

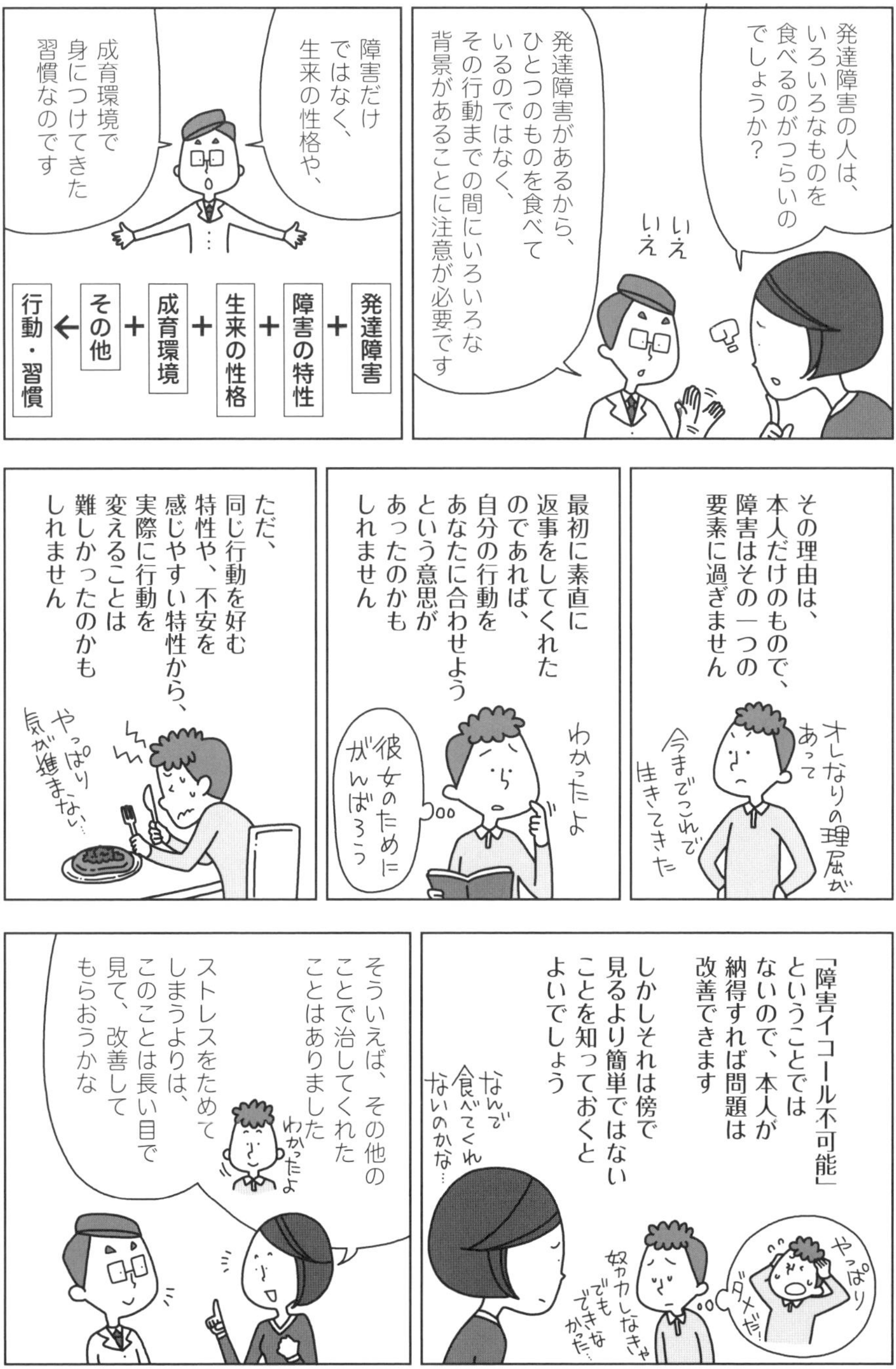
発達障害の人は、いろいろなものを食べるのがつらいのでしょうか？
いえ いえ
発達障害があるから、ひとつのものを食べているのではなく、その行動までの間にいろいろな背景があることに注意が必要です
障害だけではなく、生来の性格や、
成育環境で身につけてきた習慣なのです
発達障害 + 障害の特性 + 生来の性格 + 成育環境 + その他 ← 行動・習慣
その理由は、本人だけのもので、障害はその一つの要素に過ぎません
オレなりの理屈があって今までこれで生きてきた
最初に素直に返事をしてくれたのであれば、自分の行動をあなたに合わせようという意思があったのかもしれません
わかったよ
彼女のためにがんばろう
ただ、同じ行動を好む特性や、不安を感じやすい特性から、実際に行動を変えることは難しかったのかもしれません
やっぱり気が進まない…
「障害イコール不可能」ということではないので、本人が納得すれば問題は改善できます
しかしそれは傍で見るより簡単ではないことを知っておくとよいでしょう
なんで食べてくれないのかな…
やっぱりダメだ!!
努力しなきゃ でもできなかった…
そういえば、その他のことで治してくれたことはありました
わかったよ
ストレスをためてしまうよりは、このことは長い目で見て、改善してもらおうかな

解説

こだわりの強さや、不快に感じることが周囲の人とは異なることなどから、変わって見える習慣を持っていることがあります。

一見するとマナーが悪く感じられることもありますが、本人としては慣れ親しんだ習慣であったり、理由があったりするので一方的に注意してやめさせようとしてもうまく行かないものです。

また変化を嫌うという特性もあるので、平常行っている行動を変えることは、本人にとって非常な苦労を要するということもあります。

周囲の人が迷惑に思っていることや、困っていることの深刻さが理解できず、行動をあらためないことを大した問題だと思っていない場合もあるのです。

身近にいる人は、そうしたことがわからないと失礼な人、マナーの悪い人、言うことを聞いてくれない人と誤解し、ストレスがたまってしまいます。

遅れる、忘れる、間違える…、こっちの予定もたたない

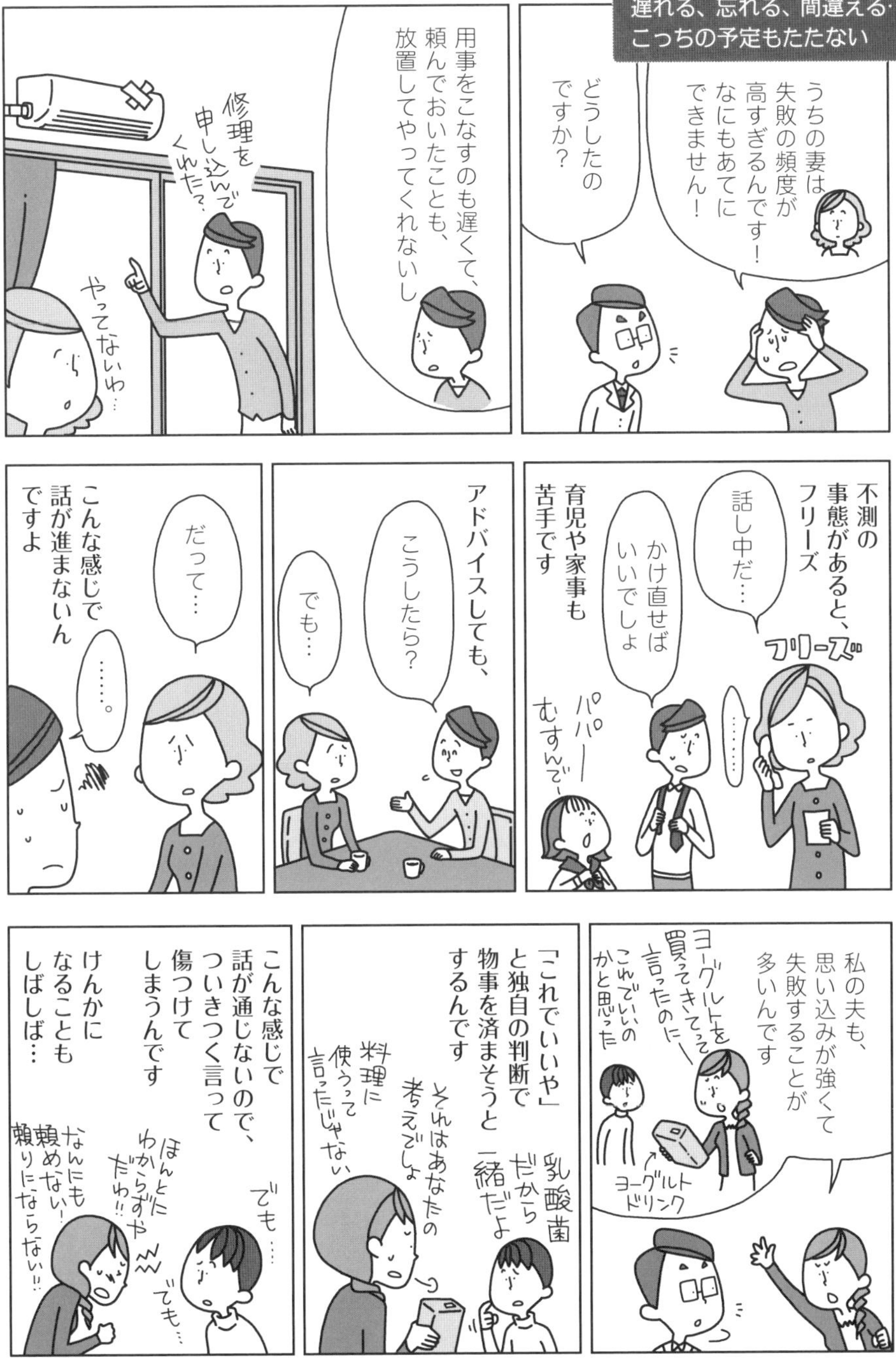

うちの妻は失敗の頻度が高すぎるんです！なにもあてにできません！
どうしたのですか？
用事をこなすのも遅くて、頼んでおいたことも、放置してやってくれないし
修理を申し込んでくれた？
やってないわ…
不測の事態があると、フリーズ
話し中だ…
かけ直せばいいでしょ
育児や家事も苦手です
フリーズ
……
パパーむすんでー
アドバイスしても、
こうしたら？
でも…
こんな感じで話が進まないんですよ
だって…
……。
私の夫も、思い込みが強くて失敗することが多いんです
ヨーグルトを買ってきてって言ったのに！
これでいいのかと思った
ヨーグルトドリンク
「これでいいや」と独自の判断で物事を済まそうとするんです
乳酸菌だから一緒だよ
それはあなたの考えでしょ
料理に使うって言ったじゃない
こんな感じで話が通じないので、ついきつく言って傷つけてしまうんです
けんかになることもしばしば…
でも…
でも…
ほんとにわからずやだわ!!
なんにも頼めない！頼りにならない!!

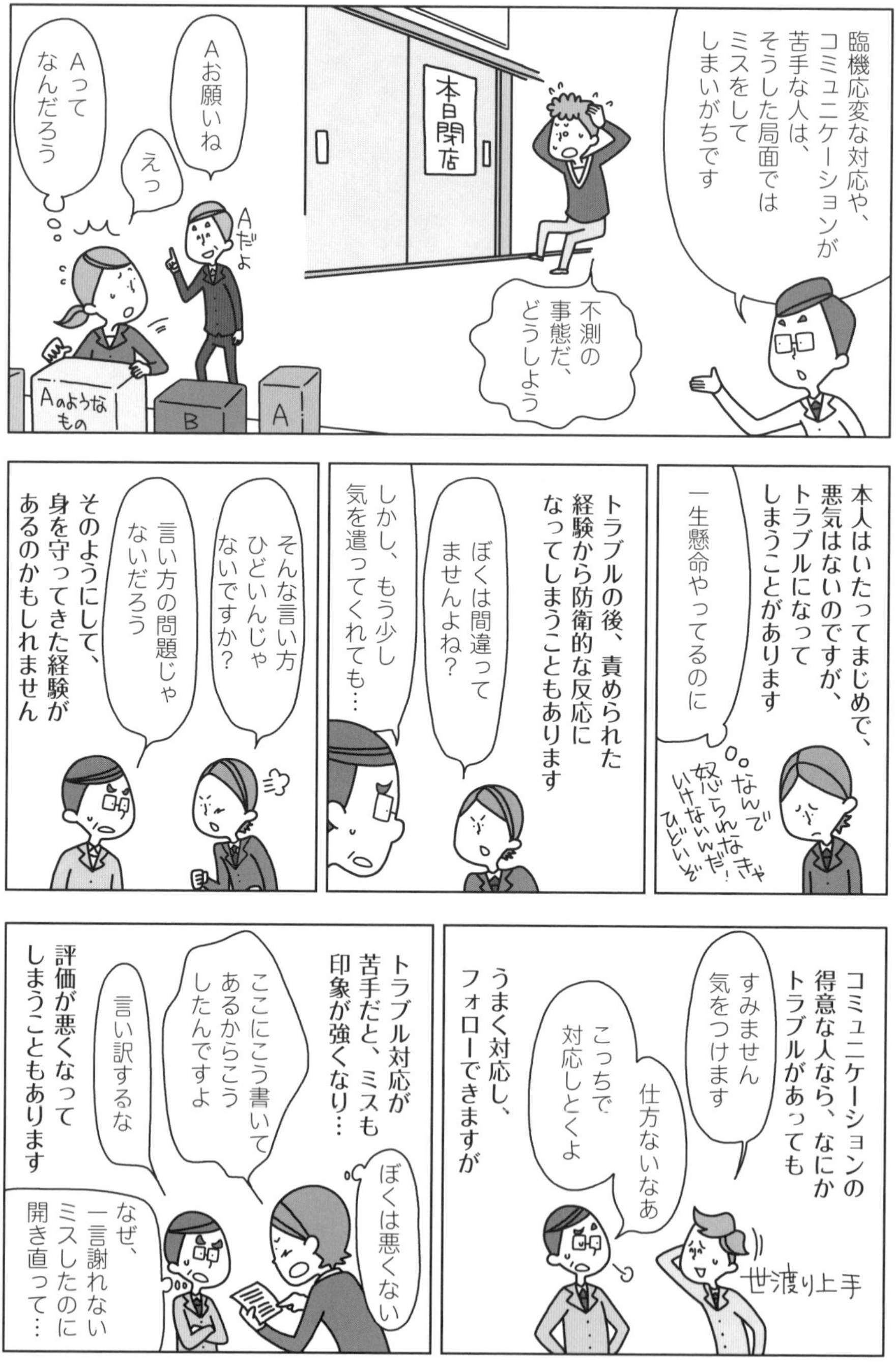
臨機応変な対応や、コミュニケーションが苦手な人は、そうした局面ではミスをしてしまいがちです
本日閉店
不測の事態だ、どうしよう
Aお願いね
えっ
Aだよ
Aってなんだろう
Aのようなもの
B
A
本人はいたってまじめで、悪気はないのですが、トラブルになってしまうことがあります
一生懸命やってるのに
なんで怒られなきゃいけないんだ！ひどいぞ
トラブルの後、責められた経験から防衛的な反応になってしまうこともあります
ぼくは間違ってませんよね？
しかし、もう少し気を遣ってくれても…
そんな言い方ひどいんじゃないですか？
言い方の問題じゃないだろう
そのようにして、身を守ってきた経験があるのかもしれません
コミュニケーションの得意な人なら、なにかトラブルがあっても
すみません気をつけます
こっちで対応しとくよ
仕方ないなあ
世渡り上手
うまく対応し、フォローできますが
トラブル対応が苦手だと、ミスも印象が強くなり…
ここにこう書いてあるからこうしたんですよ
言い訳するな
ぼくは悪くない
評価が悪くなってしまうこともあります
なぜ、一言謝れないミスしたのに開き直って…

解説

ＡＳＤのある人は、全体を見ることができず細部にこだわることで行動に時間がかかってしまう傾向があります。スケジュールに厳格であることは多いのですが、トラブルに臨機応変に対応することが苦手で、たとえば乗りたい電車に乗れなかったりするとパニックを起こし、家に帰ってしまうことがあります。

不測の事態への対応も苦手です。またそもそも指示されたことを正しく理解できていないこともあります。

普通なら気をつければ、こうした失敗はなくなりそうに思えますが、トラブルの根っこにこうした障害がある場合は、なかなか改善されません。本人の努力では解決できないうえに、周囲の人はいつも同じようなトラブルに悩まされるのでストレスがたまってしまいます。

なにが不得意かを見極め、改善できることから一つ一つ解消していくようにする必要があります。相手にとって不慣れな用を頼むときは、用事を理解しやすいようにできるだけわかりやすく細分化して、進捗を一緒に確認していくようにするとよいでしょう。

冷たい態度、無関心、失礼なふるまい

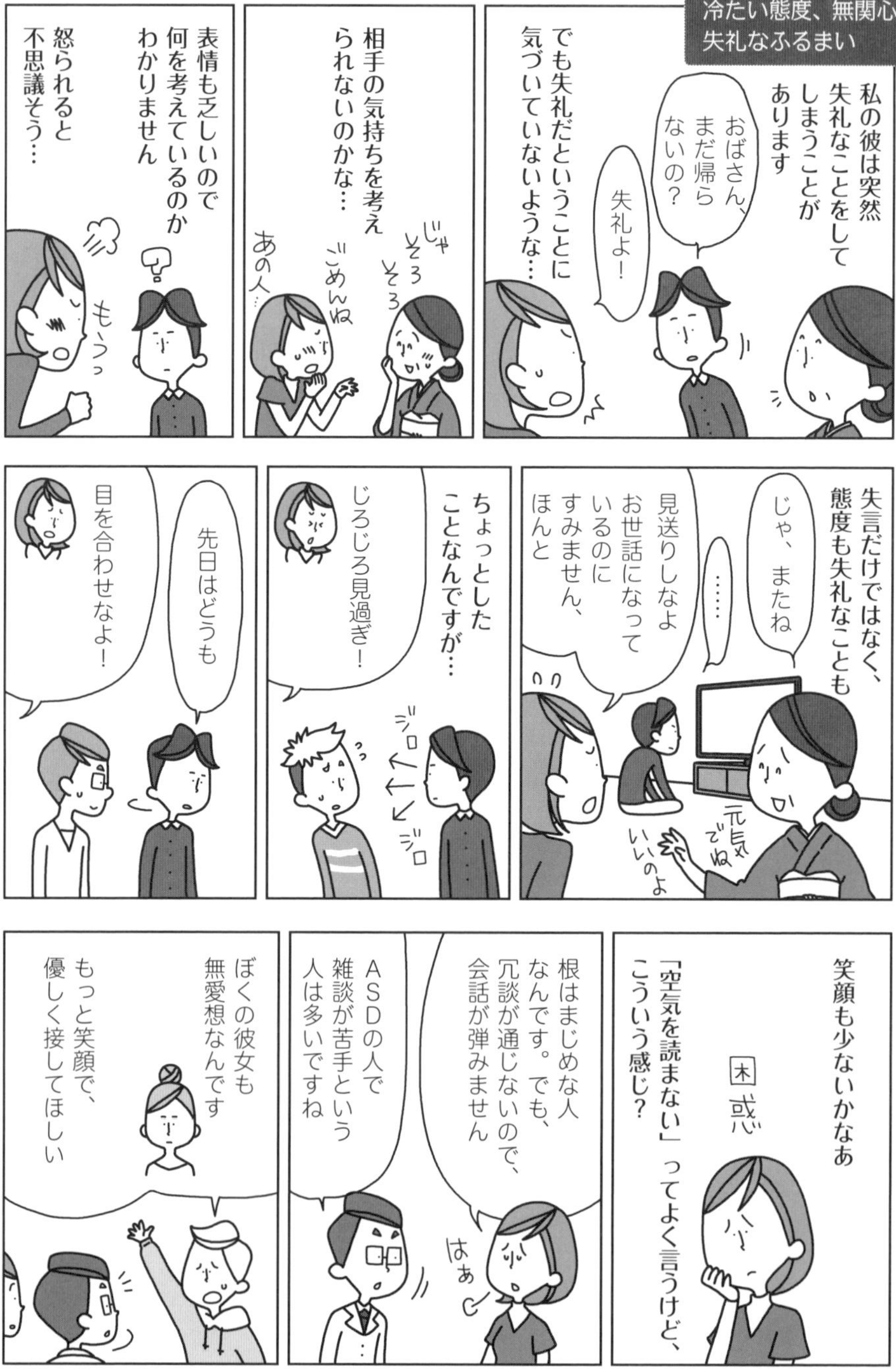
私の彼は突然失礼なことをしてしまうことがあります
おばさん、まだ帰らないの？
失礼よ！
でも失礼だということに気づいていないような…
相手の気持ちを考えられないのかな…
じゃそろそろ
ごめんね
あの人…
表情も乏しいので何を考えているのかわかりません
怒られると不思議そう…
もぅっ
失言だけではなく、態度も失礼なことも
じゃ、またね
……
見送りしなよ
お世話になっているのにすみません、ほんと
元気でね
いいのよ
ちょっとしたことなんですが…
じろじろ見過ぎ！
ジロ
ジロ
先日はどうも
目を合わせなよ！
笑顔も少ないかなぁ
「空気を読まない」ってよく言うけど、こういう感じ？
困惑
根はまじめな人なんです。でも、冗談が通じないので、会話が弾みません
ASDの人で雑談が苦手という人は多いですね
はぁ
ぼくの彼女も無愛想なんです
もっと笑顔で、優しく接してほしい

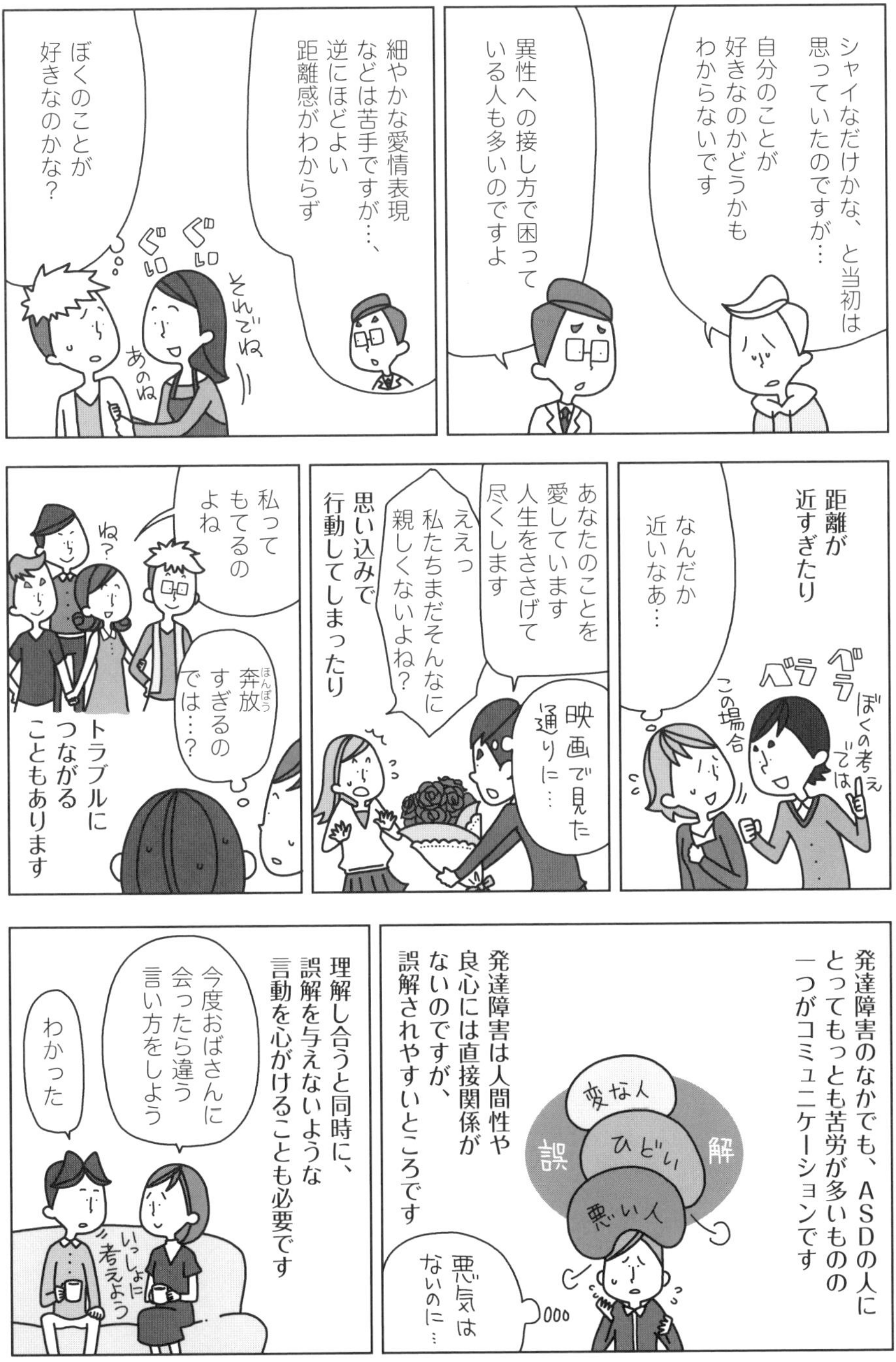
シャイなだけかな、と当初は思っていたのですが…
自分のことが好きなのかどうかもわからないです
異性への接し方で困っている人も多いのですよ
細やかな愛情表現などは苦手ですが…、逆にほどよい距離感がわからず
それでね
あのね
ぐいぐい
ぼくのことが好きなのかな?
距離が近すぎたり
ベラベラ
ぼくの考えでは
この場合
なんだか近いなあ…
あなたのことを愛しています人生をささげて尽くします
映画で見た通りに…
ええっ 私たちまだそんなに親しくないよね?
思い込みで行動してしまったり
私ってもてるのよね
ね?
奔放《ほんぽう》すぎるのでは…?
トラブルにつながることもあります
発達障害のなかでも、ASDの人にとってもっとも苦労が多いものの一つがコミュニケーションです
発達障害は人間性や良心には直接関係がないのですが、誤解されやすいところです
変な人
ひどい
悪い人
誤解
悪気はないのに…
理解し合うと同時に、誤解を与えないような言動を心がけることも必要です
今度おばさんに会ったら違う言い方をしよう
わかった
いっしょに考えよう

コラム

女性のアスペルガー症候群患者はとくに苦労している？

前にも述べましたが、アスペルガー症候群の患者は、男性の方が圧倒的多数です。しかしながら女性でもアスペルガー症候群の患者さんはいます。

一般的には、女性は男性に比べて、雰囲気や共感、婉曲《えんきょく》な言い回しなど、アスペルガー症候群の人が苦手とするコミュニケーションを多用する傾向にあります。こうした傾向の強いグループでは、アスペルガー症候群の人は、他愛もない会話といったことがとても苦痛であり、グループの中で浮いた存在になってしまいがちです。ともすると余計なひと言が原因で敬遠されてしまうこともあります。

聴き役に徹するようにするなど、苦労して適応しているという方もいらっしゃいます。

ところが男性とのコミュニケーションではそれほど気を使わずに済み、話が通ることも多く、精神的に楽になります。

また相手が女性の場合でも、はっきりした裏表のないコミュニケーションを好む相手の場合は、同様に居心地はそう悪くありません。

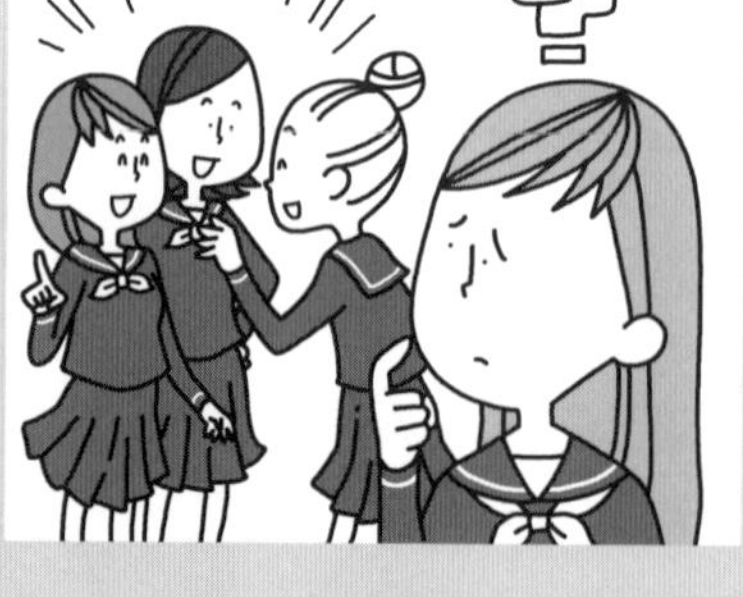

大人になってから初めて気づくアスペルガー症候群

アスペルガー症候群という言葉が知られるようになったのは最近です。

今の大人が子どもの頃には、アスペルガー症候群や発達障害について知っている人はごくわずかでした。ですから、子どもの頃に障害が原因で多少困ったことがあったとしても、しつけの悪い子、ぼーっとしている子とみなされたり、あるいは子どもだから仕方がないと大目に見られ、その原因となっている障害は見過ごされてきたというケースは多いのです。

また幼稚園や学校などでは、先生が間に入ってコミュニケーションを取り持ってくれることも多く、本人も困らなかったりします。

またアスペルガー症候群の人には記憶力の優れた人が多く、勉強ができる人も多かったのでむしろ優秀な人とみなされて学生時代まで過ごしてきた人も多いのです。

そうした方が社会人となって、周囲とのコミュニケーションで困って、仕事や家庭生活に行き詰り、適応できなくなってしまうケースが目立つようになるのです。

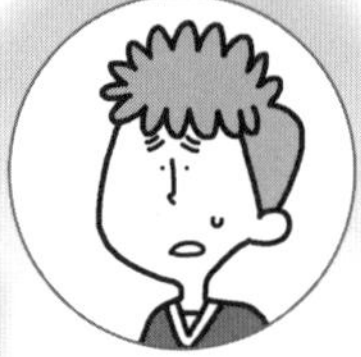

アスペルガー症候群の人が困っていること

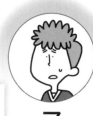

アスペルガー症候群の人はこんなことで困っている

これまで、アスペルガー症候群の人の

・他者の気持ちがわからない
・場の雰囲気を読み取れない
・相手の表情の変化がわからない
・曖昧な表現がわからない
・こだわりが強い
・不安感が強い
・パニックになりやすい
・感覚過敏
・なぜかわからないけど相手を怒らせてしまう
・曖昧なことをいわれると戸惑う

・急に予定を変更したり、やり方を変えられると対応できない

などの、特性を紹介してきました。

こうした特性はトラブルを起こし、周囲を戸惑わせがちですが、もちろん本人も困っています。

そしてこうした特性は個人差の大きいものです。誰にも同じように当てはまるわけではありません。あまり当てはまらないこともあります。

また表面的には困っているようには見えない場合もあります。

本人も問題に気づかず「なぜか怒られた」「なぜか嫌われた」と思っていることもあります。

しかし、アスペルガー症候群の人がそうした特性を持ちやすいということを踏まえておくと、コミュニケーションに役立つこともあります。

ここでは、アスペルガー症候群など発達障害のある人は、どのようなことでコミュニケーションに支障を来してしまうのか、アスペルガー症候群の方の立場からみてみましょう。

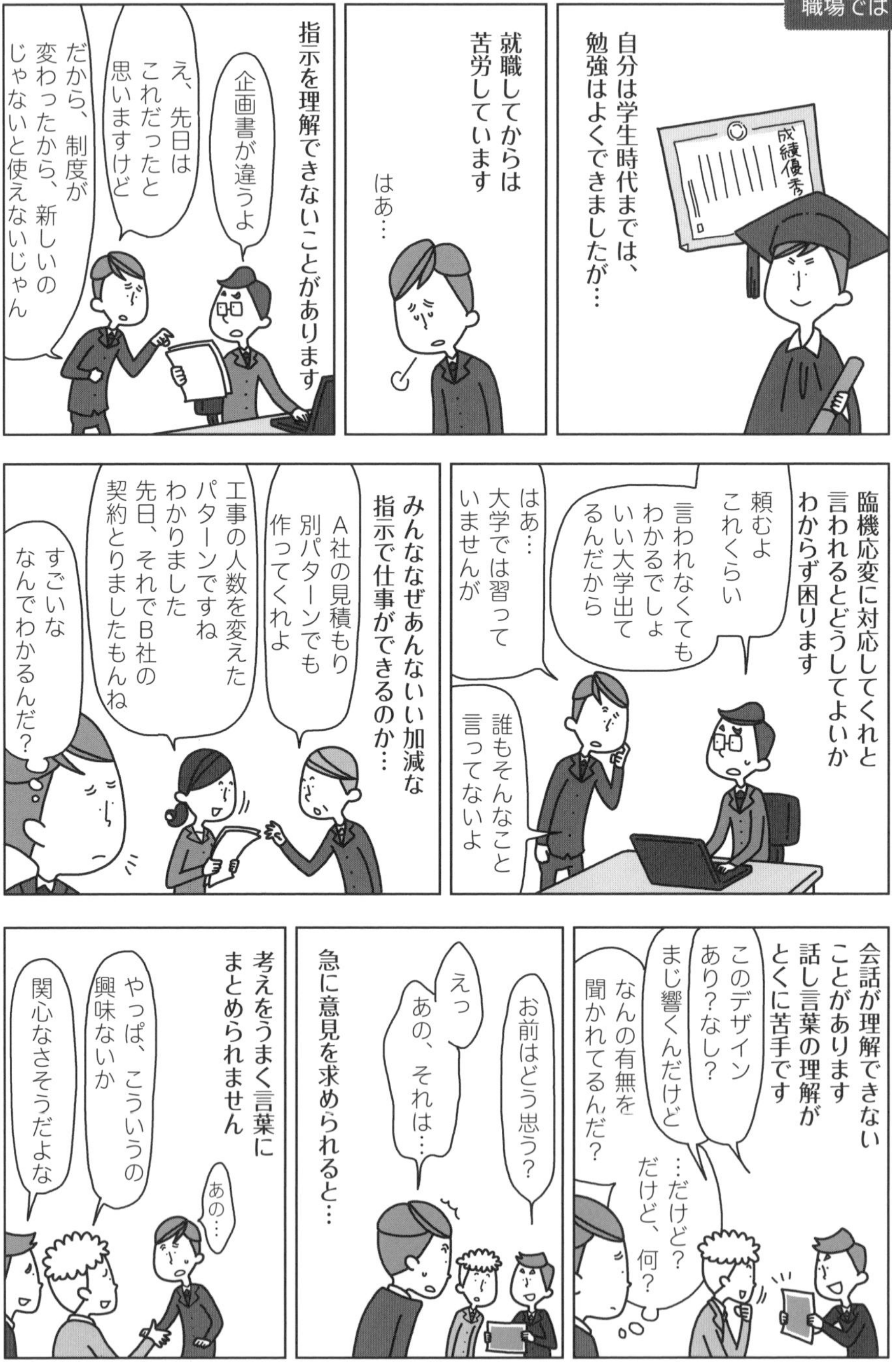
自分は学生時代までは、勉強はよくできましたが…
成績優秀
就職してからは苦労しています
はあ…
指示を理解できないことがあります
企画書が違うよ
え、先日はこれだったと思いますけど
だから、制度が変わったから、新しいのじゃないと使えないじゃん
臨機応変に対応してくれと言われるとどうしてよいかわからず困ります
頼むよ これくらい
言われなくてもわかるでしょ いい大学出てるんだから
はあ… 大学では習っていませんが
誰もそんなこと言ってないよ
みんななぜあんないい加減な指示で仕事ができるのか…
A社の見積もり 別パターンでも作ってくれよ
工事の人数を変えたパターンですね わかりました 先日、それでB社の契約とりましたもんね
すごいな なんでわかるんだ?
会話が理解できないことがあります 話し言葉の理解がとくに苦手です
このデザイン あり?なし? まじ響くんだけど
なんの有無を聞かれてるんだ?
…だけど? だけど、何?
急に意見を求められると…
お前はどう思う?
えっ あの、それは…
考えをうまく言葉にまとめられません
あの…
やっぱ、こういうの興味ないか
関心なさそうだよな

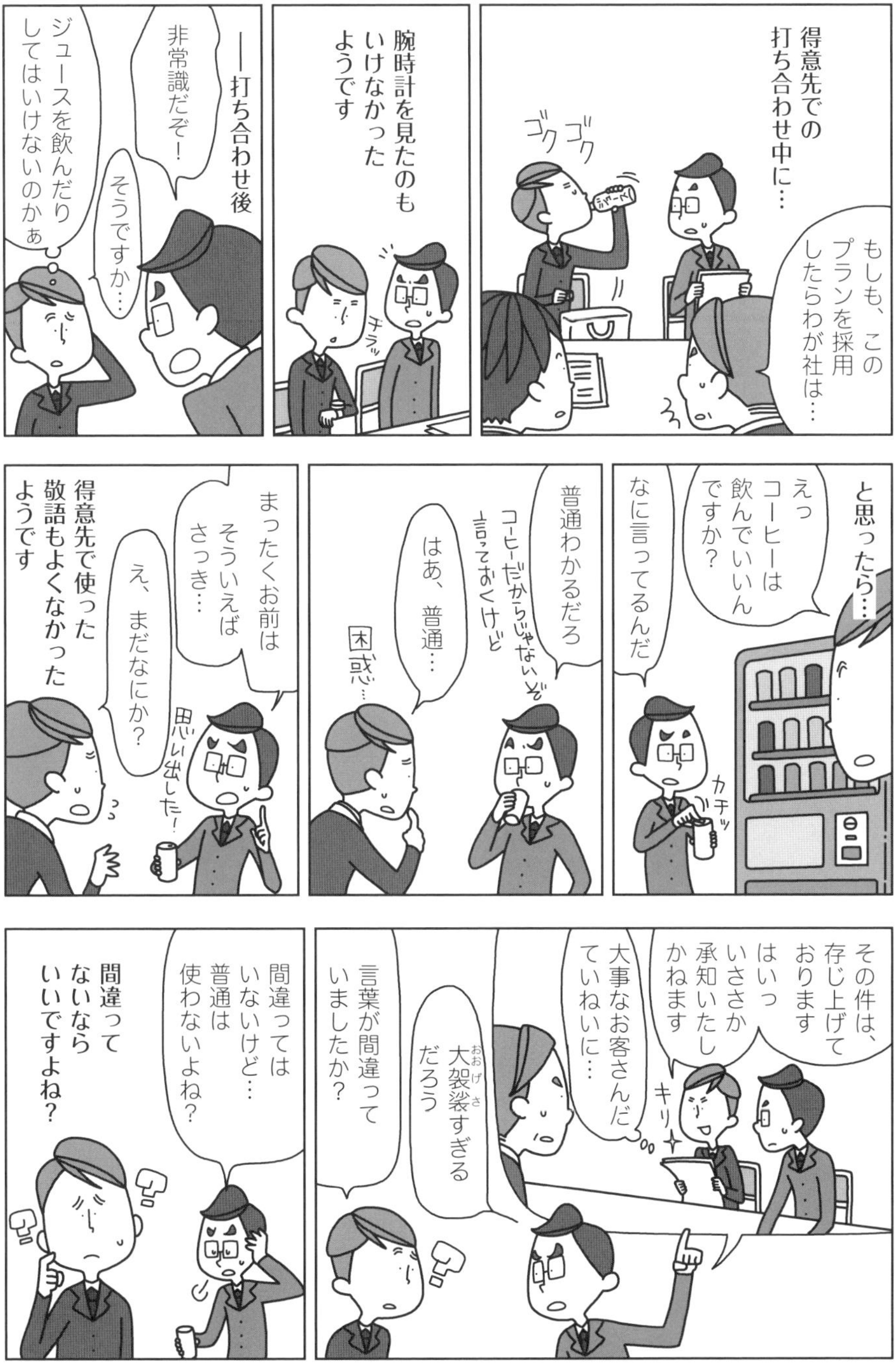
得意先での
打ち合わせ中に…
ゴクゴク
もしも、このプランを採用したらわが社は…
腕時計を見たのもいけなかったようです
チラッ
――打ち合わせ後
非常識だぞ！
そうですか…
ジュースを飲んだりしてはいけないのかぁ
と思ったら…
えっ コーヒーは飲んでいいんですか？
なに言ってるんだ
カチッ
普通わかるだろ
コーヒーだからじゃないぞ 言っておくけど
はあ、普通…
困惑…
まったくお前は
そういえばさっき…
え、まだなにか？
思い出した！
得意先で使った敬語もよくなかったようです
その件は、存じ上げております
はいっ いささか承知いたしかねます
大事なお客さんだていねいに…
キリッ
大袈裟《おおげさ》すぎるだろう
言葉が間違っていましたか？
間違ってはいないけど…普通は使わないよね？
間違ってないならいいですよね？

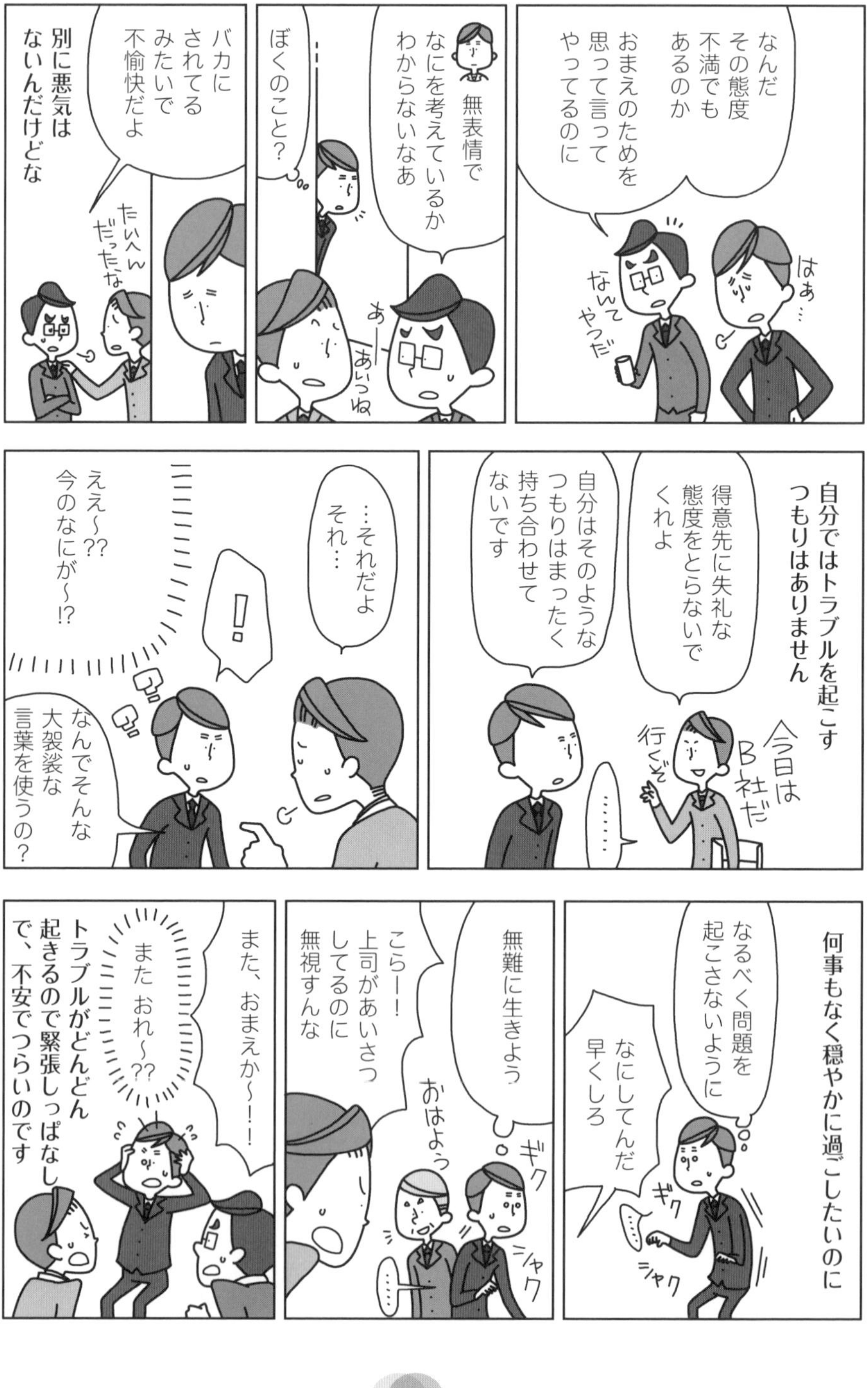

なんだ
その態度
不満でも
あるのか
おまえのためを
思って言って
やってるのに
はぁ…
なんて
やつだ
無表情で
なにを考えているか
わからないなあ
ぼくのこと?
あー
あいつね
バカに
されてる
みたいで
不愉快だよ
たいへん
だったな
別に悪気は
ないんだけどな
自分ではトラブルを起こす
つもりはありません
今日は
B社だ
行くぞ
得意先に失礼な
態度をとらないで
くれよ
自分はそのような
つもりはまったく
持ち合わせて
ないです
……
…それだよ
それ…
!
ええ~??
今のなにが~!?
なんでそんな
大袈裟な
言葉を使うの?
何事もなく穏やかに過ごしたいのに
なるべく問題を
起こさないように
なにしてんだ
早くしろ
ギク
シャク
……
無難に生きよう
ギク
おはよう
こらー!
上司があいさつ
してるのに
無視すんな
シャク
……
また、おまえか~!!
また おれ~??
トラブルがどんどん
起きるので緊張しっぱなし
で、不安でつらいのです

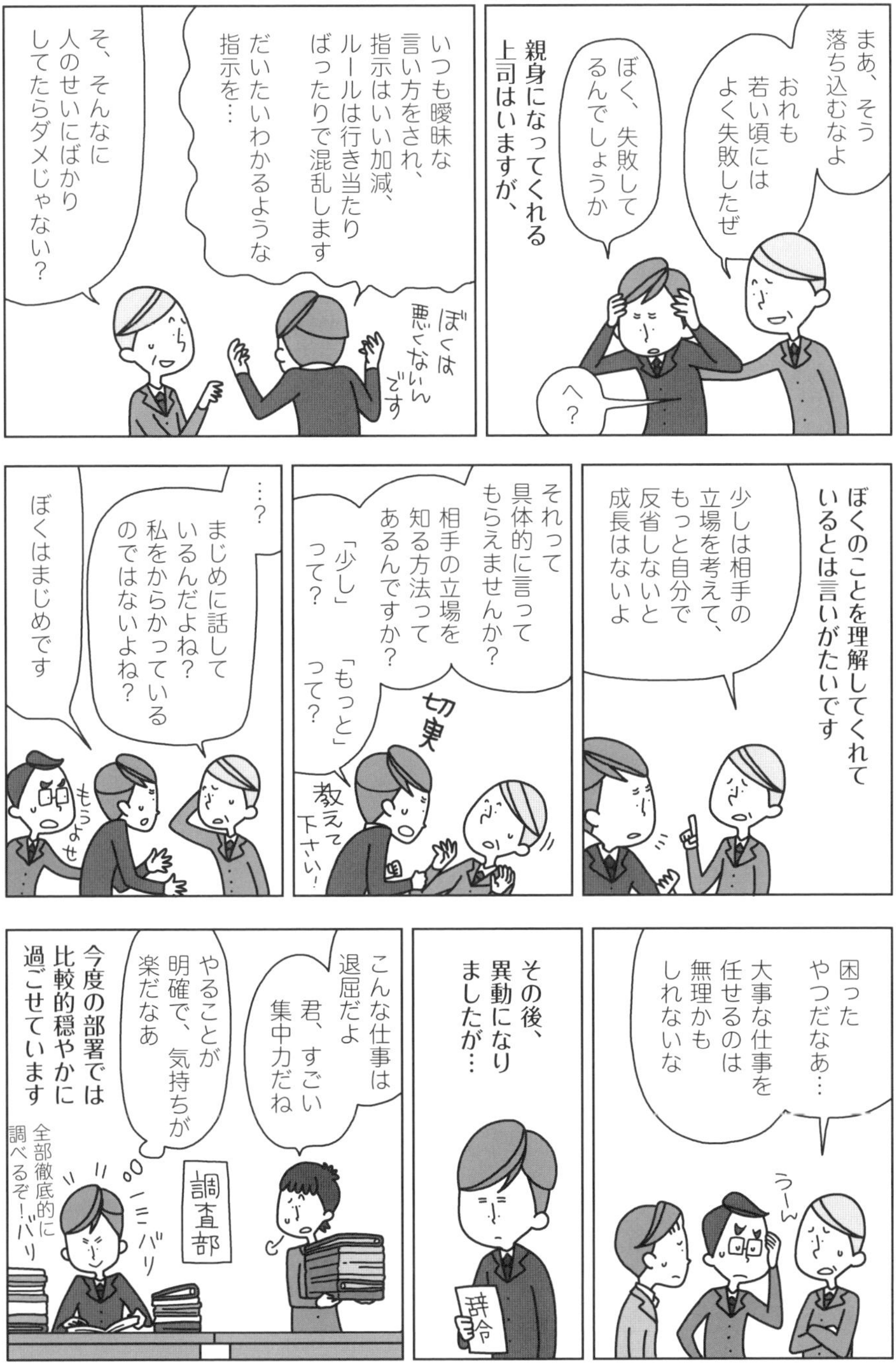
まあ、そう落ち込むなよ
おれも若い頃にはよく失敗したぜ
ぼく、失敗してるんでしょうか
親身になってくれる上司はいますが、
へ？
いつも曖昧な言い方をされ、指示はいい加減、ルールは行き当たりばったりで混乱します
だいたいわかるような指示を…
ぼくは悪くないんです
そ、そんなに人のせいにばかりしてたらダメじゃない？
ぼくのことを理解してくれているとは言いがたいです
少しは相手の立場を考えて、もっと自分で反省しないと成長はないよ
それって具体的に言ってもらえませんか？
相手の立場を知る方法ってあるんですか？
「少し」って？
「もっと」って？
切実
教えて下さい！
…？
まじめに話しているんだよね？私をからかっているのではないよね？
ぼくはまじめです
もうよせ
困ったやつだなあ…
大事な仕事を任せるのは無理かもしれないな
うーん
その後、異動になりましたが…
辞令
こんな仕事は退屈だよ
君、すごい集中力だね
やることが明確で、気持ちが楽だなあ
今度の部署では比較的穏やかに過ごせています
調査部
バリ
全部徹底的に調べるぞ！バリ

解説

発達障害の人の離職率はそうでない人に比べて高いことがわかっています。学歴の高い人や、個人的な能力が高い人でも、コミュニケーションが苦手なために能力がうまく発揮できないのです。

また、仕事上の上下関係やその場にふさわしい態度など、いわゆる「暗黙のルール」を理解するのも苦手です。一つ一つ理解できるように教えてもらえれば覚えることはできますが、臨機応変に対応することは苦手です。

また、相手の意図をくみ取ることが苦手で、指示されたことが理解できなかったり、段取りよく手順をこなせなかったりすることがあり、そのために仕事ができないと評価されてしまうこともあります。

敬語が使えない、使おうとすると過剰に仰々《ぎょうぎょう》しくなってしまう、雑談ができない、気を利かせられないなど、接客場面で支障を来してしまうことも多いものです。

一方、決められたことをまじめに実行したり、正直で相手によって態度を変えないといった側面により信頼を得ているケースもあります。

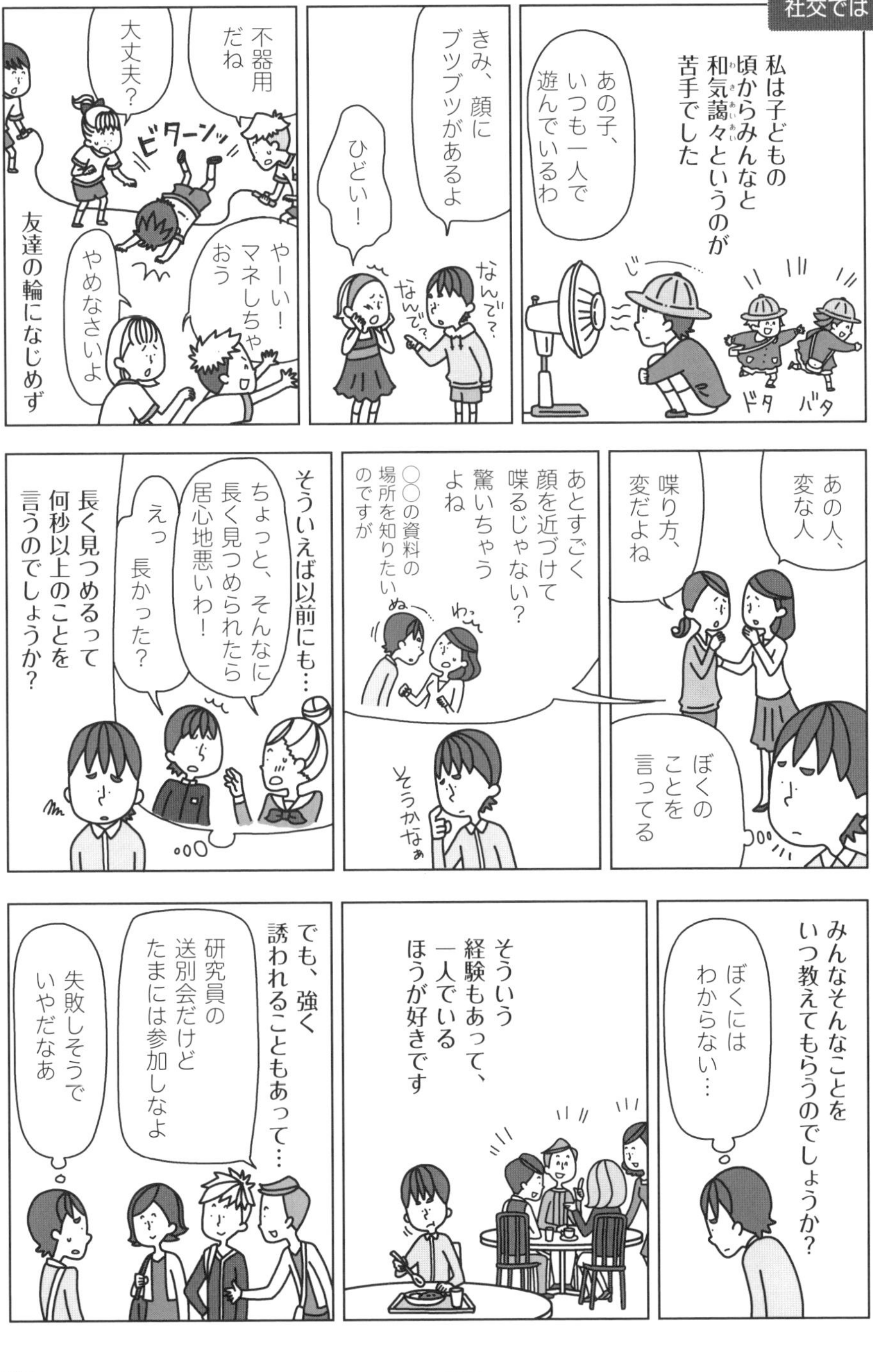
私は子どもの頃からみんなと和気藹々《わきあいあい》というのが苦手でした
あの子、いつも一人で遊んでいるわ
じー
ドタ
バタ
きみ、顔にブツブツがあるよ
ひどい！
なんで？
なんで？
不器用だね
大丈夫？
ビターンッ
やーい！マネしちゃおう
やめなさいよ
友達の輪になじめず
あの人、変な人
喋り方、変だよね
ぼくのことを言ってる
あとすごく顔を近づけて喋るじゃない？驚いちゃうよね
○○の資料の場所を知りたいのですが
ぬ
わ
そうかなぁ
そういえば以前にも…
ちょっと、そんなに長く見つめられたら居心地悪いわ！
えっ 長かった？
長く見つめるって何秒以上のことを言うのでしょうか？
みんなそんなことをいつ教えてもらうのでしょうか？
ぼくにはわからない…
そういう経験もあって、一人でいるほうが好きです
でも、強く誘われることもあって…
研究員の送別会だけどたまには参加しなよ
失敗しそうでいやだなあ

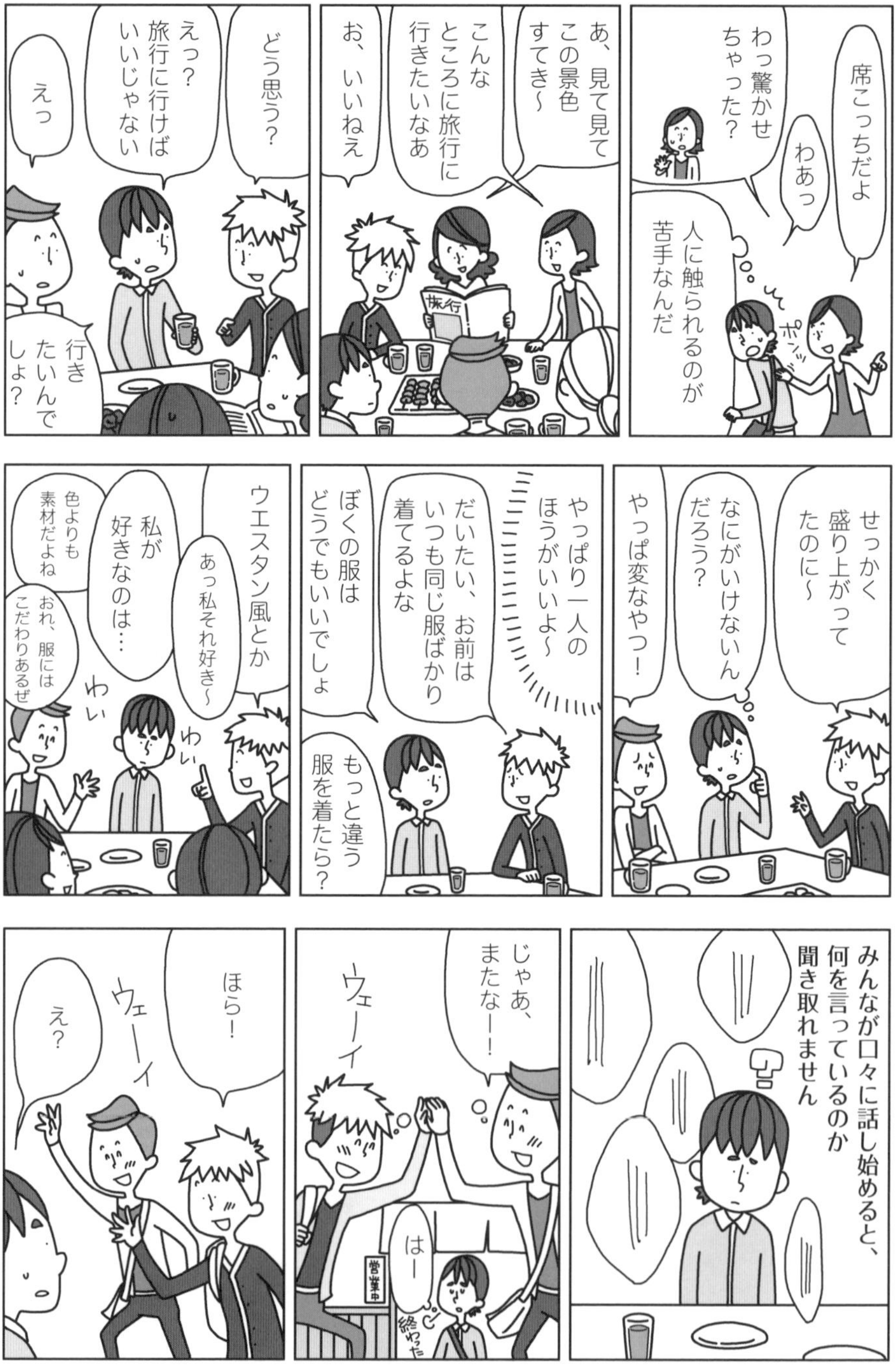
席こっちだよ
わあっ
わっ驚かせちゃった？
ポンッ
人に触られるのが苦手なんだ
あ、見て見てこの景色すてき～
こんなところに旅行に行きたいなあ
お、いいねえ
旅行
どう思う？
えっ？旅行に行けばいいじゃない
えっ
行きたいんでしょ？
せっかく盛り上がってたのに～
なにがいけないんだろう？
やっぱ変なやつ！
やっぱり一人のほうがいいよ～
だいたい、お前はいつも同じ服ばかり着てるよな
ぼくの服はどうでもいいでしょ
もっと違う服を着たら？
ウエスタン風とか
あっ私それ好き～
私が好きなのは…
色よりも素材だよね
おれ、服にはこだわりあるぜ
わい
わい
みんなが口々に話し始めると、何を言っているのか聞き取れません
じゃあ、またなー！
ウェーイ
はー
営業中
終わった
ほら！
ウェーーイ
え？

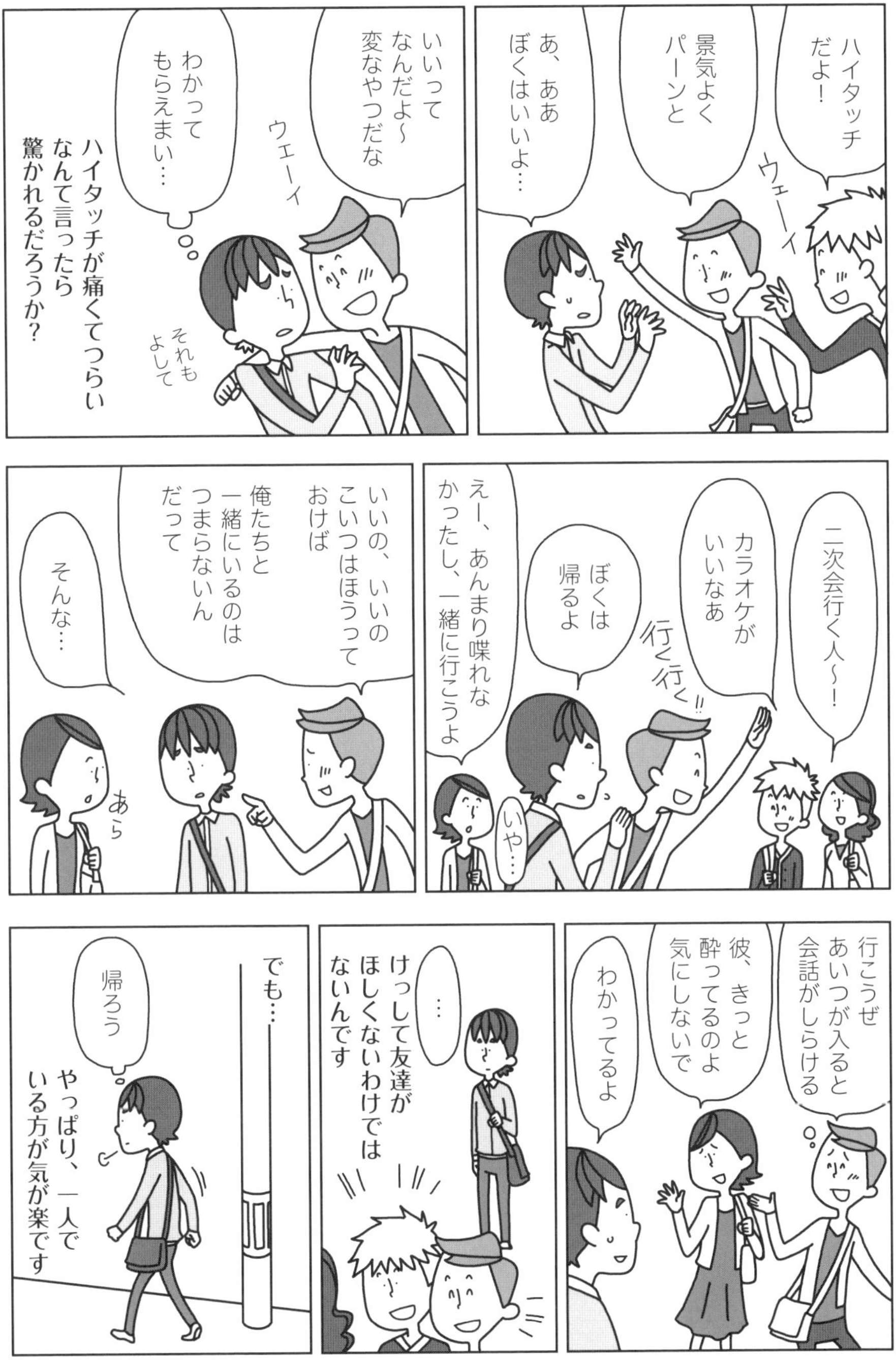
ハイタッチだよ！
ウェーーイ
景気よくパーンと
あ、ああぼくはいいよ…
いいってなんだよ～変なやつだな
ウェーィ
わかってもらえまい…
それもよして
ハイタッチが痛くてつらいなんて言ったら驚かれるだろうか？
二次会行く人～！
カラオケがいいなあ
行く行く!!
ぼくは帰るよ
えー、あんまり喋れなかったし、一緒に行こうよ
いや…
いいの、いいのこいつはほうっておけば
俺たちと一緒にいるのはつまらないいんだって
そんな…
あら
行こうぜあいつが入ると会話がしらける
彼、きっと酔ってるのよ気にしないで
わかってるよ
…
けっして友達がほしくないわけではないんです
でも…
帰ろう
やっぱり、一人でいる方が気が楽です

解説

ＡＳＤの人の多くは社交場面が苦手です。友達づきあいも限定的であったり、友人は作らないという人も珍しくありません。一般的に大勢で一緒になにかを行うことは苦手です。

他人に興味があり、積極的に関わろうとするタイプの人では、会話が噛み合わなかったり、その場にふさわしくない言動で驚かれてしまうこともあります。他人から敬遠されてしまう場合もあれば、本人が他人を遠ざけている場合もあります。コミュニケーションが苦手なために、社交場面で失敗やトラブルを起こし、そうした経験から社交が嫌いになってしまうこともあります。自分一人で好きなことをしている方がよいという人も少なくありません。

また感覚過敏が影響して、人に触られることが嫌いであったり、音に過敏であったり、複数の人が話しているのを聞き分けるのが苦手だったりします。

話している相手との距離をはかれず、近づきすぎてしまったり、そばにいるのに大きな声で話しかけてしまったり、相手を見つめすぎてしまったりすることもあります。こうしたその場、その場での適切さの判断が難しいのです。

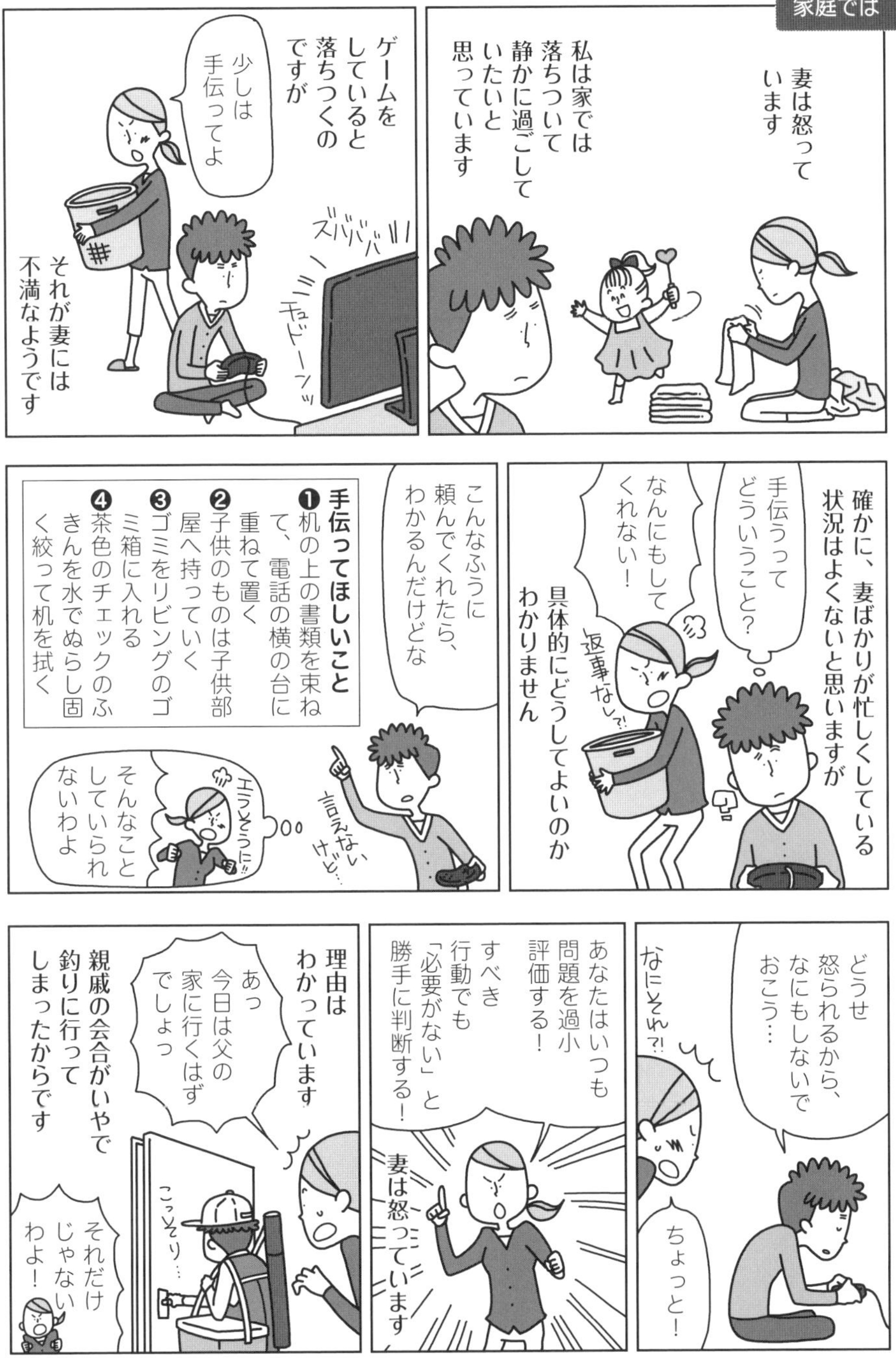
妻は怒っています
私は家では落ちついて静かに過ごしていたいと思っています
ゲームをしていると落ちつくのですが
ズババババ!!!
キュドーンッ
少しは手伝ってよ
それが妻には不満なようです
確かに、妻ばかりが忙しくしている状況はよくないと思いますが
手伝うってどういうこと?
なんにもしてくれない!
返事なし?!
具体的にどうしてよいのかわかりません
こんなふうに頼んでくれたら、わかるんだけどな
手伝ってほしいこと
❶机の上の書類を束ねて、電話の横の台に重ねて置く
❷子供のものは子供部屋へ持っていく
❸ゴミをリビングのゴミ箱に入れる
❹茶色のチェックのふきんを水でぬらし固く絞って机を拭く
言えないけど…
エラそうに!!
そんなことしていられないわよ
どうせ怒られるから、なにもしないでおこう…
なにそれ?!
ちょっと!
あなたはいつも問題を過小評価する! すべき行動でも「必要がない」と勝手に判断する!
妻は怒っています
理由はわかっています
あっ今日は父の家に行くはずでしょっ
こっそり…
親戚の会合がいやで釣りに行ってしまったからです
それだけじゃないわよ!

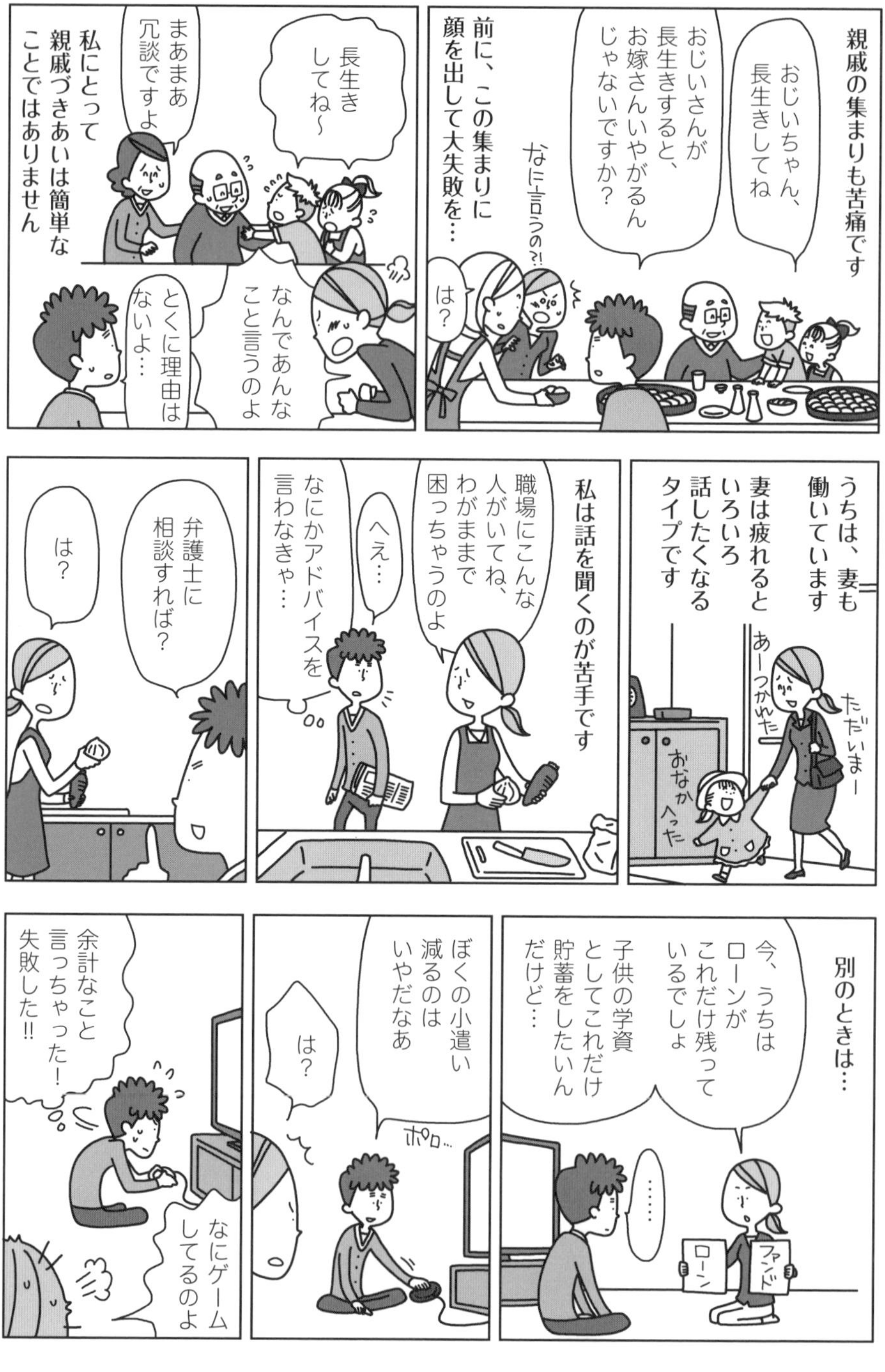

親戚の集まりも苦痛です
おじいちゃん、長生きしてね
おじいさんが長生きすると、お嫁さんいやがるんじゃないですか？
なに言うの?!
前に、この集まりに顔を出して大失敗を…
は？
長生きしてね～
まあまあ冗談ですよ
私にとって親戚づきあいは簡単なことではありません
なんであんなこと言うのよ
とくに理由はないよ…
うちは、妻も働いています
妻は疲れるといろいろ話したくなるタイプです
あーつかれた
ただいまー
おなかへった
私は話を聞くのが苦手です
職場にこんな人がいてね、わがままで困っちゃうのよ
へえ…
なにかアドバイスを言わなきゃ…
弁護士に相談すれば？
は？
別のときは…
今、うちはローンがこれだけ残っているでしょ
子供の学資としてこれだけ貯蓄をしたいんだけど…
……
ローン
ファンド
ぼくの小遣い減るのはいやだなあ
ポロ…
は？
余計なこと言っちゃった！失敗した!!
なにゲームしてるのよ

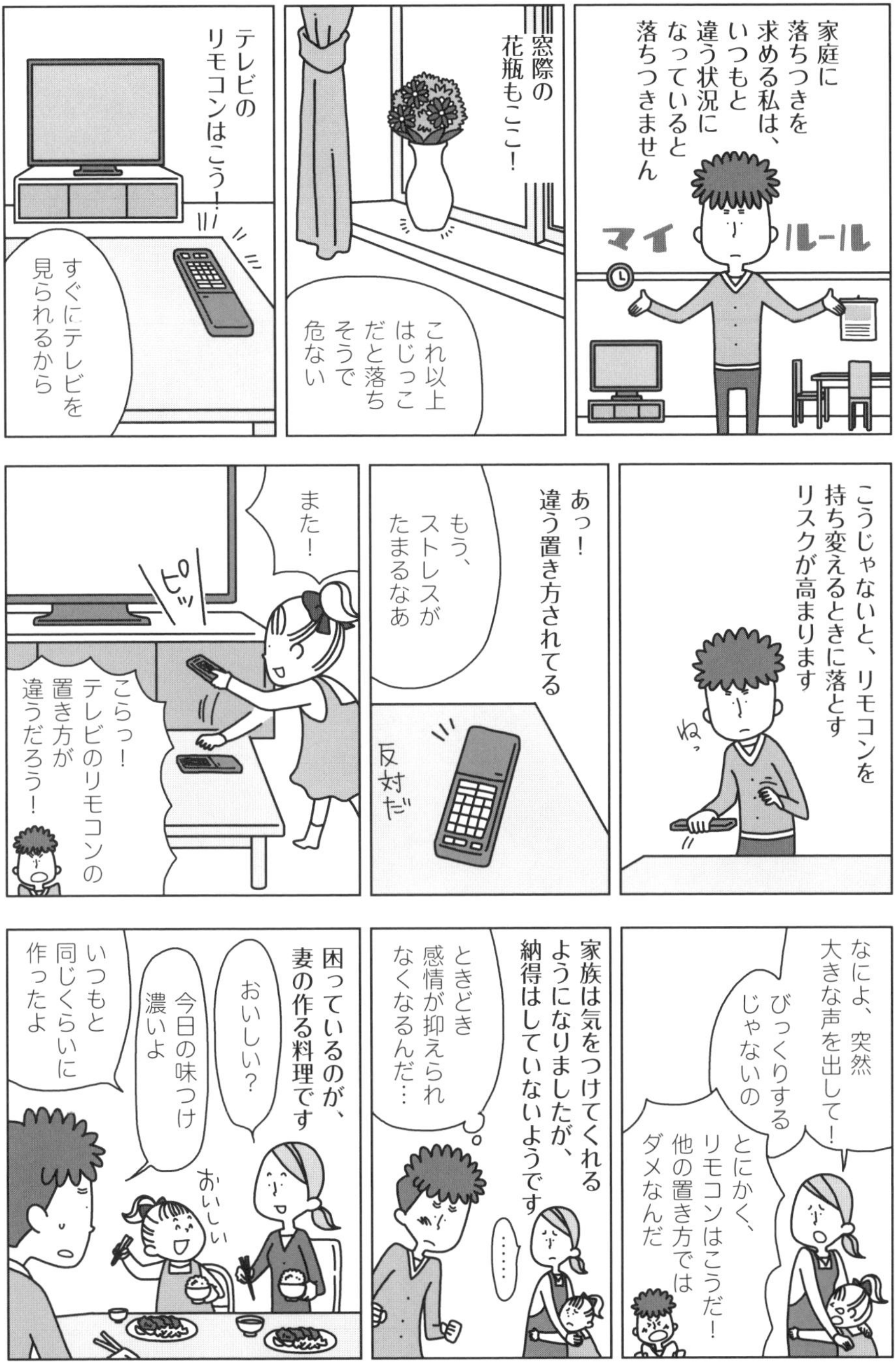
家庭に
落ちつきを
求める私は、
いつもと
違う状況に
なっていると
落ちつきません
マイルール
窓際の
花瓶もここ！
これ以上
はじっこ
だと落ち
そうで
危ない
テレビの
リモコンはこう！
すぐにテレビを
見られるから
こうじゃないと、リモコンを
持ち変えるときに落とす
リスクが高まります
ぬっ
あっ！
違う置き方されてる
もう、
ストレスが
たまるなあ
反対だ
また！
ピッ
こらっ！
テレビのリモコンの
置き方が
違うだろう！
なによ、突然
大きな声を出して！
びっくりする
じゃないの
とにかく、
リモコンはこうだ！
他の置き方では
ダメなんだ
家族は気をつけてくれる
ようになりましたが、
納得はしていないようです
ときどき
感情が抑えられ
なくなるんだ…
……
困っているのが、
妻の作る料理です
おいしい？
今日の味つけ
濃いよ
いつもと
同じくらいに
作ったよ
おいしい

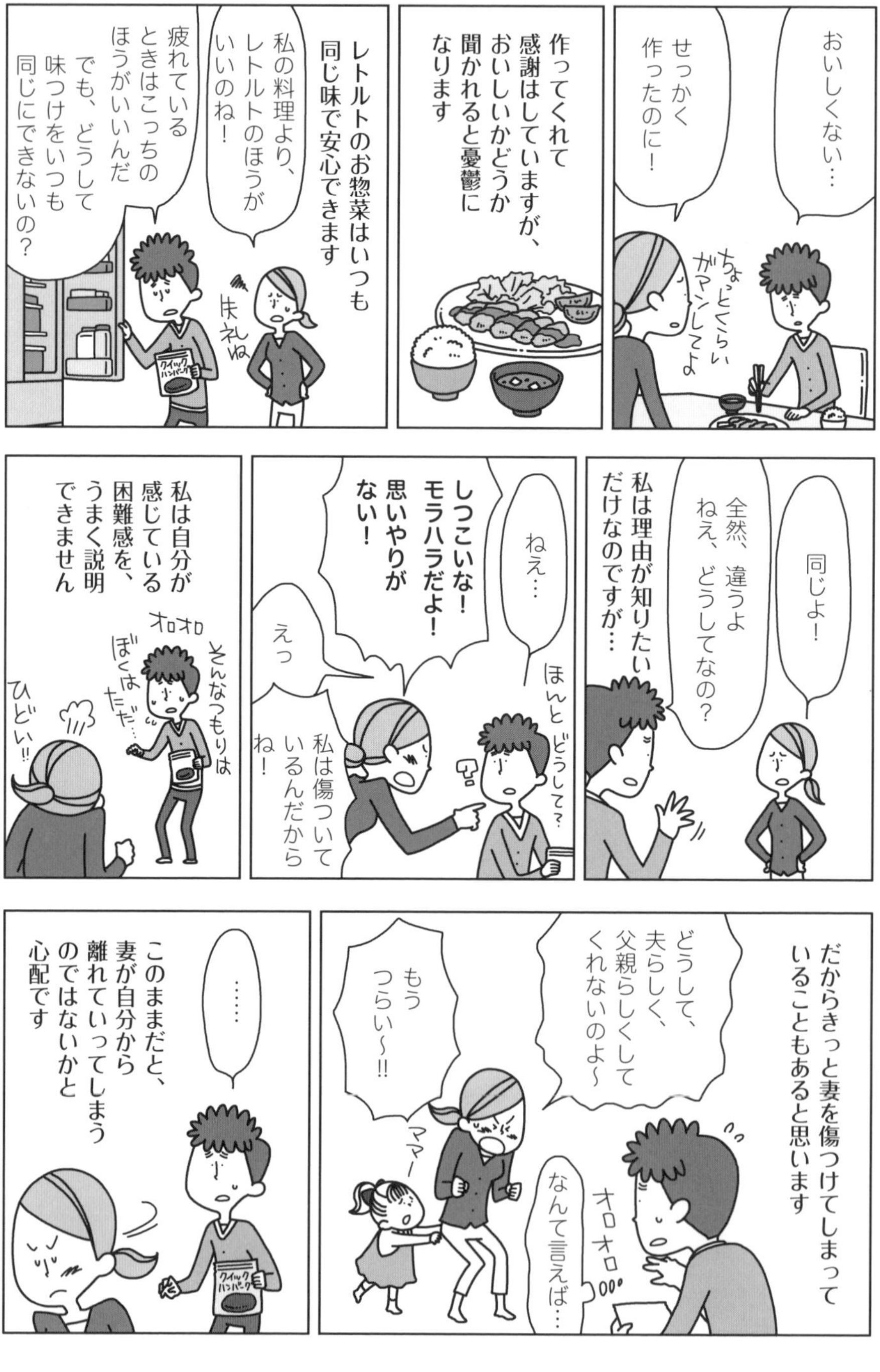
おいしくない…
せっかく作ったのに！
ちょっとくらいガマンしてよ
作ってくれて感謝はしていますが、おいしいかどうか聞かれると憂鬱になります
レトルトのお惣菜はいつも同じ味で安心できます
私の料理より、レトルトのほうがいいのね！
疲れているときはこっちのほうがいいんだ
でも、どうして味つけをいつも同じにできないの？
失礼ね
クイックハンバーグ
同じよ！
全然、違うよねえ、どうしてなの？
私は理由が知りたいだけなのですが…
ねえ…
ほんとどうして？
しつこいな！モラハラだよ！思いやりがない！
えっ
私は傷ついているんだからね！
私は自分が感じている困難感を、うまく説明できません
オロオロ
そんなつもりは
ぼくはただ…
ひどい!!
だからきっと妻を傷つけてしまっていることもあると思います
どうして、夫らしく、父親らしくしてくれないのよ～
もうつらい～!!
ママー
なんて言えば…
オロオロ
……
このままだと、妻が自分から離れていってしまうのではないかと心配です
クイックハンバーグ

解説

愛情表現を始めとして感情表現が苦手なことから身近な人は戸惑うかもしれません。

相手をほめたり、プレゼントを贈ったり、そばにいるという行動に意味を見出していないことがあります。親密な態度をとったり、優しい言葉をかけたりすることで、人が励まされたり、嬉しくなることがわからないか、意義のあることだと思っていない場合もあります。

感覚過敏や、こだわりの強さからトラブルになることもあります。世間一般の常識などあいまいなものが理解できないので、自分の思うところを要求すると「細かい」「うるさい」と思われてしまうのです。

近所づきあいや、子どもの通う学校のつきあいに悩んでいる方もいます。そもそもそういった場面で「うまくやって行く」ことが必要とも思っていない場合があります。

職場などで成果を出し、適応しているように見える人であっても、家庭でのコミュニケーションには支障を来していることもよくあります。

アスペルガー症候群でも適応している人は多い

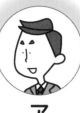

環境が大切

アスペルガー症候群やADHDなどの発達障害で、その特性を抱えていても、自分の実力を発揮したり、周囲との関係がうまく行き、落ちついて暮らしている人は大勢います。

発達障害の人が適応できるかどうかは、環境に左右されることが多く、自分に合った環境を選んだり、築いたりすることが大切です。

そのためにはそれぞれ人によって異なる発達障害の特性をよく知り、なるべく生活の中で苦手なこととの影響を受けないようにすることが大切です。また身近な人に特性を理解してもらい、サポートしてもらったり、配慮してもらうことでうまく行くようになることも多いです。

また、自分が他人に迷惑をかけてしまう場合は、そういった状況を把握し、なるべく周囲に迷惑をかけない行動パターンを身につけることも大切です。

たとえば、必要以上に人に接近して話してしまうくせのある人は、いろいろなシチュエーションで、適切な距離感をつかみ、その場にあった距離でコミュニケーションをとるように気をつけるなどです。

お互いに理解し、できることは譲り合うようにすることで、それぞれのストレスを減らしていくのです。

発達障害の人でコミュニケーションに苦労しているという方は多いでしょう。ですが、より適応しやすい環境を整えていくうえでもコミュニケーションは大切です。特性をよく見ながら工夫し、良い関わり方を探していきましょう。

詳しいコミュニケーション方法は5章でも紹介しますので参考にしてください。

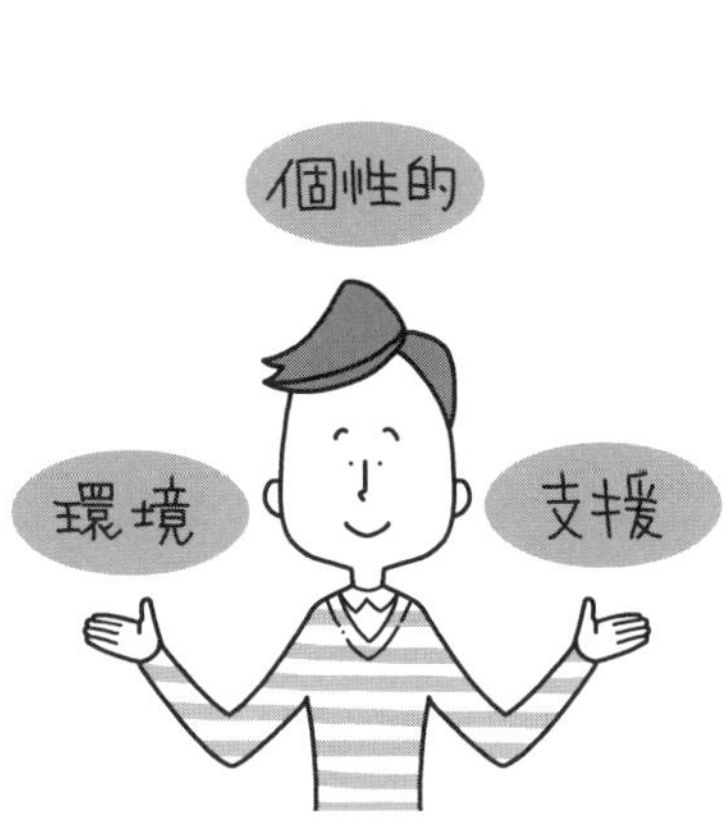

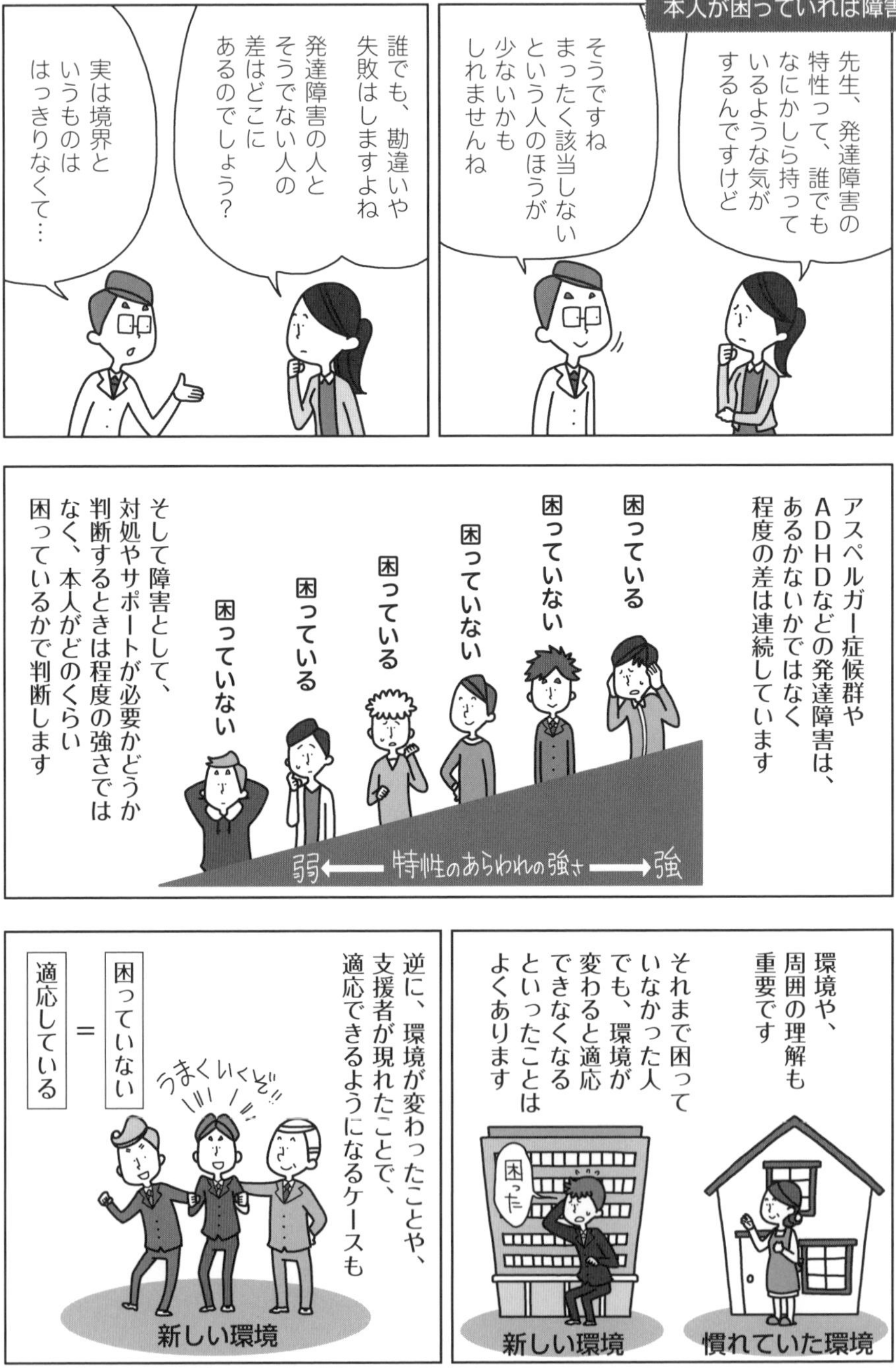
先生、発達障害の特性って、誰でもなにかしら持っているような気がするんですけど
そうですね まったく該当しないという人のほうが少ないかもしれませんね
誰でも、勘違いや失敗はしますよね 発達障害の人とそうでない人の差はどこにあるのでしょう?
実は境界というものははっきりなくて…
アスペルガー症候群やADHDなどの発達障害は、あるかないかではなく程度の差は連続しています
困っている
困っていない
困っていない
困っている
困っている
困っていない
弱←特性のあらわれの強さ→強
そして障害として、対処やサポートが必要かどうか判断するときは程度の強さではなく、本人がどのくらい困っているかで判断します
環境や、周囲の理解も重要です
それまで困っていなかった人でも、環境が変わると適応できなくなるといったことはよくあります
困った
新しい環境
慣れていた環境
逆に、環境が変わったことや、支援者が現れたことで、適応できるようになるケースも
困っていない
=
適応している
うまくいくぞ!!
新しい環境

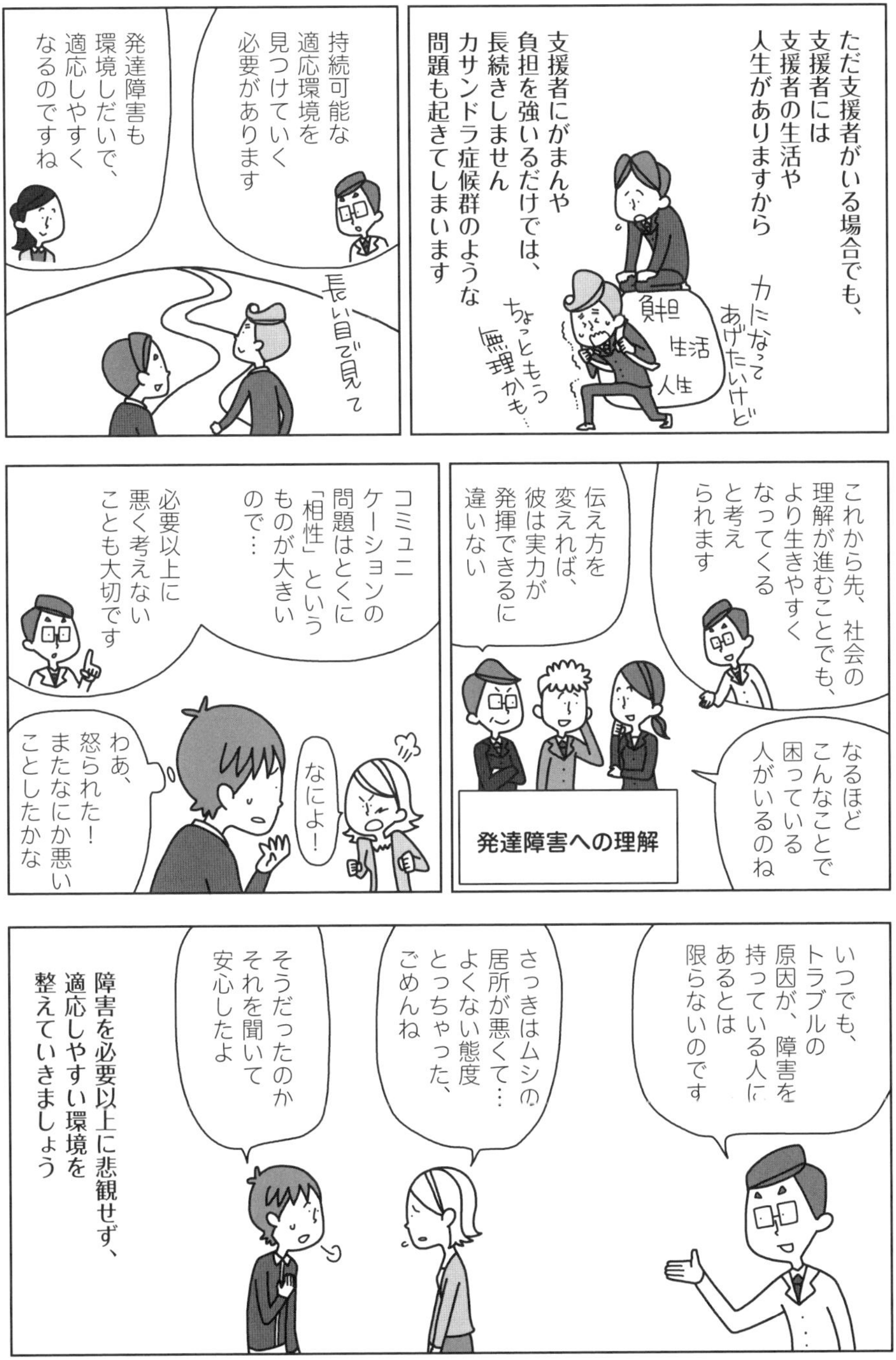
ただ支援者がいる場合でも、支援者には支援者の生活や人生がありますから
支援者にがまんや負担を強いるだけでは、長続きしませんカサンドラ症候群のような問題も起きてしまいます
力になってあげたいけど
負担
生活
人生
ちょっともう無理かも…
持続可能な適応環境を見つけていく必要があります
発達障害も環境しだいで、適応しやすくなるのですね
長い目で見て
これから先、社会の理解が進むことでも、より生きやすくなってくると考えられます
伝え方を変えれば、彼は実力が発揮できるに違いない
なるほどこんなことで困っている人がいるのね
発達障害への理解
コミュニケーションの問題はとくに「相性」というものが大きいので…
必要以上に悪く考えないことも大切です
なによ!
わあ、怒られた！またなにか悪いことしたかな
いつでも、トラブルの原因が、障害を持っている人にあるとは限らないのです
さっきはムシの居所が悪くて…よくない態度とっちゃった、ごめんね
そうだったのかそれを聞いて安心したよ
障害を必要以上に悲観せず、適応しやすい環境を整えていきましょう

コラム

アスペルガー症候群の人とうまく行くカウンセラーとは

治療の中でカウンセリングを行うことがあります。カウンセラーは患者と対話形式で問題の解決法を探したり、支援を行います。

カウンセリングは、マッチする、しないの差が大きいものです。カウンセラーの力量ももちろんありますが、それ以外に相性も非常に大きく、もし過去にカウンセリングで効果を感じられなくても、別のカウンセラーとはうまくいったりすることはよくあります。

とくにアスペルガー症候群の特性を持つ人にマッチしやすいカウンセラーは次のような特徴があります。

- **まわりくどい、曖昧な言い方をしない**
- **簡潔でわかりやすい言葉を使う**
- **はっきりと明確に表現する**
- **長所を見つけ出し、
その点に目を向けることが上手な人**

カウンセラーとして優秀な人でもアスペルガー症候群の人と合わない人は少なくありません。「○○しなくてはいけなかったんじゃないですか？」など指示的な質問をしたり、強い口調で不安を抱かせるようなカウンセラーは不向きです。もちろん、発達障害を熟知しているカウンセラーがよいことは言うまでもありません。

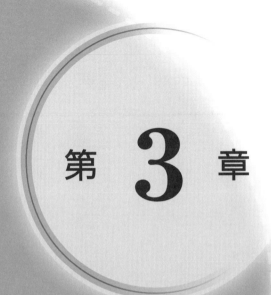

第3章

アスペルガー症候群の検査と診断

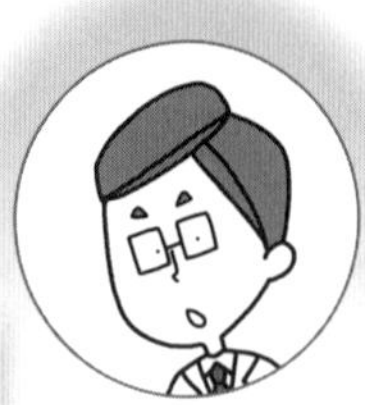

発達障害かなと思ったら

まずは専門家に相談しよう

発達障害が疑われる人が家族であれば、心療内科や精神科で相談します。また自治体の発達支援センターなどで相談を受けられることがあります。ここで相談してみて、発達障害の可能性が高ければ医療機関を紹介してもらえることもあります。対応は自治体によって異なります。

発達障害の存在についてはだいぶ知られるようになってきましたが、医療機関によってはまだよく理解されていない場合もあります。ましてやカサンドラ症候群にいたっては「単なる愚痴」とみなされてしまうこともあります。

しかし専門医であれば、発達障害のケアとその身近な人のメンタルケアはセットであることを経験的によく知っています。

一方、職場の人のような他人の場合は、本人にその意思がないのに受診を勧めるなどということはできないでしょう。まずは上司や人事部に事実だけを伝えて相談します。家族の場合よりも距離を保って解決策を探っていかなければなりません。

「あの社員はアスペルガー症候群だと思う」などと診断もないのに自分だけの憶測でいうのはよくありません。

これまでにもお伝えしてきましたがアスペルガー症候群の人は多いのです。「アスペルガー症候群だから…」というのはもはや無意味です。どんな支障を来しているか。問題とするのはその点だけです。

そのうえで自分が受けている影響も事実だけをまとめて話します。会社の人間関係であれば、会社による解決を求めるのが筋となるでしょう。トラブルを個別具体的に解消していくようにすることが、双方がともに快適に過ごすためのカギです。

職場の発達障害者との間にトラブルが生じてしまっても、まだまだ解決策が確立されているとは言い難い状態です。大切なのは、健康や業務の遂行に影響が出ているという事実です。当事者間だけで解決しようとせず、第三者に関わってもらうようにしましょう。

受診はあなただけでも

本人も困っているなど、障害にたいして自覚があれば「受診が必要なのかなあ」という段階に進みますが、そうでない場合、また自覚があっても本人が困っていない場合は受診に協力してくれない場合もあります。

アスペルガー症候群の場合、それ単独で進んで受診に来る人はあまり多くありません。身近な人が促すことによって受診したり、不適応からうつ病や不安障害などにかかって受診することがほとんどです。身近な人がカサンドラ症候群などに陥ってしまって受診することにより、パートナーの発達障害が明らかになるというケースも珍しくありません。

いくら家族であっても、本人に受け入れる準備がなければ「あなたは発達障害だと思う」などと一方的に伝えたところで「勝手に決めつけないでほしい」「自分はどこも悪くない」と驚いたり、憤慨したりして、問題改善のために協力してもらうことは難しいでしょう。

たとえ、本人がアスペルガー症候群やADHDなのではないかと自覚を持って

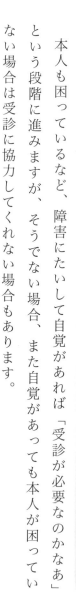

いても、自分がそうした障害を持っていることを受け入れるのは簡単なことではありません。はっきりと診断のついた人であっても受容《じゅよう》までの期間、傷つき、精神的に不安定になることも多いのです。問題改善に向き合えるまでには準備や時間が必要なのです。そばにいる人は、障害の受容が簡単ではないことを理解しておく必要があります。

相手が受診に協力的でない場合は、あなただけが受診してもよいでしょう。

私のクリニックでは、「夫が発達障害だと思う」と奥様が受診するケースや、奥様が自分自身のうつや不眠などを相談に来て、原因が旦那さんの発達障害であることが初めてわかるというケースもかなりあります。

あなたに、うつや不安感、不眠そのほかの症状がある場合はもちろん、目立つ症状はないという場合でも受診は可能です。

そのうえで折を見てパートナーの方に一緒に来てもらうとよいでしょう。

「私の病状について伝えたいことがあるから、私の受診に付き添ってほしい」と誘い出した人もいます。

受診することのメリット

本人に病識がなくても、周囲とのコミュニケーションにすでに支障が生じている場合、受診しないで放置しておくことはあまり勧められません。

誰かに負担が集中している状況は長い目で見ると、不満の蓄積や、ストレスによる病気、人間関係の破たんなどさらなる問題を生じることは時間の問題であり、障害を持つ人自身にとっても望ましい環境ではないからです。

もちろん誰も困っていない状況であれば、受診の必要性は低いかも知れません。しかし受診にはメリットもあります。

障害の受容は簡単なことではありませんが、診断がつくと治療に前向きになりやすくなります。また、困難感を言語化できるようになって、それまで漠然と生きづらさを感じていた状況が理解しやすくなり、コントロールしやすくなることもあります。また周囲も障害の存在を知ることで、コミュニケーションを工夫しやすくなり、伝わりにくかった状況が改善されることもあります。

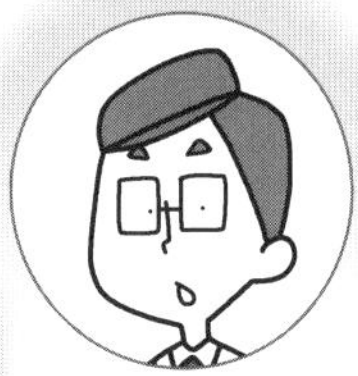

発達障害の検査

問診と成育歴

発達障害を専門的に見ている医療機関での診断は、まず問診を行い、現在の症状のほかに、成育歴なども聞き取ります。発達障害は幼少期からその特性があらわれていることが多いためです。通常、診断が確定するまでに何回かの通院が必要になります。

とくに重要視されるのが、本書の54ページでも紹介しているアスペルガー症候群の「3つ組の障害」といわれる「社会性の障害」「コミュニケーションの障害」「想像力の障害」です。日常生活や、幼少期の周りからの評価などを聞き取りつつ、話している様子や、表情、話し方などからも総合的にそれらを診ていきます。

聞き取りの際、107ページで紹介するような成人期ASD検査チェックリストが役にたちます。受診前にあらかじめ記入して医療機関に持参すると役立つかも知れません。

医療機関によって異なりますが、ADHDでよく使用されるのが、WHOが作成したASRS－v1.1（成人期のADHDの自己記入式症状チェックリスト）などのチェックリストです。該当する症状を答えていくことでADHDなどにどの程度該当するのか、大まかにつかむことができます。

これらはあくまでも参考であり、これだけで診断されることはありません。発達障害の可能性が高い場合は、どんな特性を持つのか、またほかの病気との鑑別を行っていきます。

ほかの疾患がないかチェックするために、X線検査、血液検査などを行うこともあります。医療機関によってはMRI（核磁気共鳴画像法）やSPECT（単一光子放射断層撮影）を使用することもあります。これらによって血栓《けっせん》や脳腫瘍《のうしゅよう》、脳の萎縮《いしゅく》など脳そのものに疾患がないかを調べます。

アスペルガー症候群の可能性がある場合は、てんかんを合併する可能性が比較的高いため、脳波の検査を行うこともあります。てんかんなどほかの疾患がわかった場合には、併せて治療、対策を考えます。

アスペルガー症候群チェックリスト

A-ASD Scale

1 ～ 35 の質問文を読んで、「あまりない」「ときどき」「しばしば」「いつも」のいずれか 1 つを選択して、〇印を記入してください。

なお、間違えて記入し、訂正する場合は〇に×（1 字で）のようにして訂正し、該当する欄に〇印を付け直してください。

実施日　　年　　月　　日

氏名＿＿＿＿＿＿＿＿　＿＿＿＿歳　男・女　学生／職業＿＿＿＿＿＿＿＿

	ASD	あまりない	ときどき	しばしば	いつも
1	マイペースな行動が多い				
2	周りから「わがまま」とみられる				
3	相手の話す言葉をそのまま受け取る				
4	人の気持ちを読み取れない				
5	心を許せる友達が少ない				
6	職場や家族のなかで孤立しがちである				
7	思ったことをすぐ口にする				
8	場の空気を読めない				
9	会話のキャッチボールができない				
10	根回しは苦手である				
11	ちょっとした気遣いができない				

		あまりない	ときどき	しばしば	いつも
12	グループよりも一人でいる方が気楽である				
13	大きな音に敏感であったり、人に触られたりするのを嫌う				
14	変化の少ない同じパターンを好む				
15	同時に二つ以上のことはできない				
16	突然の予定変更は苦手である				
17	決まった順序にこだわる				
18	想像するよりも覚えることが得意である				
19	好きなことには没頭できる				
20	複雑な動きを求められるスポーツや運動は苦手である				

※女性は 113 ページの 21 ～ 23 もお答えください。
男性は 24 へお進みください。

二次障害　9 問					
24	突然、感情が爆発することがある				
25	不安や恐怖などで会社や学校に行けなかったことがある				
26	昔の嫌な記憶が突然よみがえる（フラッシュバック）				

		あまりない	ときどき	しばしば	いつも
27	不安を感じたりイライラしたり、パニックになったりする				
28	頭痛、動悸、息苦しさ、めまい、発汗、微熱などの自律神経症状がある				
29	自分に自信が持てず、何もやる気がしない				
30	いくら頑張っても「自分は認められないと思う				
31	気分がひどく滅入り、消えたい、死にたいと思う				
32	職場や家族などから叱られたり否定されたり、自分のことを理解されていないと感じる				
他の発達障害の合併					
33	物をなくしたり、置き忘れたりする				
34	注意が散漫でケアレスミスが多い				
35	興味あるものは集中できるが、興味がないものは先送りしやすく集中できない				
36	落ちつきがなく、じっとしていられない				
37	計画を立てて実行するよりも、思いつきで行動する				
38	読み書き、あるいは計算などが極端に苦手である				

ADHDチェックリスト

A-ADHD Scale

1 ～ 35 の質問文を読んで、「あまりない」「ときどき」「しばしば」「いつも」のいずれか 1 つを選択して、○印を記入してください。

なお、間違えて記入し、訂正する場合は○に×（1字で）のようにして訂正し、該当する欄に○印を付け直してください。

実施日　　年　　月　　日

氏名＿＿＿＿＿＿＿＿　＿＿＿＿歳　男・女　学生／職業＿＿＿＿＿＿＿＿

	1 ～ 14 番：ADD（不注意） 15 ～ 17 番：多動性 18 ～ 20 番：衝動性	あまりない	ときどき	しばしば	いつも
1	物をなくしたり、置き忘れたりする				
2	集中が持続しない				
3	注意が散漫で、ケアレスミスが多い				
4	整理整頓ができない				
5	優先順位をつけるのが下手である				
6	朝起きるのが苦手である				
7	「ぼーっとしている」と言われる				
8	視界に何かが入ったり、周りの音で注意がそがれる				
9	依頼、指示、約束などを忘れやすい				
10	「天然」と言われる				

		あまりない	ときどき	しばしば	いつも
11	同じ注意を何度も受ける				
12	時間を守れずに遅刻する				
13	長続きしないで、すぐに投げ出してしまう				
14	興味あるものは集中できるが、興味がないものは先送りしやすく集中できない				
15	落ちつきがなく、じっとしていられない				
16	会話中に人の話をさえぎる				
17	順番待ちをするのは苦手である				
18	計画を立てて実行するよりも、思いつきで行動する				
19	すぐに人を信用してだまされる				
20	欲しい物があるとすぐに買ってしまう				
二次障害　9問					
21	気分の変調が激しく、感情のコントロールができない				
22	暴言を吐いたり、物を壊したりする				
23	酒、薬、ギャンブル、異性関係に依存しやすい				

		あまりない	ときどき	しばしば	いつも
24	不安を感じたりイライラしたり、パニックになったりする				
25	頭痛、動悸、息苦しさ、めまい、発汗、微熱などの自律神経症状がある				
26	自分に自信が持てず、何もやる気がしない				
27	いくら頑張っても「自分は認められない」と思う				
28	気分がひどく滅入り、消えたい、死にたいと思う				
29	職場や家族などから叱られたり否定されたり、自分のことを理解されていないと感じる				
他の発達障害の合併					
30	人の気持ちを読み取れない				
31	会話のキャッチボールができない				
32	グループよりも一人でいる方が気楽である				
33	大きな音に敏感であったり、人に触られたりするのを嫌う				
34	決まった順序にこだわる				
35	読み書き、あるいは計算などが極端に苦手である				

チェックリストの見方

成人でアスペルガー症候群などのASDが疑われる場合には107ページのA-ASD Scale、ADHDが疑われる場合は110ページのA-ADHD Scaleを使用します。
A-ASD Scaleを使用する際、女性の場合は以下の3項目を追加します。

A-ASD Scale　女性用追加項目

		あまりない	ときどき	しばしば	いつも
21	女性らしい振る舞い、しぐさ、態度は苦手である				
22	女性同士のたわいないおしゃべりは苦手である				
23	女性グループのなかで浮いてしまう				

これらのチェックリストだけで診断を行うことはできませんが、問診などの際に参考にするには役立つでしょう。
基本的にチェック項目に、より該当する方がその特性に当てはまる可能性が高いと考えられます。

ウェクスラー式知能検査

発達障害の診断の際に知能検査が行われることは非常に多いように思えます。知能検査には多くの種類がありますが、ウェクスラー式知能検査がよく知られています。さまざまな検査がありますが、これがもっとも意義ある検査でしょう。診断材料となるだけでなく、患者の得意な分野や不得意な分野を点数（指数）で知ることができるので、治療方針をたてるのにも有益です。またＡＳＤによく似た症状を呈するほかの疾患と誤診してしまうことを防ぎます。

■成人の場合：ウェクスラー式知能検査のＷＡＩＳ-Ⅲ（16～89歳）

【問題構成】

《動作性下位検査》

・絵画完成・符号・積木模様・行列推理・絵画配列・記号探し・組合せ

《言語性下位検査》

・単語・類似・算数・数唱・知識・理解・語音整列

WAIS（16〜89歳対象）の診断スコア例

例1 ASDと診断された女性 20代

		検査者のコメント
全検査（FIQ）	105	
言語性（VIQ）	126	知的にも言語にも遅れはないが、非常に高い言語理解に対して知覚統合が低く、非言語的なコミュニケーションを苦手とする臨床所見に関して、両者の解離が影響していると推測される。
動作性（PIQ）	92	
言語理解（VC）	134	
知覚統合（PO）	88	
作動記憶（WM）	112	
処理速度（PS）	98	

例2 ASDと診断された男性 30代

		検査者のコメント
全検査（FIQ）	67	
言語性（VIQ）	64	知的に軽度の遅れがあり、言語性も低値であるが、動作性は90と高く社会に適応できるレベルである。
動作性（PIQ）	90	
言語理解（VC）	65	
知覚統合（PO）	93	
作動記憶（WM）	79	
処理速度（PS）	85	

例3 ADHDと診断された男性 30代

		検査者のコメント
全検査（FIQ）	100	
言語理解（VC）	108	作動記憶、処理速度が低くADHDの特徴を示している。処理速度は著しく低値である。言語理解、知覚統合は問題がないので、入ってきた情報を処理することに問題を抱えていると推測される。
知覚統合（PO）	102	
作動記憶（WM）	78	
処理速度（PS）	67	

WAIS診断スコアの各項目の説明

全検査：検査項目から総合して出される知的能力の数値。同年齢の集団での平均値が 100 となる。
数値が大きいほど知的能力が高いと考えられる

言語性：知識や常識、言葉を扱う能力、聴覚的な情報処理能力

動作性：効率よく動作する能力、先読み能力、視覚的な情報処理能力

言語理解：聞き取った言葉を理解し、考え、表現する

知覚統合：目で見たものを理解し、手などを用いて構成する

作動記憶：聞き取ったことを記憶する

処理速度：正確にまたすみやかに作業する

■ **POINT**

検査を行う機関ごとに項目が異なることがあります。
この検査だけで、発達障害の診断を行うことはありません。
発達障害のある人は、項目ごとにバラつきが大きいことが特徴です。
検査は時間がかかるため、数日に分けて行うことがあります。

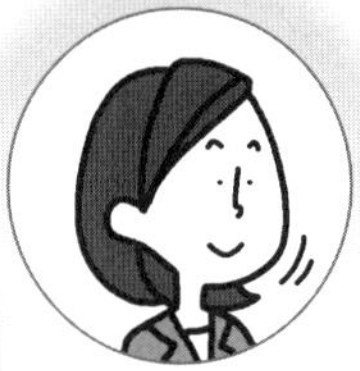

発達障害の診断

診断は難しい

発達障害の診断は専門の医師であっても難しく、誤診も少なくありません。見落としや、症状の似た他の精神疾患と間違ってしまうこともあります。ですから、診断の基準と照らし合わせると同時に、鑑別のための検査を行うことも大切です。

例えば、アスペルガー症候群と混同しやすいのは統合失調症です。統合失調症には幻覚などの症状がありますが、アスペルガー症候群などASDの人に多い感覚過敏がこれと誤解されることがあります。感覚の過敏さから、風が肌に当たると「痛い」と感じたり、食べ物のわずかな素材感を「石のようで食べられない」と言うことがありますが、これが周囲からは理解されにくく、幻覚を感じているのでは？と思われてしまうのです。

また、合併するADHDやLDを見落としてしまうことも珍しくはありません。

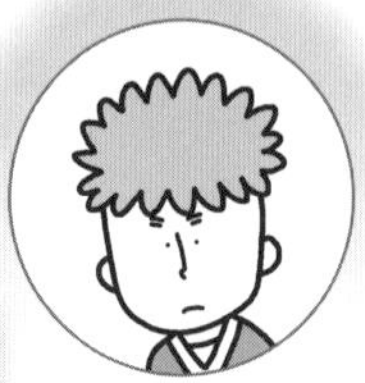

発達障害だとわかったら

治療法を決めていく

発達障害だとわかったら、主治医と相談しながら症状や困難さに応じて治療法を決めていきます。発達障害そのものは脳の特性であり、治療で消失することはありません。生きづらさを軽減することが目的になります。

通常は、取り入れやすいものを徐々に始め、様子や効果、副作用などを見ながら治療法を工夫していきます。症状が多様なように、治療の効果も多様なので、個人個人に合った治療法を慎重に見出していくことが必要なのです。

治療法については次章で説明します。

発達障害を支える

身近な人が発達障害だとわかって、すぐに前向きになれる人もいれば、新たな戸惑いを抱える人もいます。身近な人も、患者本人であっても障害を受け入れるのはなかなか難しいことです。発達障害と診断されて新たに落ち込む人も多いものです。

しかし対処法を具体的に考えることができるようになった分、事態は確実に前進したと考えていただきたいのです。多くのトラブルが原因不明でお互いに混乱していた状況からは抜け出したのです。

発達障害の人を支えようと思ったら、大切なのは自分一人で抱え込まないことです。なるべく多くの人、そしてなるべく専門家の助けを得るようにしましょう。

そして、患者本人の障害の特性を理解し、協力して問題の解決法を見つけていくようにすることが大切です。

また障害を支えて一緒に生きていく意思があることを本人に明確に伝えることも大切です。適応することに苦労して暮らしてきた方は、とくに不安が強いでしょう。安心感をもってもらいましょう。

そのうえで、これまで問題となってきたことの解決に本人とともに取り組みます。本人にコントロールしようという意識を持ってもらうことが問題解決への一番の近道なのです。

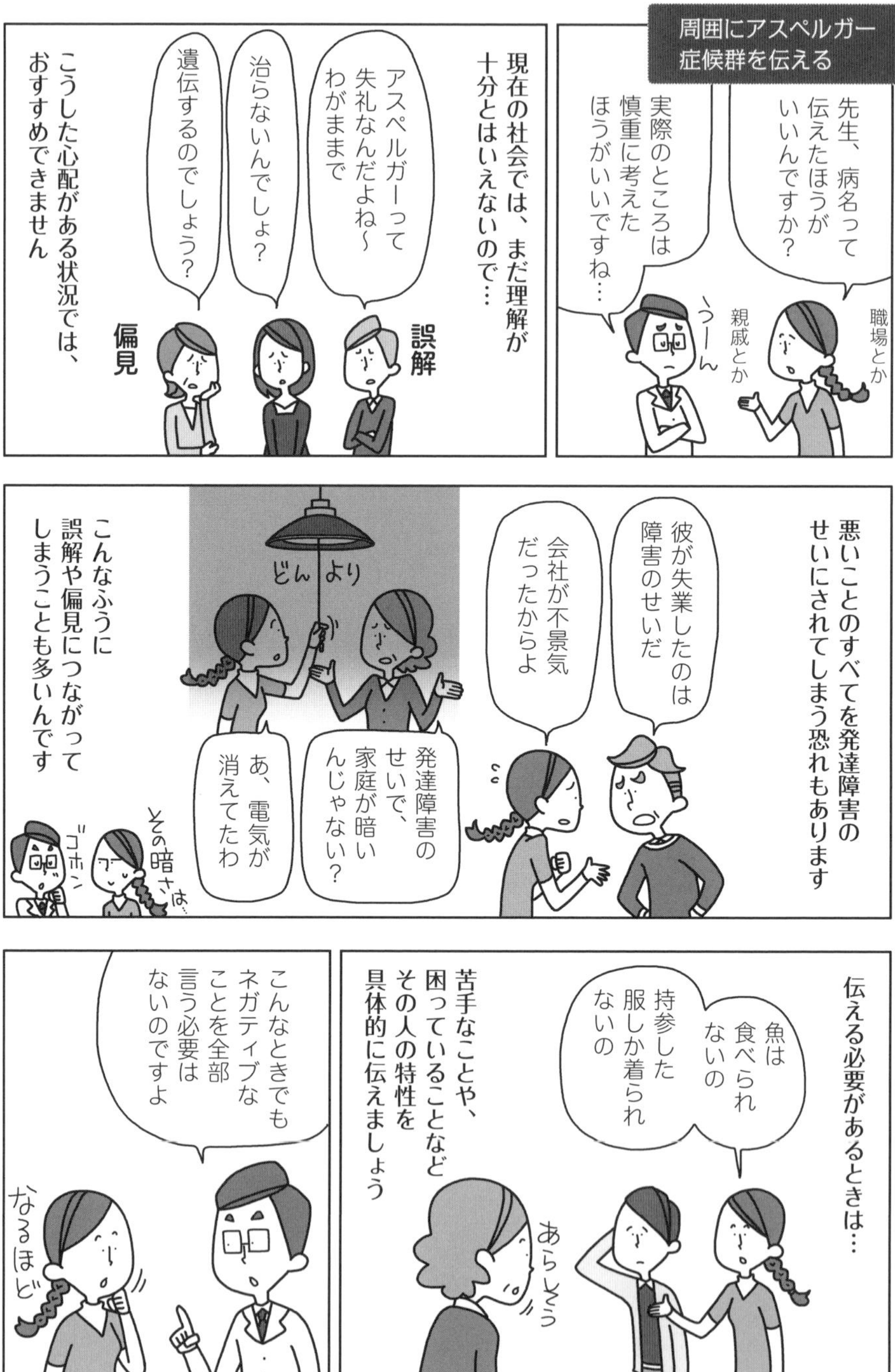
先生、病名って伝えたほうがいいんですか？
職場とか
親戚とか
実際のところは慎重に考えたほうがいいですね…
う～ん
現在の社会では、まだ理解が十分とはいえないので…
誤解
アスペルガーって失礼なんだよね～わがままで
治らないんでしょ？
遺伝するのでしょう？
偏見
こうした心配がある状況では、おすすめできません
悪いことのすべてを発達障害のせいにされてしまう恐れもあります
彼が失業したのは障害のせいだ
会社が不景気だったからよ
どんより
発達障害のせいで、家庭が暗いんじゃない？
あ、電気が消えてたわ
こんなふうに誤解や偏見につながってしまうことも多いんです
その暗さは…
ゴホン
伝える必要があるときは…
魚は食べられないの
持参した服しか着られないの
苦手なことや、困っていることなどその人の特性を具体的に伝えましょう
あらそう
こんなときでもネガティブなことを全部言う必要はないのですよ
なるほど

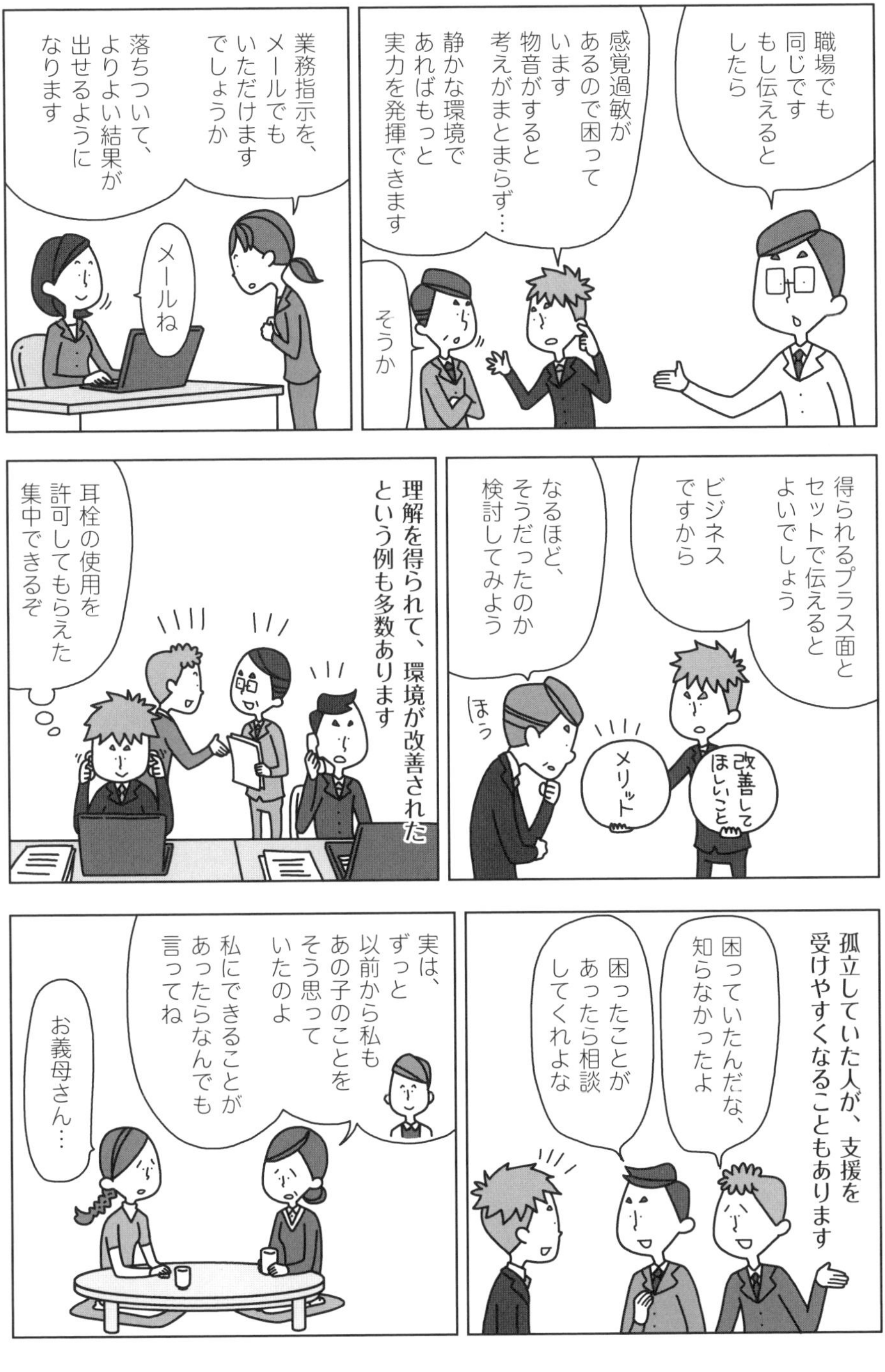
職場でももし同じです伝えるとしたら
感覚過敏があるので困っています物音がすると考えがまとまらず…静かな環境であればもっと実力を発揮できます
そうか
業務指示を、メールでもいただけますでしょうか落ちついて、よりよい結果が出せるようになります
メールね
得られるプラス面とセットで伝えるとよいでしょうビジネスですから
なるほど、そうだったのか検討してみよう
ほう
改善してほしいこと
メリット
理解を得られて、環境が改善されたという例も多数あります
耳栓の使用を許可してもらえた集中できるぞ
孤立していた人が、支援を受けやすくなることもあります
困っていたんだな、知らなかったよ
困ったことがあったら相談してくれよな
実は、ずっと以前から私もあの子のことをそう思っていたのよ私にできることがあったらなんでも言ってね
お義母さん…

解説

周囲の人に発達障害の存在を知らせる際には、少し慎重になる必要があります。不用意に病名を伝えてしまうと、「アスペルガーって空気読めないんでしょう」「治らないんでしょう」「遺伝するのでしょう」と決めつけられ、かえって誤解されてしまう可能性もあるのです。家庭不和や収入面などでの悪いことをすべて発達障害のせいにされてしまうこともあります。

告知するかしないかは本人が判断するのが一番よいでしょう。どのようなことで困っているか、どんな協力をしてほしいか、協力を得られるとより能力が発揮できることなど具体的に伝えます。

告げない方がよい場合は、次のような場合です。

- **病名を伝えることが偏見につながる場合**
- **病名を公表したとしても理解、協力が期待できない場合**
- **支援を必要としていない場合**

また、伝えることにした場合も、必ずしもすべてを話す必要はありません。薬を使用していることや、遺伝の可能性があることなどは言わなくてもよいのです。

第4章

ASDの治療

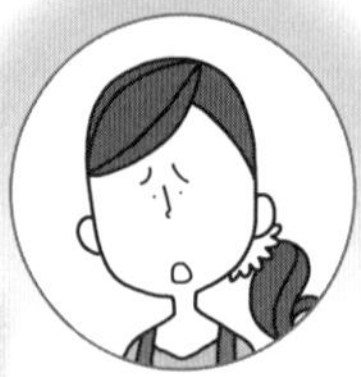

ＡＳＤは治る？

ＡＳＤは治らないが、困難さは減る

ＡＳＤ、ＡＤＨＤなどの発達障害の治療は、根治を目指すのではなく、個々の症状に応じて生きづらさを軽減していくことを目指します。

障害そのものがなくなることはありませんが、適切な治療を選択することによって生活上での困難さは減らしていくことができます。

なんだ、治らないのか、と思うかもしれませんが、コミュニケーションしやすくするためのスキルを身につけたり、工夫を行うことでトラブルの頻度を減らし、本人も、そして身近にいる方も平穏に過ごせるようになり、結果的に心身の状態が良くなるなど、ＱＯＬを高めることができます。

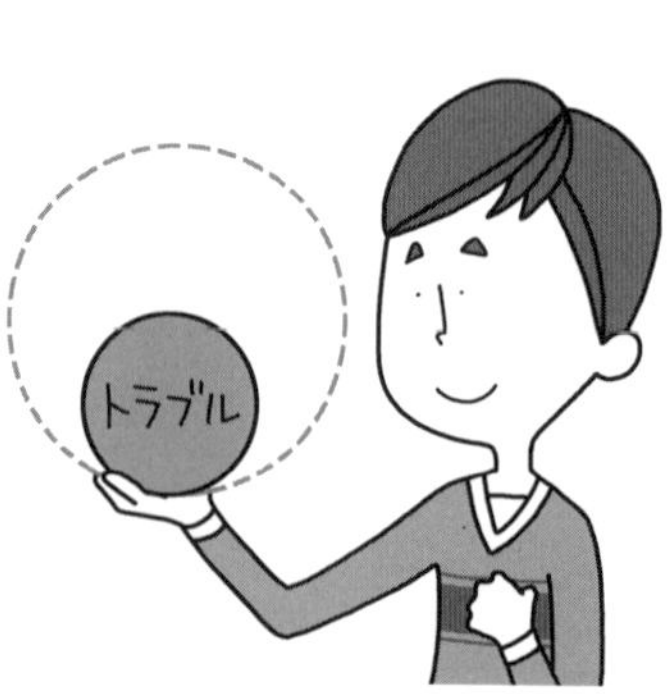

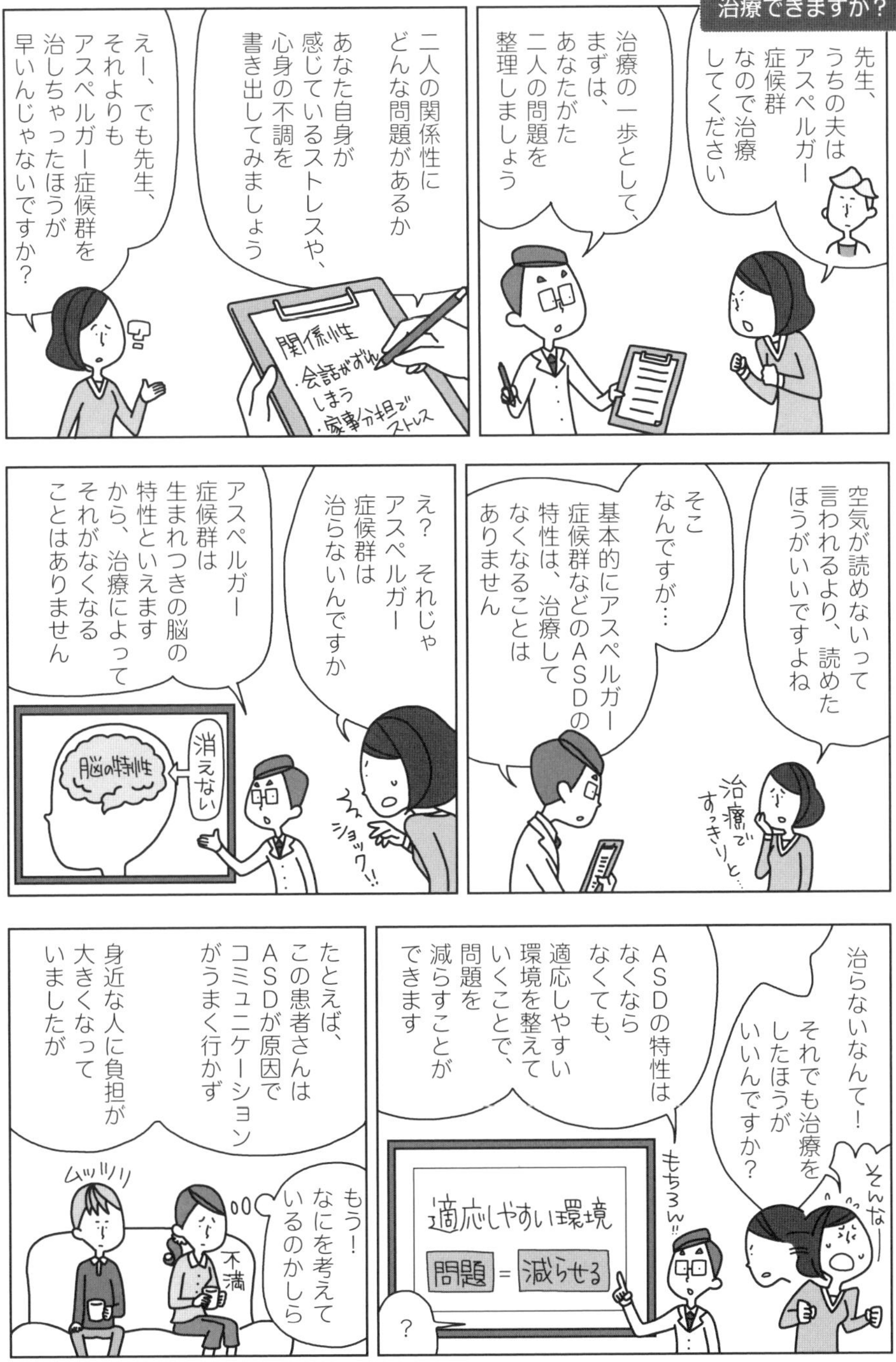
先生、うちの夫はアスペルガー症候群なので治療してください
治療の一歩として、まずは、あなたがた二人の問題を整理しましょう
二人の関係性にどんな問題があるかあなた自身が感じているストレスや、心身の不調を書き出してみましょう
関係性
・会話がずれ
しまう
・家事分担でストレス
えー、でも先生、それよりもアスペルガー症候群を治しちゃったほうが早いんじゃないですか？
空気が読めないって言われるより、読めたほうがいいですよね
治療ですっきりと…
そこなんですが…
基本的にアスペルガー症候群などのASDの特性は、治療してなくなることはありません
え？ それじゃアスペルガー症候群は治らないんですか
ショック!!
アスペルガー症候群は生まれつきの脳の特性といえますから、治療によってそれがなくなることはありません
脳の特性
消えない
治らないなんて！ それでも治療をしたほうがいいんですか？
そんなー
ASDの特性はなくならなくても、適応しやすい環境を整えていくことで、問題を減らすことができます
もちろん!!
適応しやすい環境
問題＝減らせる
？
たとえば、この患者さんはASDが原因でコミュニケーションがうまく行かず
身近な人に負担が大きくなっていましたが
ムッツリ
もう！なにを考えているのかしら
不満

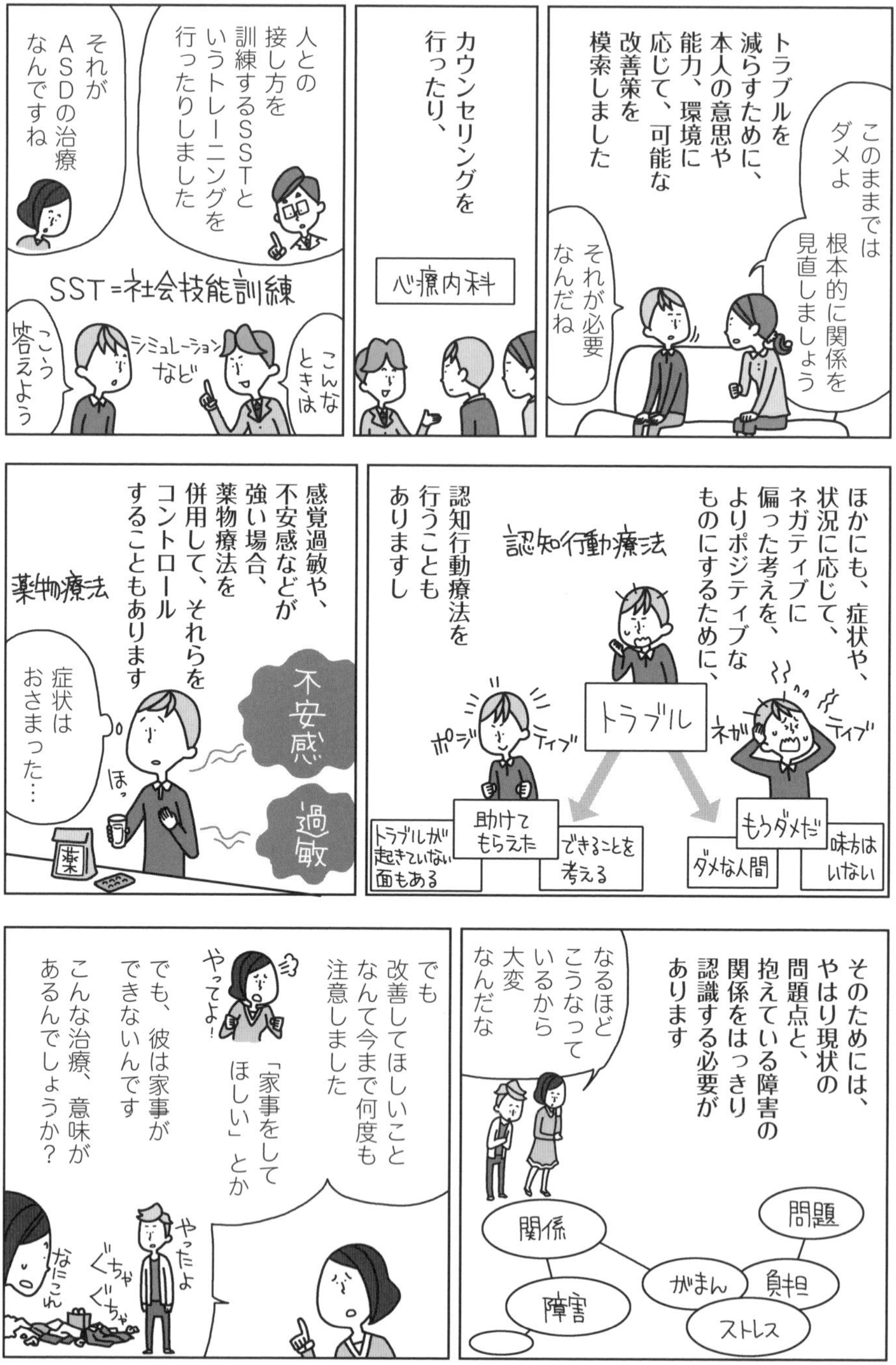

トラブルを減らすために、本人の意思や能力、環境に応じて、可能な改善策を模索しました
このままではダメよ
根本的に関係を見直しましょう
それが必要なんだね
カウンセリングを行ったり、
心療内科
人との接し方を訓練するSSTというトレーニングを行ったりしました
それがASDの治療なんですね
SST=社会技能訓練
こんなときは
シミュレーションなど
こう答えよう
ほかにも、症状や、状況に応じて、ネガティブに偏った考えを、よりポジティブなものにするために、
認知行動療法を行うこともありますし
認知行動療法
トラブル
ネガティブ
もうダメだ
味方はいない
ダメな人間
ポジティブ
助けてもらえた
できることを考える
トラブルが起きていない面もある
感覚過敏や、不安感などが強い場合、薬物療法を併用して、それらをコントロールすることもあります
薬物療法
不安感
過敏
症状はおさまった…
ほっ
薬
そのためには、やはり現状の問題点と、抱えている障害の関係をはっきり認識する必要があります
なるほどこうなっているから大変なんだな
問題
関係
負担
がまん
障害
ストレス
でも改善してほしいことなんて今まで何度も注意しました
「家事をしてほしい」とか
やってよ！
でも、彼は家事ができないんです
こんな治療、意味があるんでしょうか？
やったよ
ぐちゃぐちゃ
なにこれ

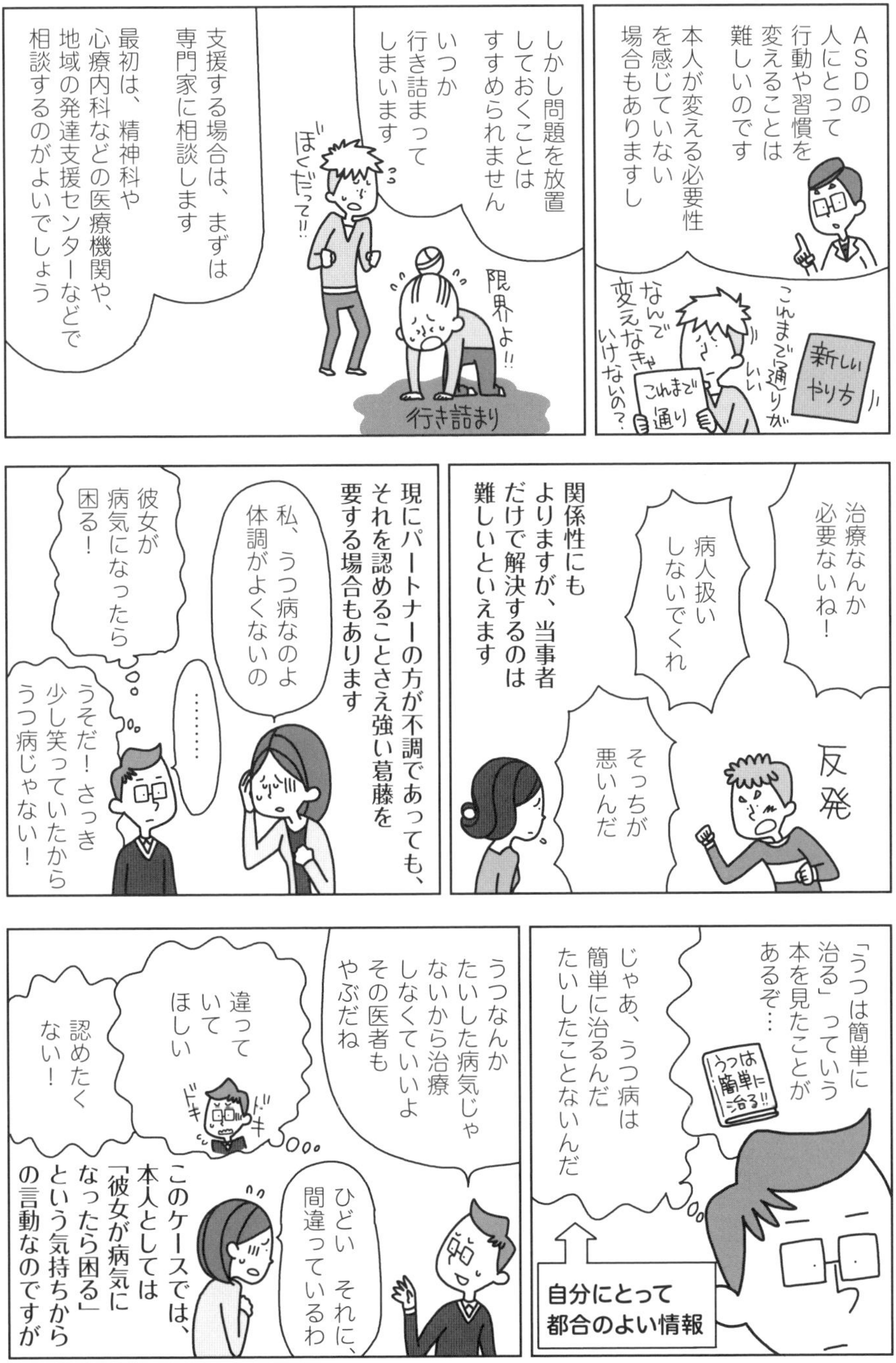
ASDの人にとって行動や習慣を変えることは難しいのです
本人が変える必要性を感じていない場合もありますし
これまで通りがいい
新しいやり方
なんで変えなきゃいけないの?
これまで通り
しかし問題を放置しておくことはすすめられません
いつか行き詰まってしまいます
ぼくだって!!
限界よ!!
行き詰まり
支援する場合は、まずは専門家に相談します
最初は、精神科や心療内科などの医療機関や、地域の発達支援センターなどで相談するのがよいでしょう
治療なんか必要ないね!
病人扱いしないでくれ
関係性にもよりますが、当事者だけで解決するのは難しいといえます
反発
そっちが悪いんだ
現にパートナーの方が不調であっても、それを認めることさえ強い葛藤を要する場合もあります
私、うつ病なのよ体調がよくないの
彼女が病気になったら困る!
………
うそだ! さっき少し笑っていたからうつ病じゃない!
「うつは簡単に治る」っていう本を見たことがあるぞ…
うつは簡単に治る!!
じゃあ、うつ病は簡単に治るんだたいしたことないんだ
自分にとって都合のよい情報
うつなんかたいした病気じゃないから治療しなくていいよその医者もやぶだね
違っていてほしい
ドキドキ
認めたくない!
ひどい それに、間違っているわ
このケースでは、本人としては「彼女が病気になったら困る」という気持ちからの言動なのですが

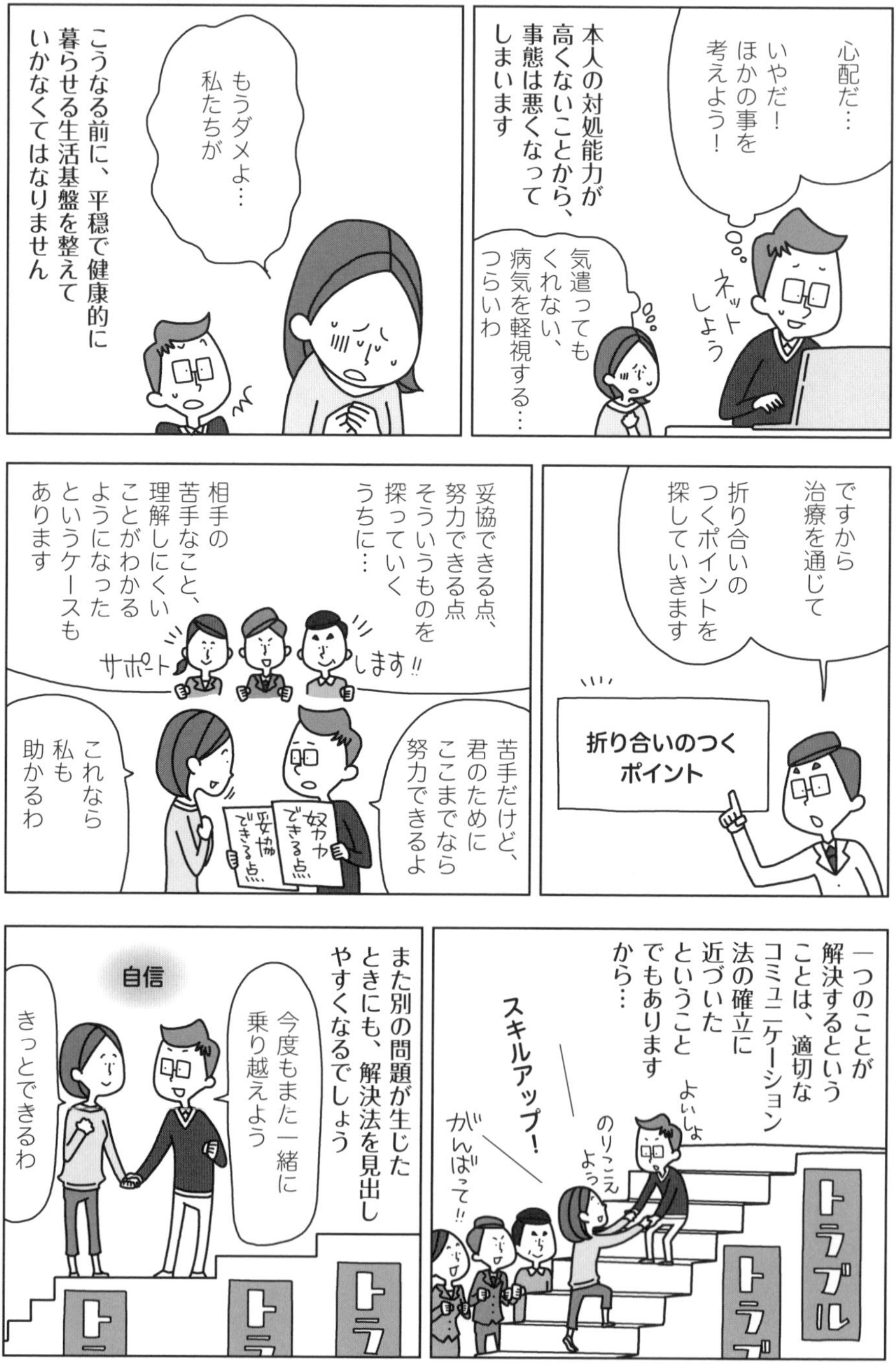
心配だ…
いやだ！ほかの事を考えよう！
ネットしよう
本人の対処能力が高くないことから、事態は悪くなってしまいます
気遣ってもくれない、病気を軽視する…つらいわ
もうダメよ…私たちが
こうなる前に、平穏で健康的に暮らせる生活基盤を整えていかなくてはなりません
ですから治療を通じて折り合いのつくポイントを探していきます
折り合いのつくポイント
妥協できる点、努力できる点そういうものを探っていくうちに…
相手の苦手なこと、理解しにくいことがわかるようになったというケースもあります
サポートします!!
苦手だけど、君のためにここまでなら努力できるよ
努力できる点
妥協できる点
これなら私も助かるわ
一つのことが解決するということは、適切なコミュニケーション法の確立に近づいたということでもありますから…
スキルアップ！
よいしょ
のりこえよう
がんばって!!
トラブル
また別の問題が生じたときにも、解決法を見出しやすくなるでしょう
自信
今度もまた一緒に乗り越えよう
きっとできるわ

ＡＳＤの治療

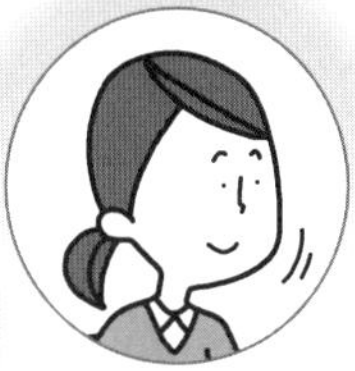

薬物治療

ＡＤＨＤの症状には薬物療法が有効なことが多く、衝動性や、他動性、注意力のコントロールに効果をあらわします。脳内の神経伝達物質であるドーパミンやノルアドレナリン量を多くし、ＡＤＨＤ特有の症状を抑えます。

一方、アスペルガー症候群などＡＳＤに対しては、症状そのものに劇的な効果を示すことは期待できないかもしれません。

ところが二次障害であるうつ病や不安障害には薬物療法は効果を示します。これだけでも情緒面が安定化し、周囲への適応性が格段に向上することもよくあります。また、抗精神病薬などで次のような症状を抑えられることがあります。

・感情の起伏の激しさなど気分の変調
・不安、緊張
・音や感触などへの過敏性など

● アスペルガー症候群で使用される薬

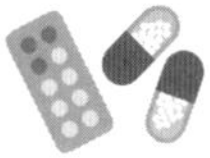

薬の効果とともに、副作用や依存など不安に思うことも併せて詳しく相談しましょう。

①	**抗精神病薬** 不安感や興奮を鎮め、心を穏やかにします	●リスペリドン（リスパダールなど） ●アリピプラゾール（エビリファイ）
②	**抗不安薬** 不安感を和らげます	●ロフラゼプ酸エチル（メイラックス） ●アルプラゾラム（ソラナックス）
③	**抗うつ薬** 憂鬱な気分を和らげ意欲を高めます	●デュロキセチン塩酸塩（サインバルタ、エスシタロプラムなど） ●ベンラファキシン（イフェクサー SR） ●塩酸セルトラリン（ジェイゾロフトなど）
④	**気分安定薬** 気分の変調の予防などに。脳神経の興奮を抑えます ※てんかんの治療薬としても用いられる	●バルプロ酸ナトリウム（デパケンなど） ●ラモトリギン（ラミクタール） ●炭酸リチウム（リーマスなど）
⑤	**ADHD治療薬** ADHD の人の脳の神経伝達物質ドーパミン、ノルアドレナリンを活性化し、注意力や集中力を高めます	●メチルフェニデート塩酸塩（コンサータ） ●アトモキセチン塩酸塩（ストラテラ）

①～⑤のなかでも、①～③の使い方が最も重要です。
使い方しだいでは、職場などでの適応度がかなり改善されます。アスペルガー症候群の薬物治療はこれらを単純に用いるのではなく、薬剤の微妙な組み合わせでと調整が必要と実感しています。教科書には書かれていません。現場の医師の患者さんを見る目や、判断で違いが出てくると考えられます。

ですから、可能であればアスペルガー症候群やＡＳＤの専門外来のある精神科や心療内科を受診することをお勧めします。

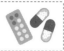

そのほかの治療

発達障害の治療として用いられるものは、より生活上のトラブルを起こりにくくし、暮らしやすくするためのスキルを身につけるトレーニング的性質を持つものが多くなります。子どもの頃から診断されているような場合は、病院や、療育施設などでこうしたトレーニングを行ってきたことが多いのですが、大人になってから初めて行っても有益なことが多いでしょう。

大人に対して行われる治療としては、認知行動療法などの心理療法で、認知の歪みを修正していく方法や、自律訓練法で気持ちの高ぶりを鎮めたり、心を安静に保つ方法を身につけたりするものがよく行われます。実施する治療の内容は医療機関によって異なります。

またＳＳＴ（ソーシャルスキルトレーニング）で、対人関係でのコミュニケーションを実践的に身につけていくトレーニングも行われます。

医療支援ではありませんが、就労支援として、職業技術を身につけるトレーニングや、就職面接のシミュレーションなどを行う場合もあります。

接し方のトレーニング

本人が治療を受けることはもちろんですが、身近にいる方も発達障害者への接し方についてトレーニングを受けることをお勧めします。

小児の場合はペアレントトレーニングという保護者に対するトレーニングが療育とセットになります。一緒にいる時間の一番長い保護者に、発達障害のある子に伝わりやすいコミュニケーション法を習得してもらい、本人のトレーニングの効果をさらに高めるものです。

ここで、ＡＢＡ（応用行動分析）という考えがあります。なにか対人場面ででききごとがあったら前後の状況を分析し、効果的なかかわりを考えて、行動をより望ましい方向に変えていこうとするアプローチです。

この考えを知っておき、ふだんのコミュニケーションに取り入れるだけでも役に立つでしょう。

ＡＢＡでは基本的には間違った行動は取り合わず、正しく望ましい行動をしたときはそれを肯定し、報酬を与えます。報酬といっても何かあげる必要はなく、誉めたり、感謝を示すことも報酬の一つです。

間違った行動をしないように少しヒントを出したり、正しい行動をしやすいように環境を整えたりすることも有効です。

たとえば、返事をしてくれないという問題行動がある場合には、返事がなかったときにはそれにたいして文句をいうことはせず、返事をしやすいように、「これから質問するけど、大事なことだから答えてね」など、質問の予告をしたり、「AとB、どちらにする？」などと答えを二択にして答えやすいようにしたりして、返事を促します。このヒントやサポートも大事です。

返事が返ってきたら、返事をしてくれたことに対してお礼を言ったり、嬉しいという気持ちを伝えるなどします。このようにして、返事が返ってくることを重要視していることを理解してもらうようにします。

実際にはこうしたトレーニングは、専門家と一緒に行うことが望ましいのですが、こうした考え方を知っておくことは、個々の問題解決法を考える上で役に立つかもしれません。

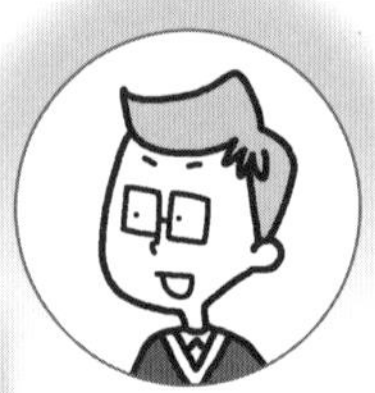

身近にいる人のケア

一人で負担を背負い込まない

発達障害の人に理解者や、協力者がいると適応しやすくなる反面、それが特定の人に依存しすぎてしまうのはよくありません。1章で紹介したカサンドラ症候群のように、身近な人に負担が大きいという面もあります。

専門家や、自治体、親族、職場などのなるべく多くの理解、協力を得て、少数の人に依存しない環境をつくりましょう。

一方で発達障害の特性により、「この人じゃないといやだ」などと固定的な関係に執着したがる傾向があります。本人もパートナーもその点を理解して、支える輪を広げ、持続可能な環境を作っていきましょう。

すでに不調が出ている場合は、一緒に治療を行います。パートナーが心身に不調を来したことが受診のきっかけになったという人も珍しくはありません。

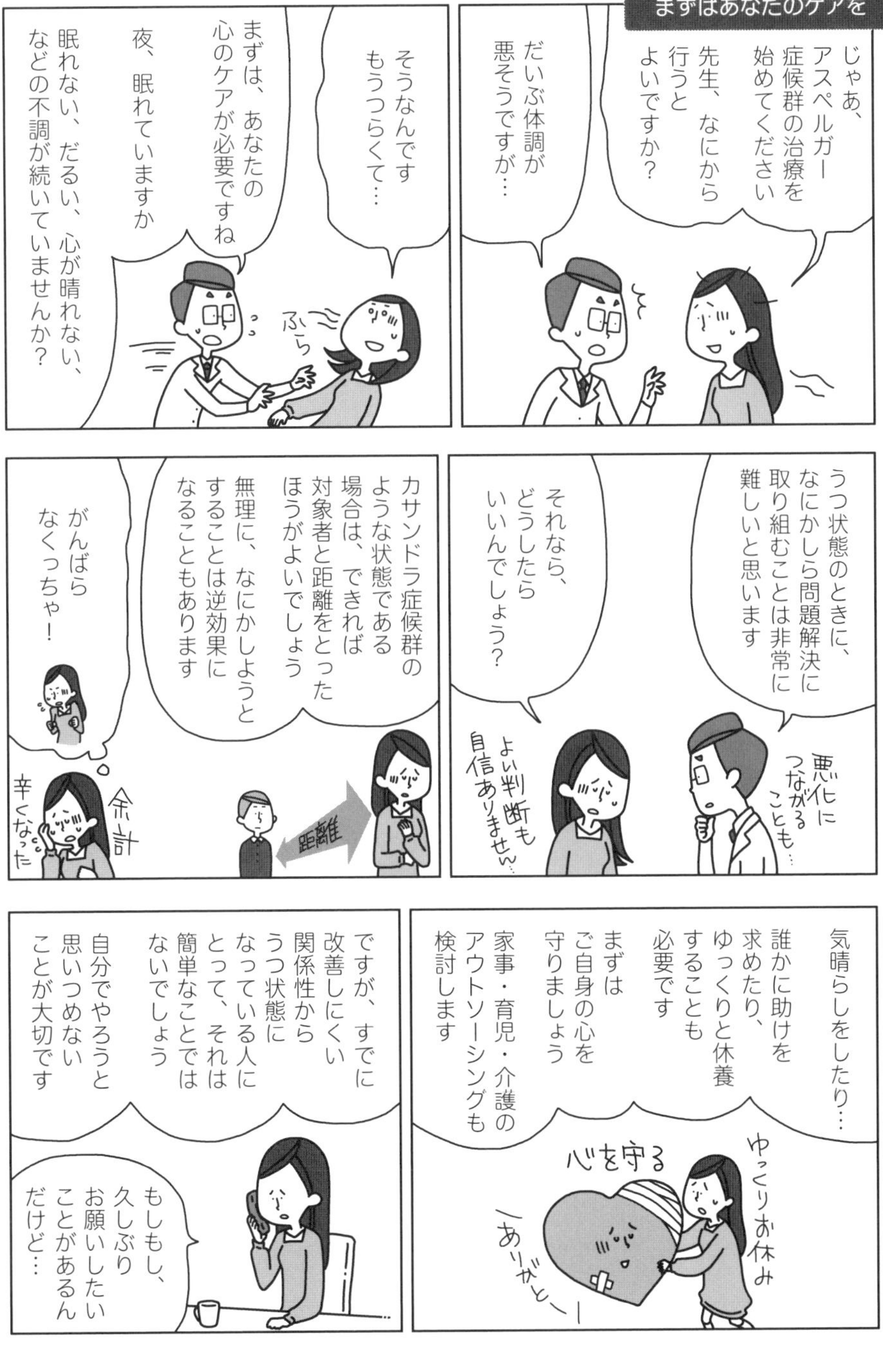
じゃあ、アスペルガー症候群の治療を始めてください
先生、なにから行うとよいですか?
だいぶ体調が悪そうですが…
そうなんです もうつらくて…
ふら
まずは、あなたの心のケアが必要ですね
夜、眠れていますか
眠れない、だるい、心が晴れない、などの不調が続いていませんか?
うつ状態のときに、なにかしら問題解決に取り組むことは非常に難しいと思います
それなら、どうしたらいいんでしょう?
悪化につながることも…
よい判断も自信ありません…
カサンドラ症候群のような状態である場合は、できれば対象者と距離をとったほうがよいでしょう
無理に、なにかしようとすることは逆効果になることもあります
距離
がんばらなくっちゃ!
余計
辛くなった
気晴らしをしたり…
誰かに助けを求めたり、ゆっくりと休養することも必要です
まずはご自身の心を守りましょう
家事・育児・介護のアウトソーシングも検討します
心を守る
ゆっくりお休み
ありがと〜
ですが、すでに改善しにくい関係性からうつ状態になっている人にとって、それは簡単なことではないでしょう
自分でやろうと思いつめないことが大切です
もしもし、久しぶりお願いしたいことがあるんだけど…

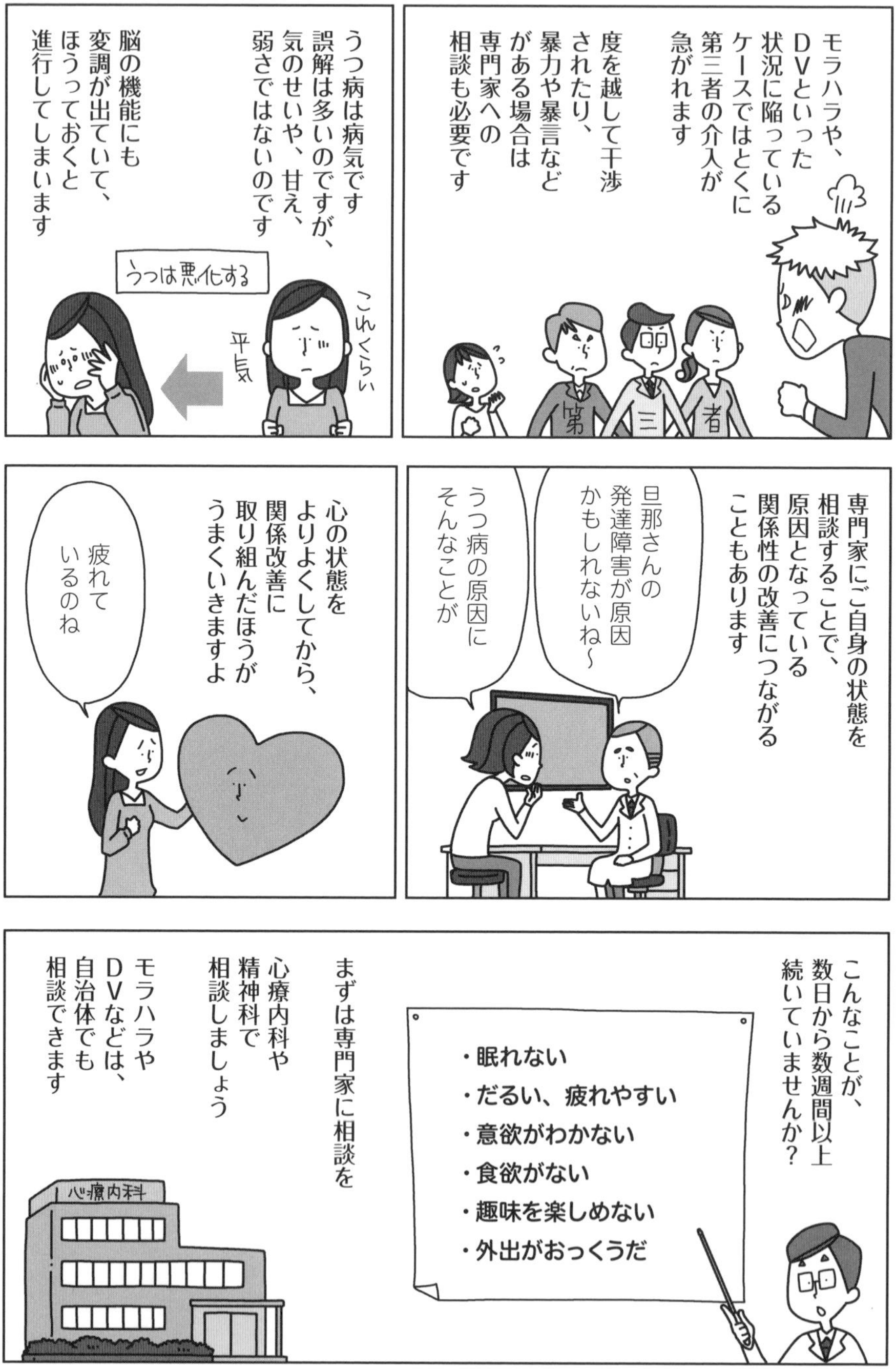

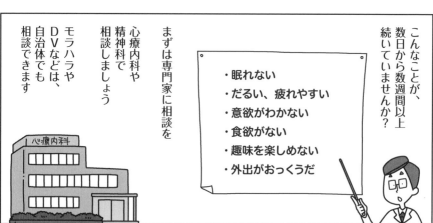

モラハラや、DVといった状況に陥っているケースではとくに第三者の介入が急がれます
度を越して干渉されたり、暴力や暴言などがある場合は専門家への相談も必要です
第
三
者
うつ病は病気です
誤解は多いのですが、気のせいや、甘え、弱さではないのです
脳の機能にも変調が出ていて、ほうっておくと進行してしまいます
これくらい
平気
うつは悪化する
専門家にご自身の状態を相談することで、原因となっている関係性の改善につながることもあります
旦那さんの発達障害が原因かもしれないね～
うつ病の原因にそんなことが
心の状態をよりよくしてから、関係改善に取り組んだほうがうまくいきますよ
疲れているのね
こんなことが、数日から数週間以上続いていませんか？
・眠れない
・だるい、疲れやすい
・意欲がわかない
・食欲がない
・趣味を楽しめない
・外出がおっくうだ
まずは専門家に相談を
心療内科や精神科で相談しましょう
モラハラやDVなどは、自治体でも相談できます
心療内科

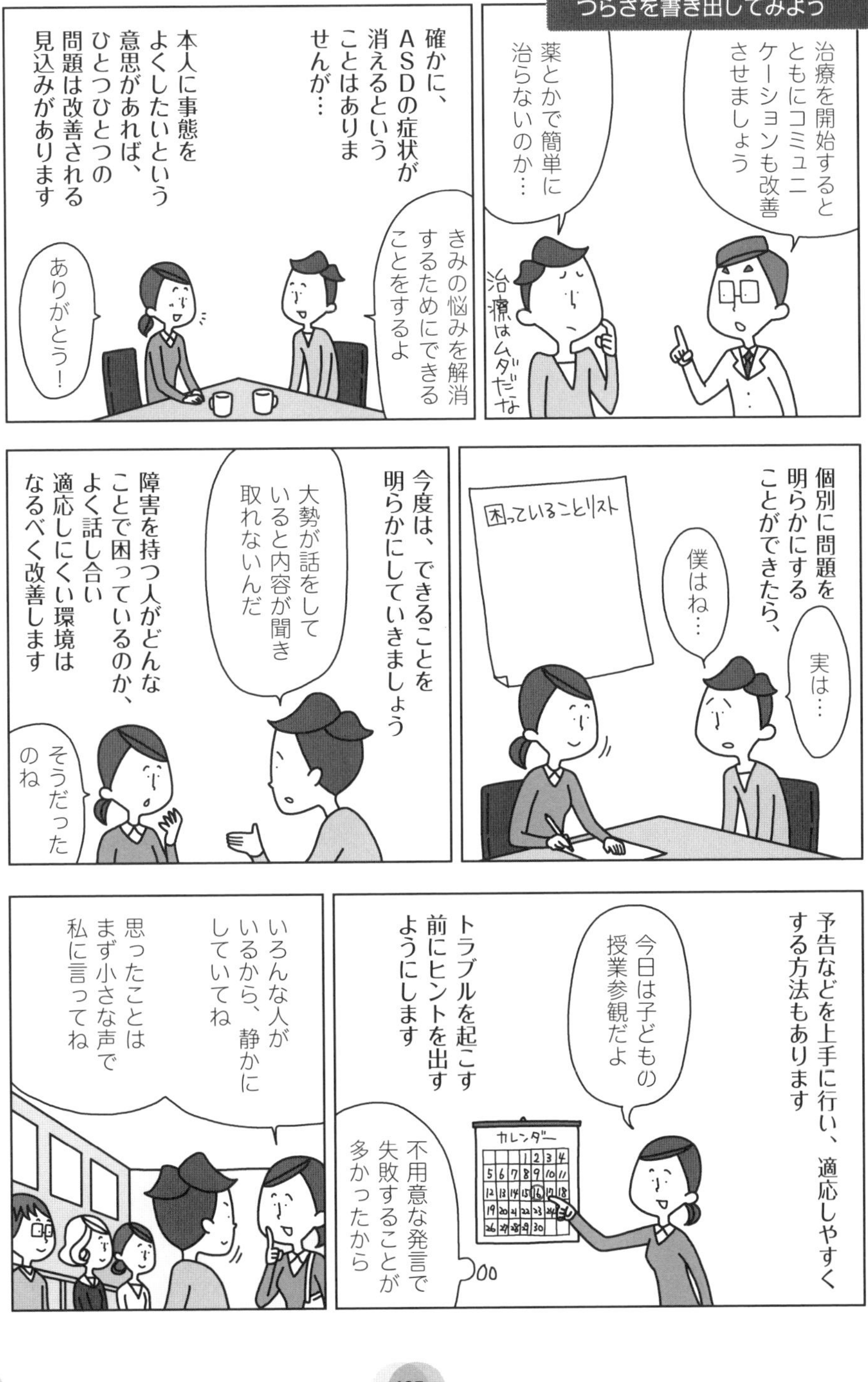
治療を開始するとともにコミュニケーションも改善させましょう
薬とかで簡単に治らないのか…
治療はムダだな
確かに、ASDの症状が消えるということはありませんが…
本人に事態をよくしたいという意思があれば、ひとつひとつの問題は改善される見込みがあります
きみの悩みを解消するためにできることをするよ
ありがとう!
個別に問題を明らかにすることができたら、
実は…
僕はね…
困っていることリスト
今度は、できることを明らかにしていきましょう
大勢が話をしていると内容が聞き取れないんだ
障害を持つ人がどんなことで困っているのか、よく話し合い適応しにくい環境はなるべく改善します
そうだったのね
予告などを上手に行い、適応しやすくする方法もあります
今日は子どもの授業参観だよ
カレンダー
トラブルを起こす前にヒントを出すようにします
不用意な発言で失敗することが多かったから
いろんな人がいるから、静かにしていてね
思ったことはまず小さな声で私に言ってね

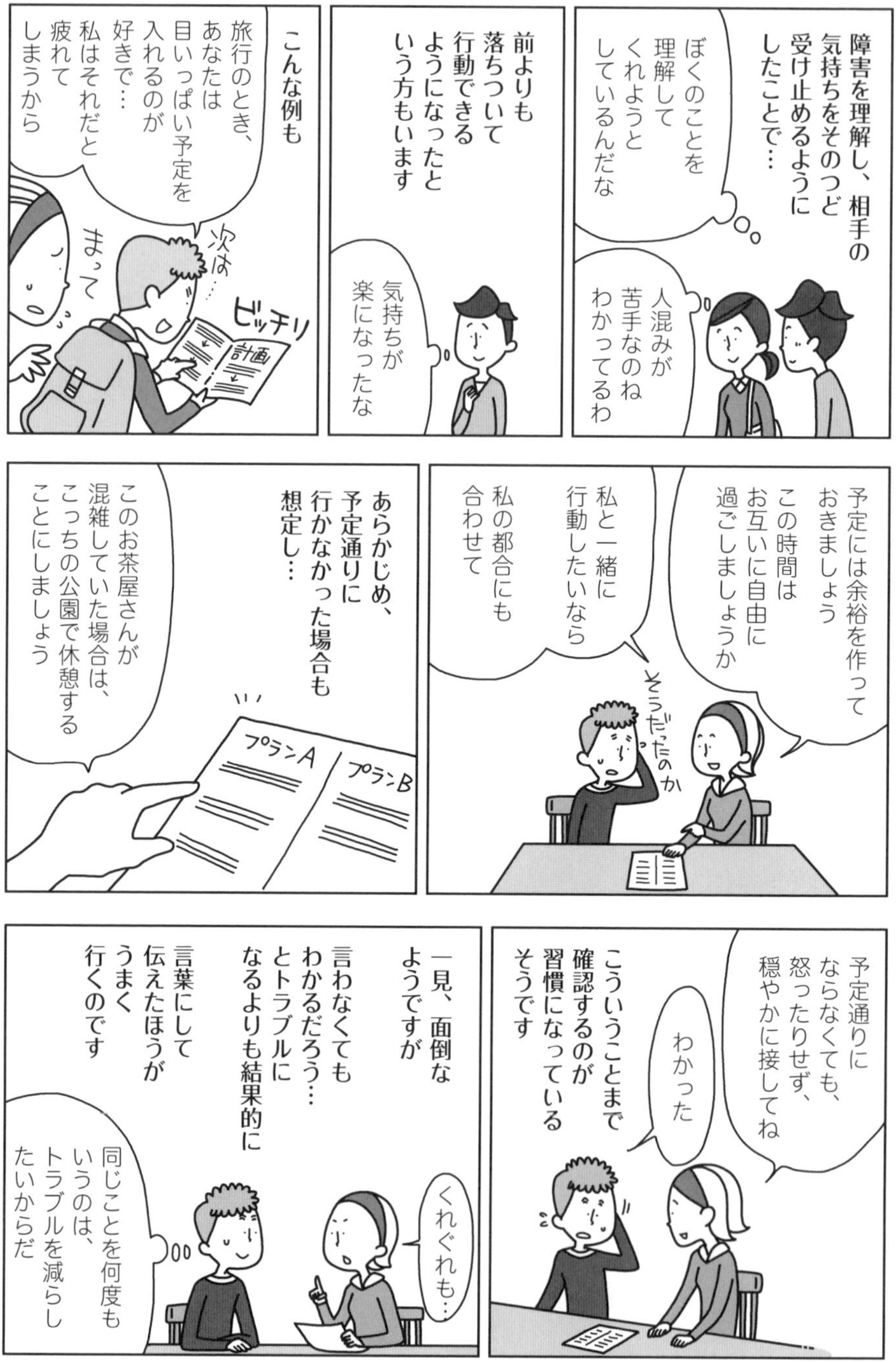
障害を理解し、相手の気持ちをそのつど受け止めるようにしたことで…
ぼくのことを理解してくれようとしているんだな
人混みが苦手なのねわかってるわ
前よりも落ちついて行動できるようになったという方もいます
気持ちが楽になったな
こんな例も
旅行のとき、あなたは目いっぱい予定を入れるのが好きで…私はそれだと疲れてしまうから
次は…
まって
ビッチリ
計画
予定には余裕を作っておきましょう
この時間はお互いに自由に過ごしましょうか
私と一緒に行動したいなら私の都合にも合わせて
そうだったのか
あらかじめ、予定通りに行かなかった場合も想定し…
このお茶屋さんが混雑していた場合は、こっちの公園で休憩することにしましょう
プランA
プランB
予定通りにならなくても、怒ったりせず、穏やかに接してね
わかった
こういうことまで確認するのが習慣になっているそうです
一見、面倒なようですが
言わなくてもわかるだろう…とトラブルになるよりも結果的に言葉にして伝えたほうがうまく行くのです
くれぐれも…
同じことを何度もいうのは、トラブルを減らしたいからだ

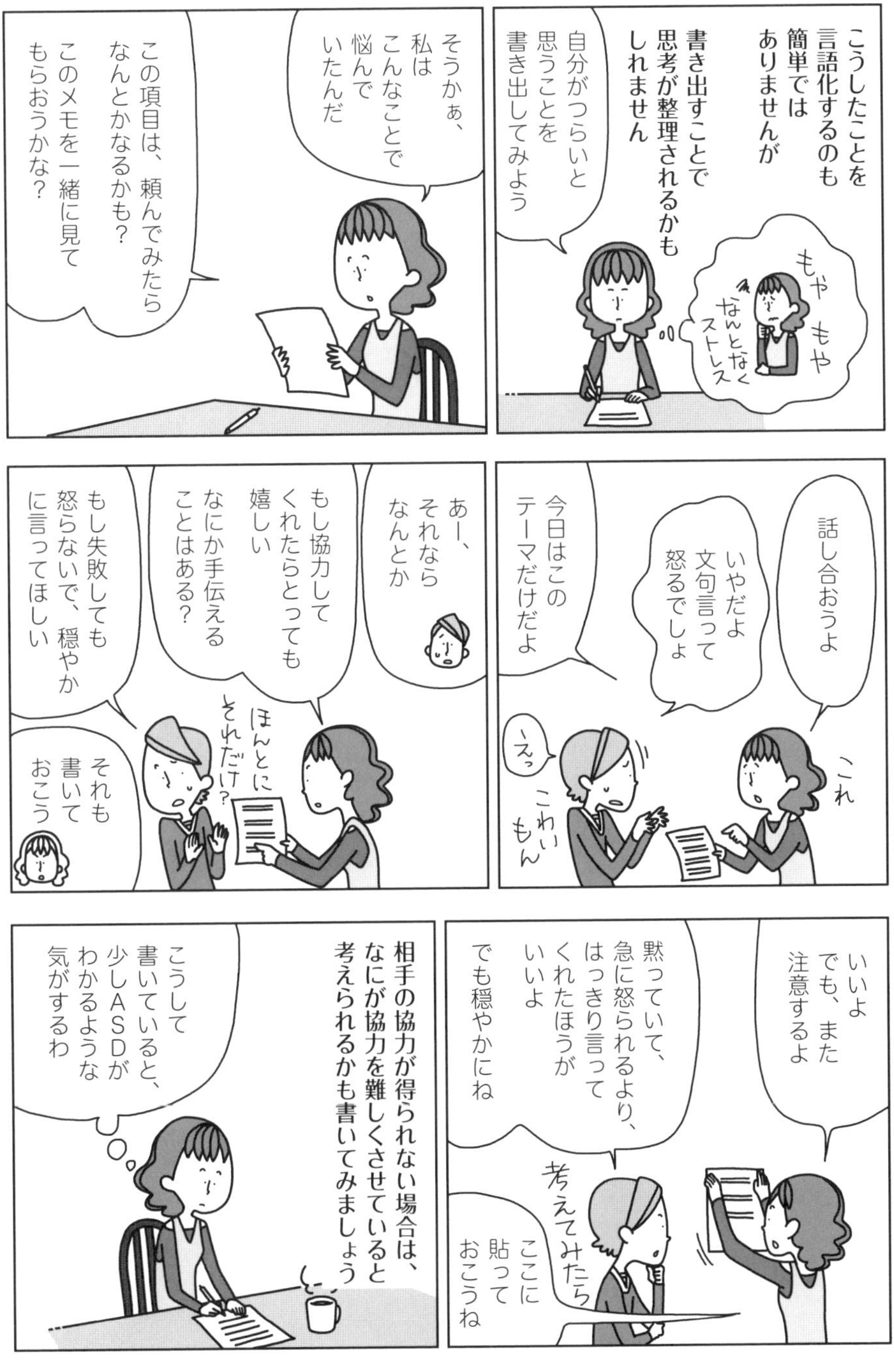
こうしたことを言語化するのも簡単ではありませんが
書き出すことで思考が整理されるかもしれません
自分がつらいと思うことを書き出してみよう
もや もや
なんとなくストレス
そうかぁ、私はこんなことで悩んでいたんだ
この項目は、頼んでみたらなんとかなるかも？このメモを一緒に見てもらおうかな？
話し合おうよ
これ
いやだよ文句言って怒るでしょ
えっ
こわいもん
今日はこのテーマだけだよ
あー、それならなんとか
もし協力してくれたらとっても嬉しいなにか手伝えることはある？
ほんとにそれだけ？
もし失敗しても怒らないで、穏やかに言ってほしい
それも書いておこう
いいよでも、また注意するよ
黙っていて、急に怒られるより、はっきり言ってくれたほうがいいよ
でも穏やかにね
考えてみたら
ここに貼っておこうね
相手の協力が得られない場合は、なにが協力を難しくさせていると考えられるかも書いてみましょう
こうして書いていると、少しASDがわかるような気がするわ

解説

アスペルガー症候群などＡＳＤと診断されたものの、症状が劇的に消えてなくなるような治療法がない、と落胆する人もいるでしょう。薬物療法でも、ＡＤＨＤであればかなり治療効果の高い薬がありますが、ＡＳＤでは、二次障害を抑え、適応レベルを上げていくことが重要となります。

しかし、しっかりした診断を受けてＡＳＤの特性に注意を払うようになると、それまで見えにくかったコミュニケーションのポイントも見えてくるようになります。コミュニケーションが円滑になるとお互いのストレスも減らすよう工夫しやすくなりますし、障害を持つパートナーへの配慮もしやすくなります。そうなると、パートナーも理解される安心感や、自らの障害への認識により、他への配慮や、より適切なふるまいへの意欲も増してきます。

はっきりと目には見えにくいかもしれませんが、診断をきっかけに少しずつ好循環が生まれ、生活しやすくなってきたという人が多くいます。

個々の症状への対処療法、カウンセリングやトレーニングも、そうしたことの大きなサポートになりますので、正しい診断は非常に重要といえます。

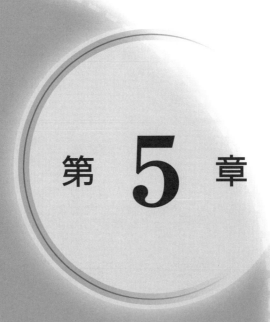

第5章

ASDの人との
コミュニケーション

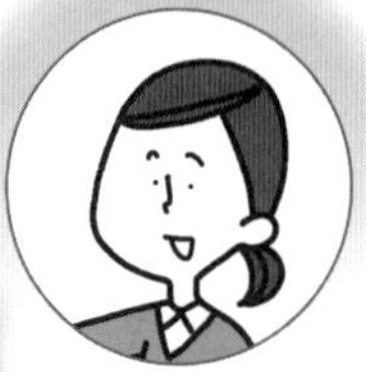

ASDの人とのコミュニケーション

一緒に問題解決に取り組もう

アスペルガー症候群の人の特性についてみてきました。

ここでは、アスペルガー症候群の人との間にある問題を解決する方法について一緒に考えていきましょう。もちろんなんの問題もない、という場合は今までどおりのコミュニケーションをとっていればよいのです。

アスペルガー症候群の人は気持ちをうまく言葉にすることが苦手なので、話が成立しないと感じるかもしれません。あなたが怒っていても、無表情だったり、言葉を発しないため、やり過ごそうとしているように見えるかもしれません。あるいはこちらの気持ちはまったく汲まずに一方的にしゃべり出すかもしれません。

二人の間に紙をおいて、メモを取ったり図を書いたり、考えを共有するよう工夫しながら話してみましょう。

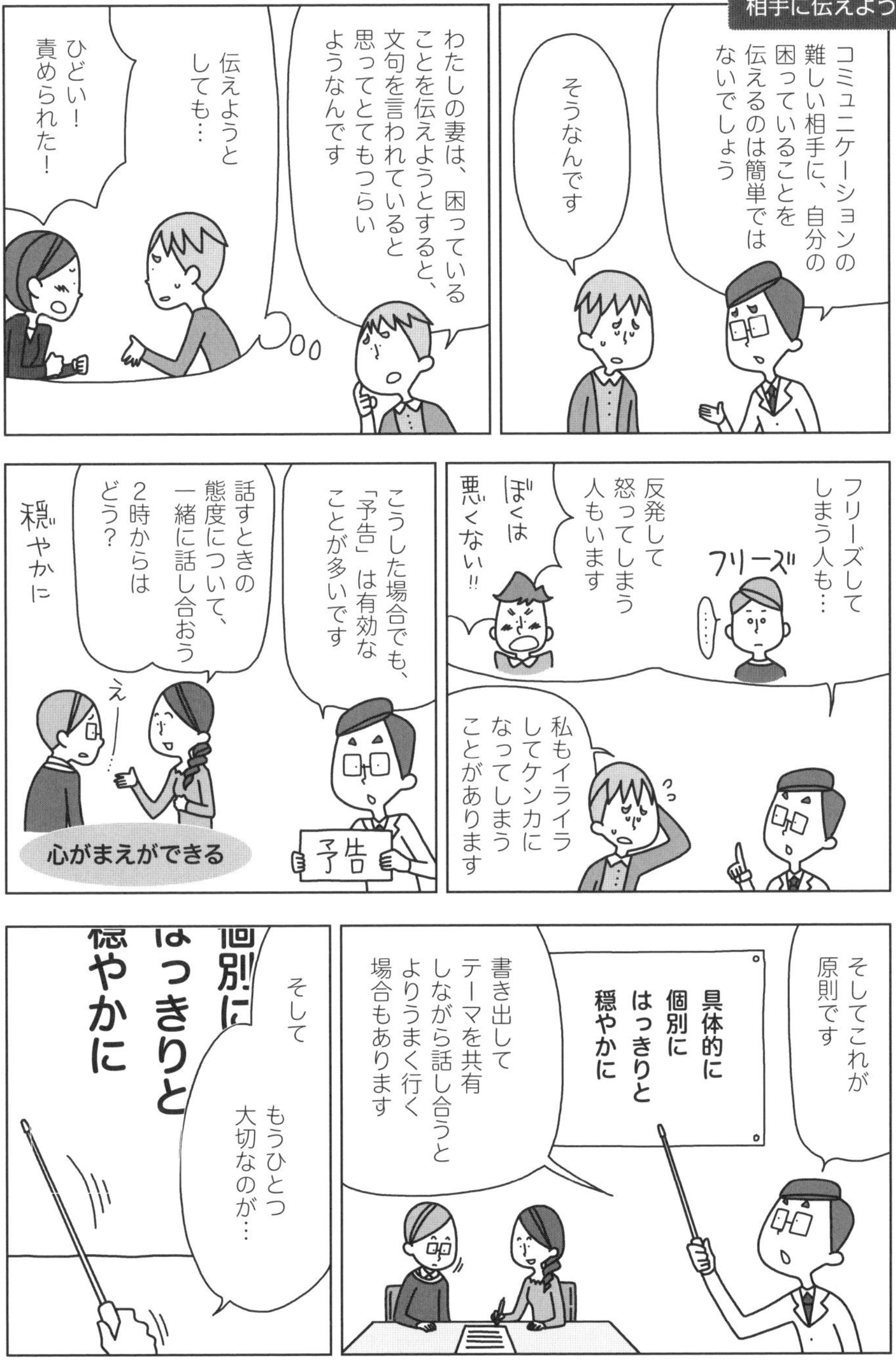
コミュニケーションの難しい相手に、自分の困っていることを伝えるのは簡単ではないでしょう
そうなんです
わたしの妻は、困っていることを伝えようとすると、文句を言われていると思ってとてもつらいようなんです
伝えようとしても…
ひどい！責められた！
フリーズしてしまう人も…
フリーズ
……
反発して怒ってしまう人もいます
ぼくは悪くない!!
私もイライラしてケンカになってしまうことがあります
こうした場合でも、「予告」は有効なことが多いです
予告
話すときの態度について、一緒に話し合おう2時からはどう？
え――…
穏やかに
心がまえができる
そしてこれが原則です
具体的に
個別に
はっきりと
穏やかに
書き出してテーマを共有しながら話し合うとよりうまく行く場合もあります
個別に
はっきりと
穏やかに
そして
もうひとつ大切なのが…

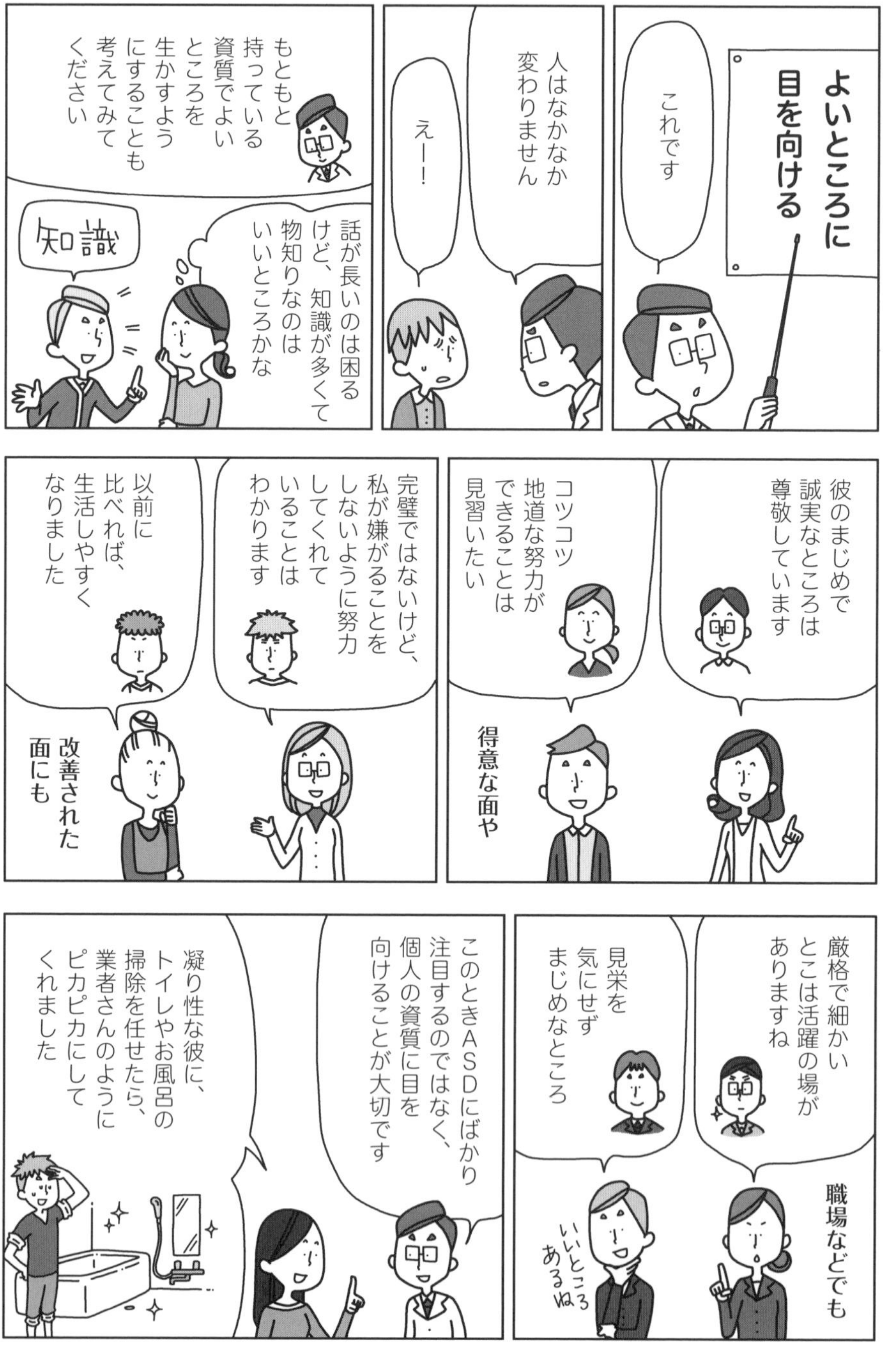
よいところに目を向ける
これです
人はなかなか変わりません
えー！
もともと持っている資質でよいところを生かすようにすることも考えてみてください
話が長いのは困るけど、知識が多くて物知りなのはいいところかな
知識
得意な面や
彼のまじめで誠実なところは尊敬しています
コツコツ地道な努力ができることは見習いたい
改善された面にも
完璧ではないけど、私が嫌がることをしないように努力してくれていることはわかります
以前に比べれば、生活しやすくなりました
職場などでも
厳格で細かいとこは活躍の場がありますね
見栄を気にせずまじめなところ
いいところあるね
このときASDにばかり注目するのではなく、個人の資質に目を向けることが大切です
凝り性な彼に、トイレやお風呂の掃除を任せたら、業者さんのようにピカピカにしてくれました

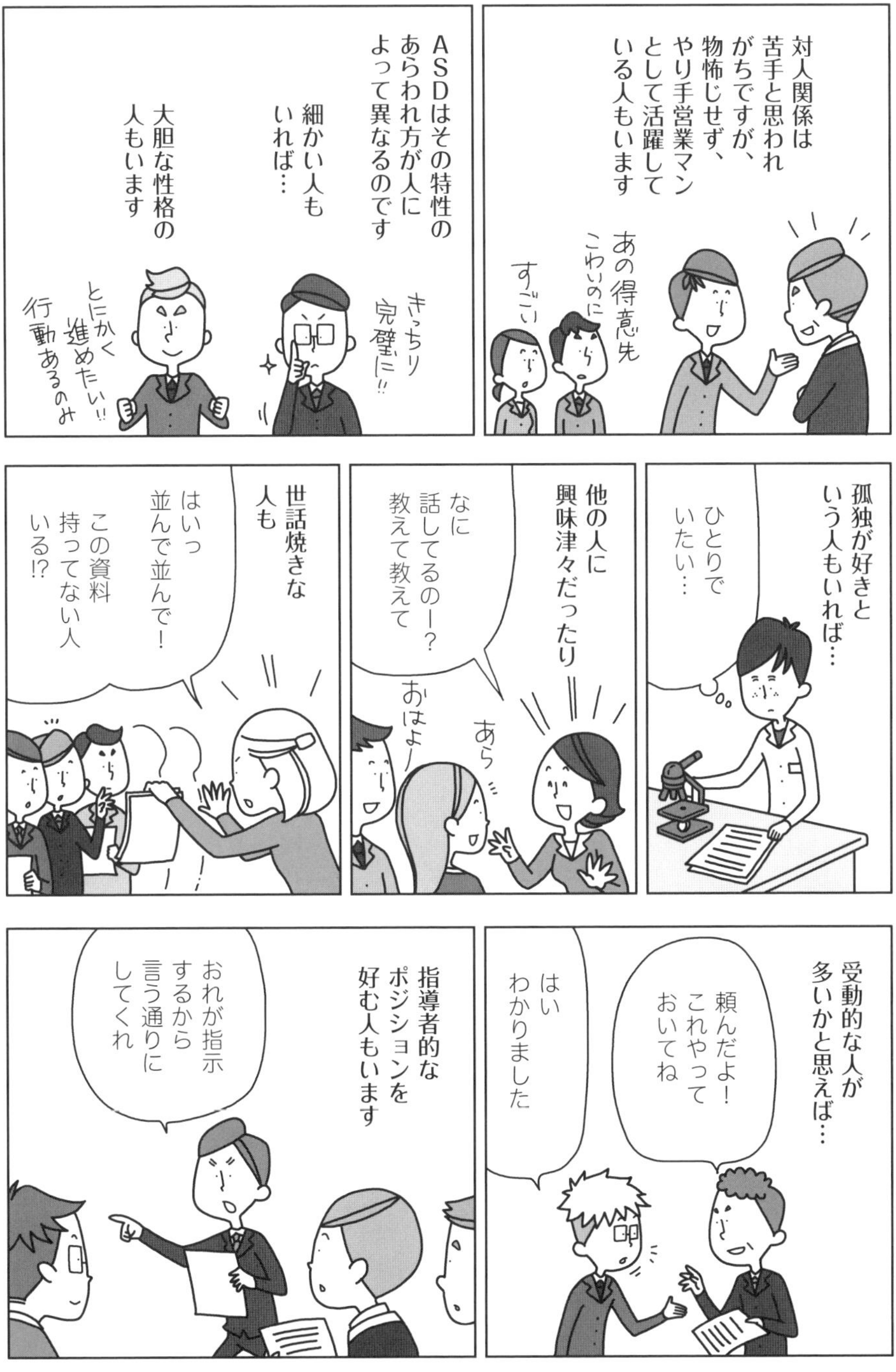
対人関係は苦手と思われがちですが、物怖じせず、やり手営業マンとして活躍している人もいます
あの得意先こわいのに
すごい
ASDはその特性のあらわれ方が人によって異なるのです
細かい人もいれば…
きっちり完璧に!!
大胆な性格の人もいます
とにかく進めたい!!
行動あるのみ
孤独が好きという人もいれば…
ひとりでいたい…
他の人に興味津々だったり
なに話してるのー? 教えて教えて
あら
おはよ!
世話焼きな人も
はいっ 並んで並んで! この資料持ってない人いる!?
受動的な人が多いかと思えば…
頼んだよ! これやっておいてね
はい わかりました
指導者的なポジションを好む人もいます
おれが指示するから言う通りにしてくれ

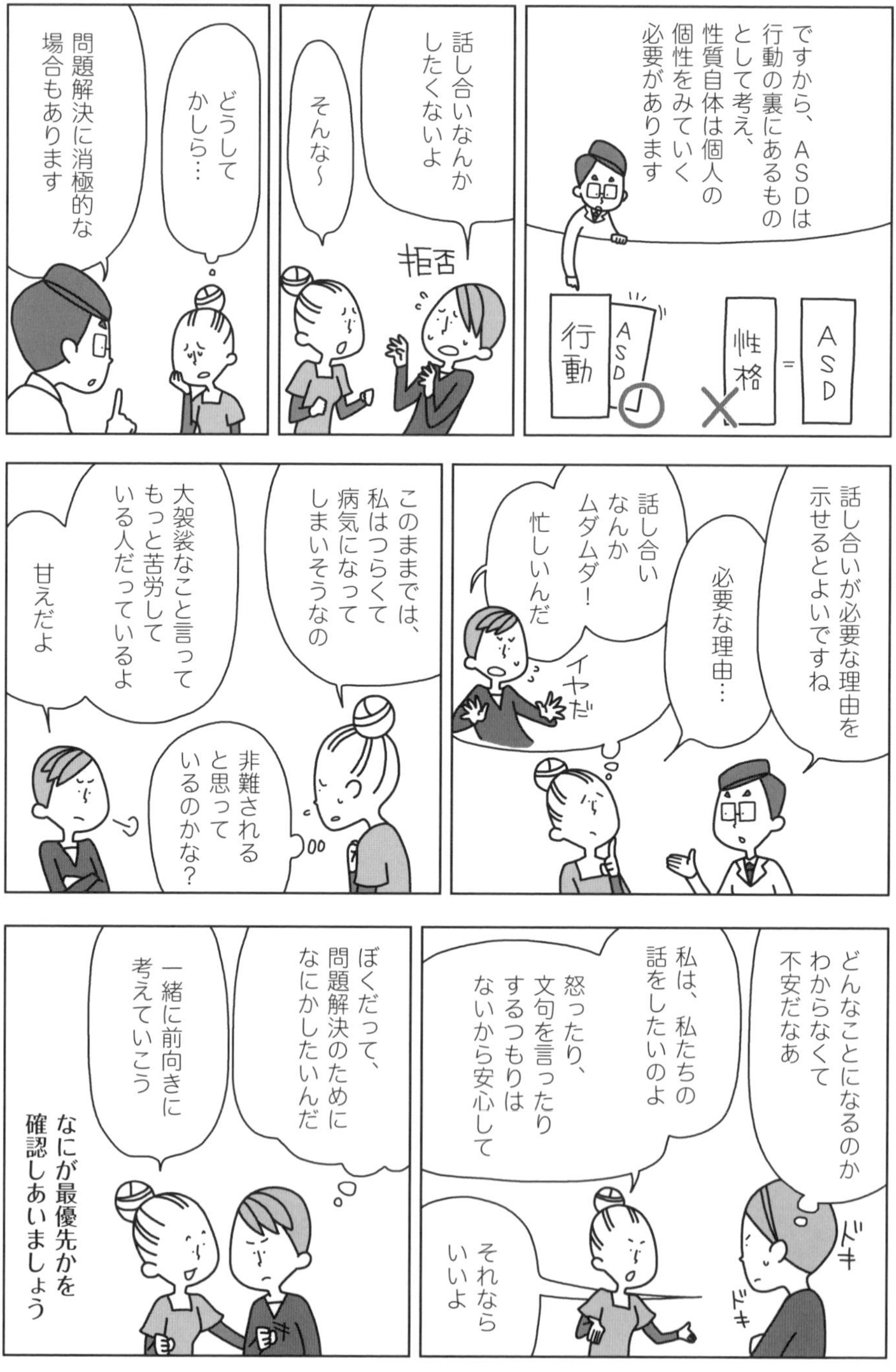
ですから、ASDは行動の裏にあるものとして考え、性質自体は個人の個性をみていく必要があります
行動
ASD
性格
=
ASD
話し合いなんかしたくないよ
拒否
そんな〜
どうしてかしら…
問題解決に消極的な場合もあります
話し合いが必要な理由を示せるとよいですね
必要な理由…
話し合いなんかムダムダ!
忙しいんだ
イヤだ
このままでは、私はつらくて病気になってしまいそうなの
非難されると思っているのかな?
大袈裟なこと言ってもっと苦労している人だっているよ
甘えだよ
どんなことになるのかわからなくて不安だなあ
ドキ
ドキ
私は、私たちの話をしたいのよ
怒ったり、文句を言ったりするつもりはないから安心して
それならいいよ
ぼくだって、問題解決のためになにかしたいんだ
一緒に前向きに考えていこう
なにが最優先かを確認しあいましょう

シンプルに、具体的に

問題が長期化している場合は、むしろあなただけががまんをしてつらい思いを背負い込んでいることが原因となっている可能性があります。あなたのがまんのおかげで相手は困らずに済んでいるために、解決しようと思わないどころか、問題があるとも思っていないかもしれないのです。

またアスペルガー症候群の人は、症状や仕草からひとの気持ちを汲み取ることが苦手です。あなたが察してほしいと思って発信しているサインにまったく気づいていない可能性があります。それは知らんふりをしているとか、目をそむけているように見えるかもしれません。しかし、相手が本当にアスペルガー症候群であった場合はそういったこととはまるで別次元のことで、本当にわからないのです。ですから、自分で解決すべき問題をはっきり言葉で示す必要があります。

たとえば「食事の後片づけをしてほしい」「生活費を入れてほしい」などです。そのうえで、提案を具体的に示します。「お皿を下げて、食卓の上を拭いてほしい」「毎月△日までに○万円振り込んでほしい」といった表現です。

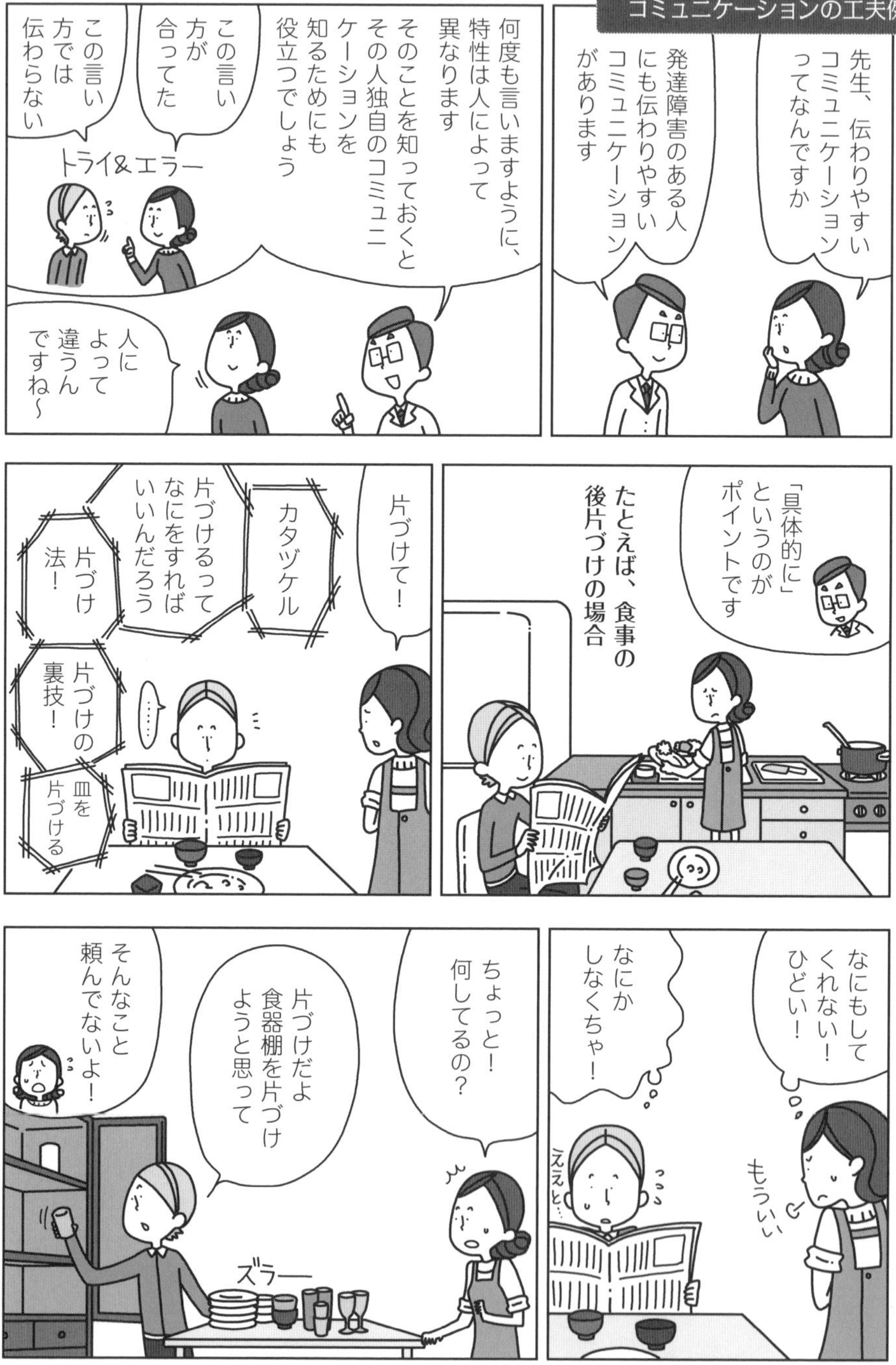

先生、伝わりやすいコミュニケーションってなんですか
発達障害のある人にも伝わりやすいコミュニケーションがあります
何度も言いますように、特性は人によって異なります
そのことを知っておくとその人独自のコミュニケーションを知るためにも役立つでしょう
この言い方が合ってた
この言い方では伝わらない
トライ&エラー
人によって違うんですね〜
「具体的に」というのがポイントです
たとえば、食事の後片づけの場合
片づけて！
カタヅケル
片づけるってなにをすればいいんだろう
片づけ法！
片づけの裏技！
皿を片づける
……
なにもしてくれない！ひどい！
なにかしなくちゃ！
もういい
ええと…
ちょっと！何してるの？
片づけだよ 食器棚を片づけようと思って
そんなこと頼んでないよ！
ズラー

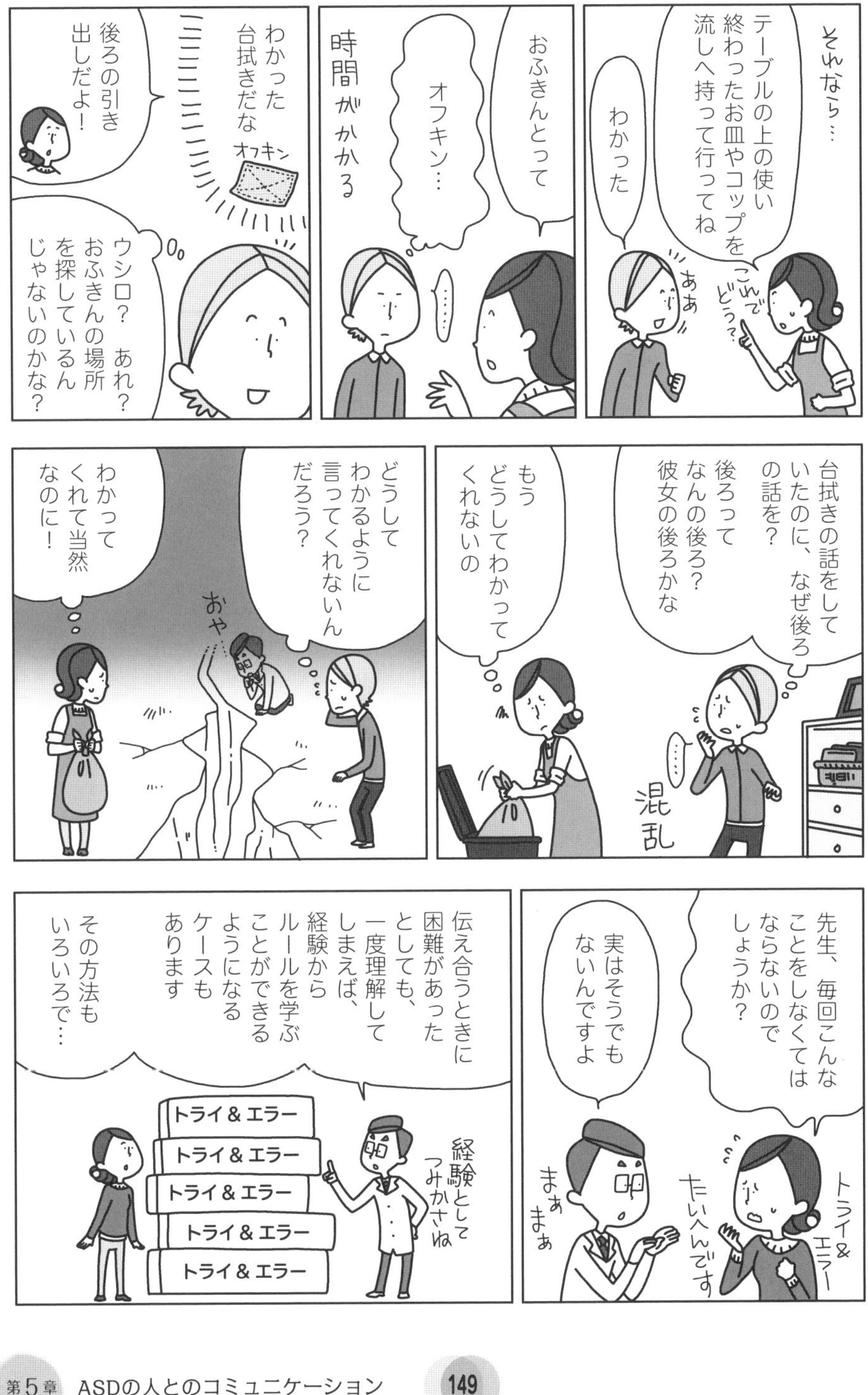
それなら…
テーブルの上の使い終わったお皿やコップを流しへ持って行ってね
これでどう?
ああ
わかった
おふきんとって
オフキン…
時間がかかる
……
わかった台拭きだな
オフキン
後ろの引き出しだよ!
ウシロ? あれ? おふきんの場所を探しているんじゃないのかな?
台拭きの話をしていたのに、なぜ後ろの話を? 後ろってなんの後ろ? 彼女の後ろかな
……
混乱
もうどうしてわかってくれないの
どうしてわかるように言ってくれないんだろう?
おや…
わかってくれて当然なのに!
先生、毎回こんなことをしなくてはならないのでしょうか?
トライ&エラー
たいへんです
実はそうでもないんですよ
まぁまぁ
伝え合うときに困難があったとしても、一度理解してしまえば、経験からルールを学ぶことができるようになるケースもあります
その方法もいろいろで…
経験としてつみかさね
トライ＆エラー
トライ＆エラー
トライ＆エラー
トライ＆エラー
トライ＆エラー

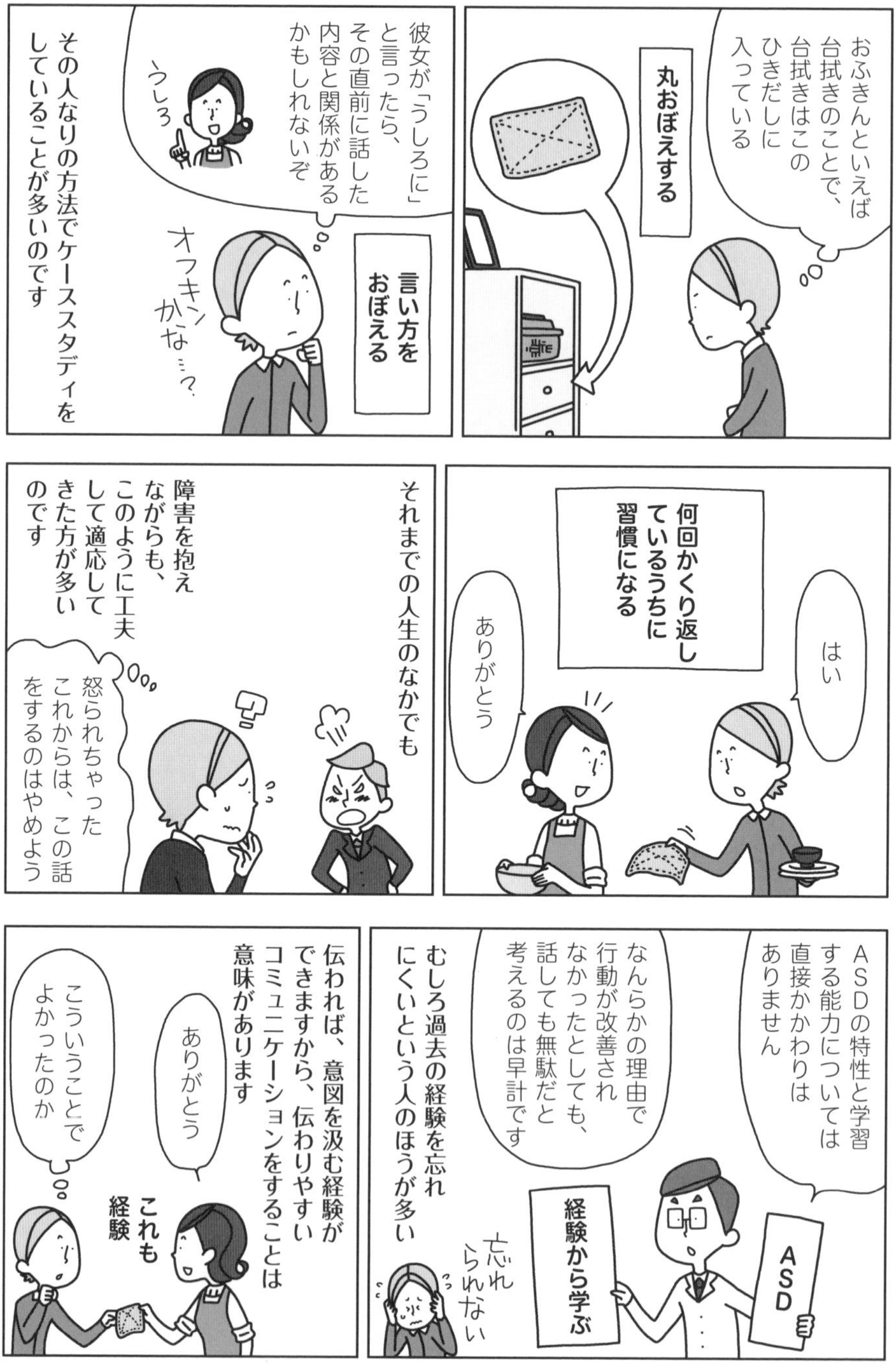
おふきんといえば台拭きのことで、台拭きはこのひきだしに入っている
丸おぼえする
彼女が「うしろに」と言ったら、その直前に話した内容と関係があるかもしれないぞ
うしろ
言い方をおぼえる
オフキンかな…？
その人なりの方法でケーススタディをしていることが多いのです
何回かくり返しているうちに習慣になる
はい
ありがとう
それまでの人生のなかでも
障害を抱えながらも、このように工夫して適応してきた方が多いのです
怒られちゃった
これからは、この話をするのはやめよう
ASDの特性と学習する能力については直接かかわりはありません
ASD
経験から学ぶ
なんらかの理由で行動が改善されなかったとしても、話しても無駄だと考えるのは早計です
むしろ過去の経験を忘れにくいという人のほうが多い
忘れられない
伝われば、意図を汲む経験ができますから、伝わりやすいコミュニケーションをすることは意味があります
ありがとう
これも経験
こういうことでよかったのか

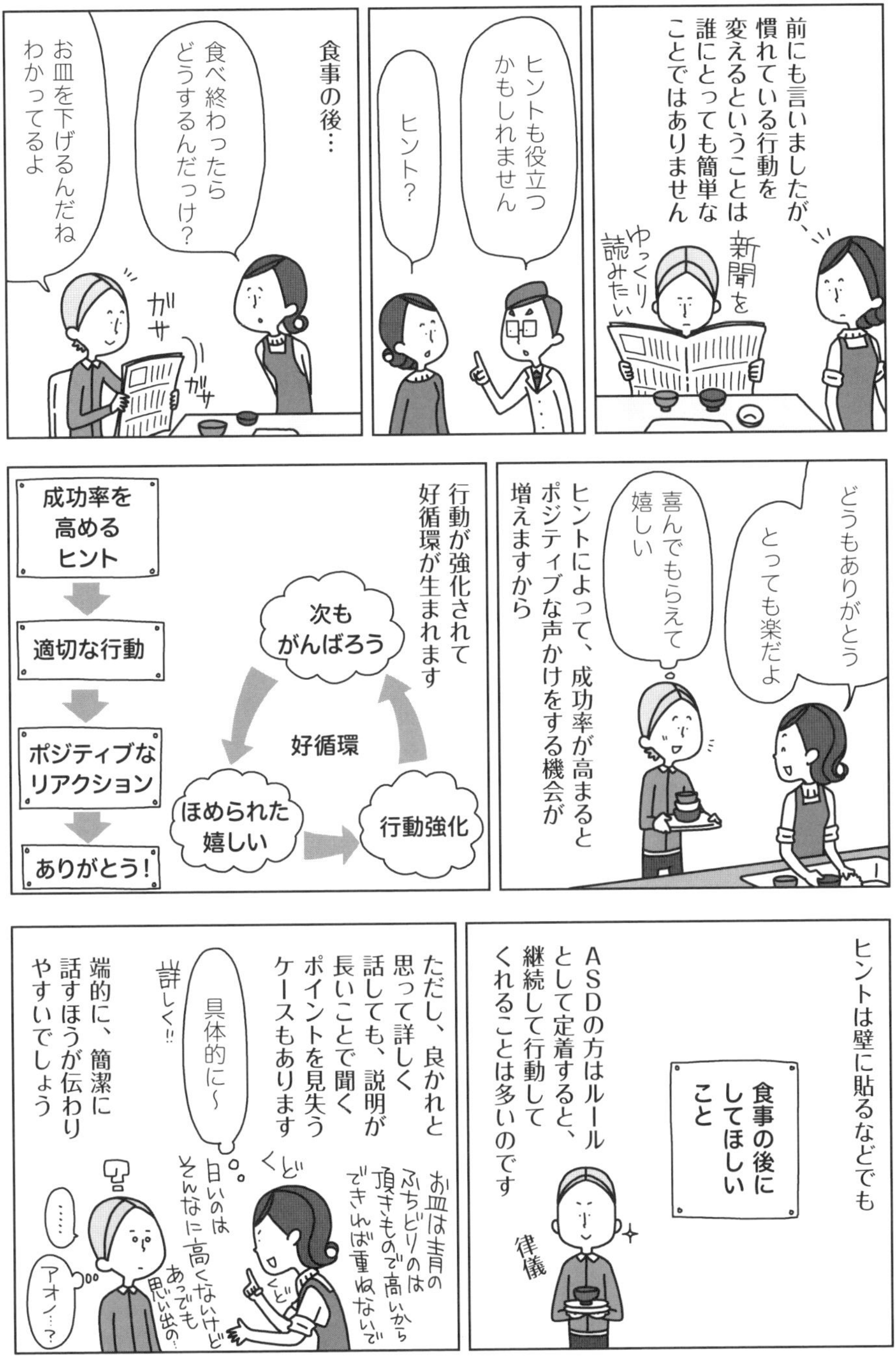

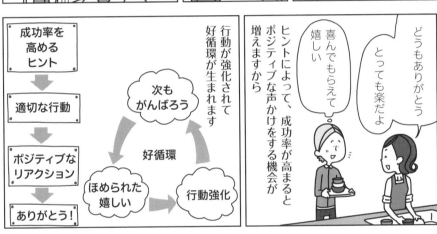

前にも言いましたが、慣れている行動を変えるということは誰にとっても簡単なことではありません
新聞をゆっくり読みたい
ヒントも役立つかもしれません
ヒント？
食事の後…
食べ終わったらどうするんだっけ？
お皿を下げるんだねわかってるよ
ガサ
ガサ
どうもありがとう
とっても楽だよ
喜んでもらえて嬉しい
ヒントによって、成功率が高まるとポジティブな声かけをする機会が増えますから
行動が強化されて好循環が生まれます
成功率を高めるヒント
適切な行動
ポジティブなリアクション
ありがとう！
次もがんばろう
好循環
ほめられた嬉しい
行動強化
ヒントは壁に貼るなどでも
食事の後にしてほしいこと
ASDの方はルールとして定着すると、継続して行動してくれることは多いのです
律儀
ただし、良かれと思って詳しく話しても、説明が長いことで聞くポイントを見失うケースもあります
具体的に～
詳しく!!
お皿は青のふちどりのは頂きもので高いからできれば重ねないで
くど
くど
白いのはそんなに高くないけど
あっでも思い出の…
……
アオ…？
端的に、簡潔に話すほうが伝わりやすいでしょう

解説

発達障害によって、相手の状況を察することが苦手な場合は、相手が困ったり、不満に思ったりしていることにそもそも気づかないため、行動を自分から改めてくれることは望めないでしょう。

また、なにかを頼まれたとしても要求が理解できない場合もあります。たとえば「部屋を散らかさないで」と言われたときに、積極的に散らかしているわけではないので「自分は散らかすという行為はしていないから、なにもしなくてよい」と考えるかもしれません。または、言われたそのときだけ、示唆された行為を慎むかもしれませんが、それが今後常に慎まなくてはならない行為だとは考えないかもしれません。あなたが相手の気分を害さないように気を使ったために、理解しにくいという場合もあります。

健常な人でも「常識」「普通」というものは人によって異なるものです。発達障害の人は、よりそうした感覚を共有しにくいといえます。

発達障害の人に要求を伝えるときは、具体的に、わかりやすく、端的にというのが、コミュニケーションの基本となります。

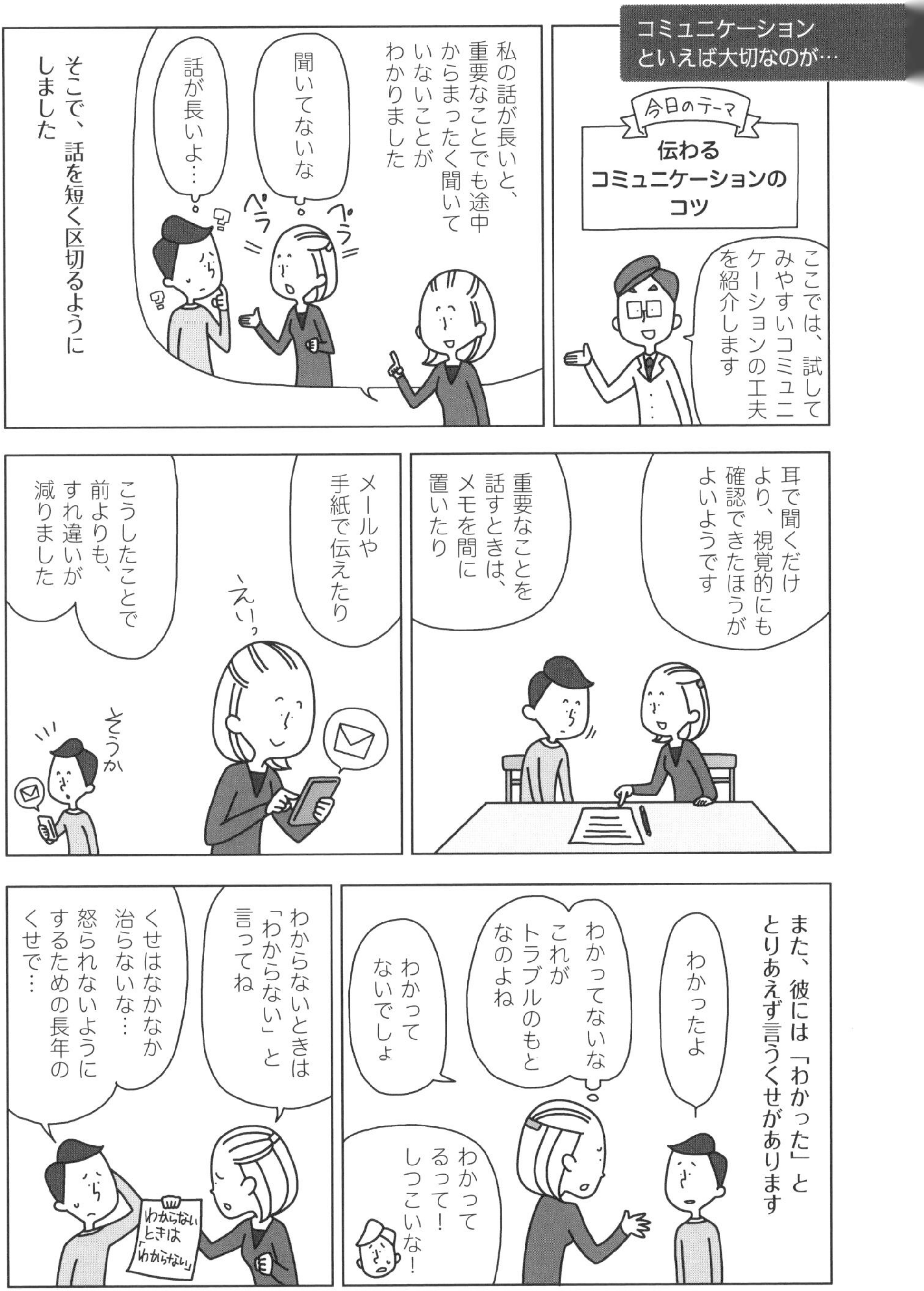
コミュニケーションといえば大切なのが…
今日のテーマ
伝わるコミュニケーションのコツ
ここでは、試してみやすいコミュニケーションの工夫を紹介します
私の話が長いと、重要なことでも途中からまったく聞いていないことがわかりました
聞いてないな
話が長いよ…
ペラ
ペラ
そこで、話を短く区切るようにしました
耳で聞くだけより、視覚的にも確認できたほうがよいようです
重要なことを話すときは、メモを間に置いたり
メールや手紙で伝えたり
えいっ
そうか
こうしたことで前よりも、すれ違いが減りました
また、彼には「わかった」ととりあえず言うくせがあります
わかったよ
わかってないなこれがトラブルのもとなのよね
わかってないでしょ
わかってるって！しつこいな！
わからないときは「わからない」と言ってね
わからないときは「わからない」
くせはなかなか治らないな…怒られないようにするための長年のくせで…

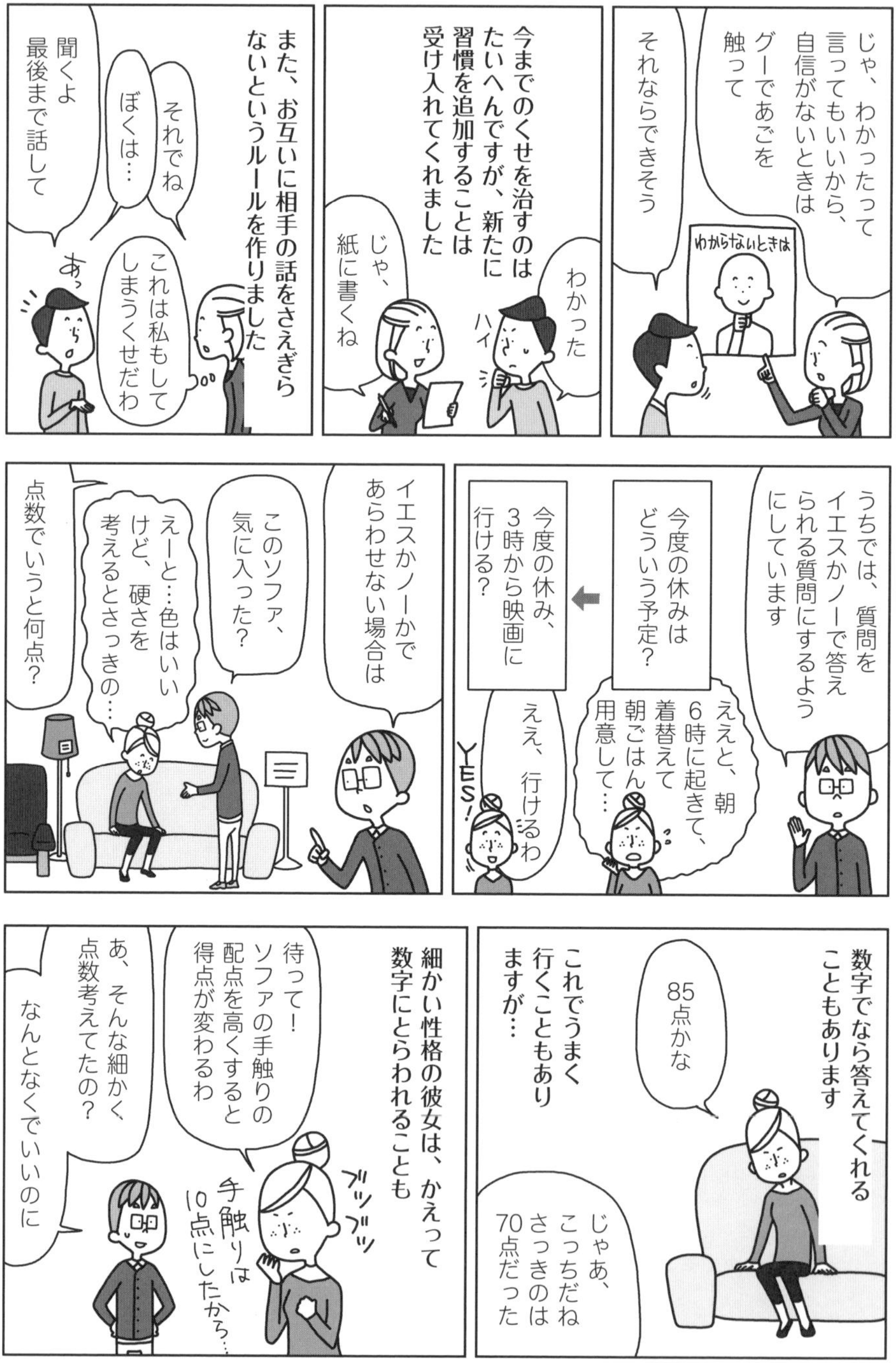
じゃ、わかったって言ってもいいから、自信がないときはグーであごを触って
わからないときは
それならできそう
今までのくせを治すのはたいへんですが、新たに習慣を追加することは受け入れてくれました
わかった
ハイ
じゃ、紙に書くね
また、お互いに相手の話をさえぎらないというルールを作りました
これは私もしてしまうくせだわ
それでね
ぼくは…
あっ
聞くよ最後まで話して
うちでは、質問をイエスかノーで答えられる質問にするようにしています
今度の休みはどういう予定?
ええと、朝6時に起きて、着替えて朝ごはん用意して…
今度の休み、3時から映画に行ける?
ええ、行けるわ
YES!
イエスかノーかであらわせない場合は
このソファ、気に入った?
えーと…色はいいけど、硬さを考えるとさっきの…
点数でいうと何点?
数字でなら答えてくれることもあります
85点かな
これでうまく行くこともありますが…
じゃあ、こっちだねさっきのは70点だった
細かい性格の彼女は、かえって数字にとらわれることも
待って!ソファの手触りの配点を高くすると得点が変わるわ
ブツブツ
手触りは10点にしたから…
あ、そんな細かく点数考えてたの?
なんとなくでいいのに

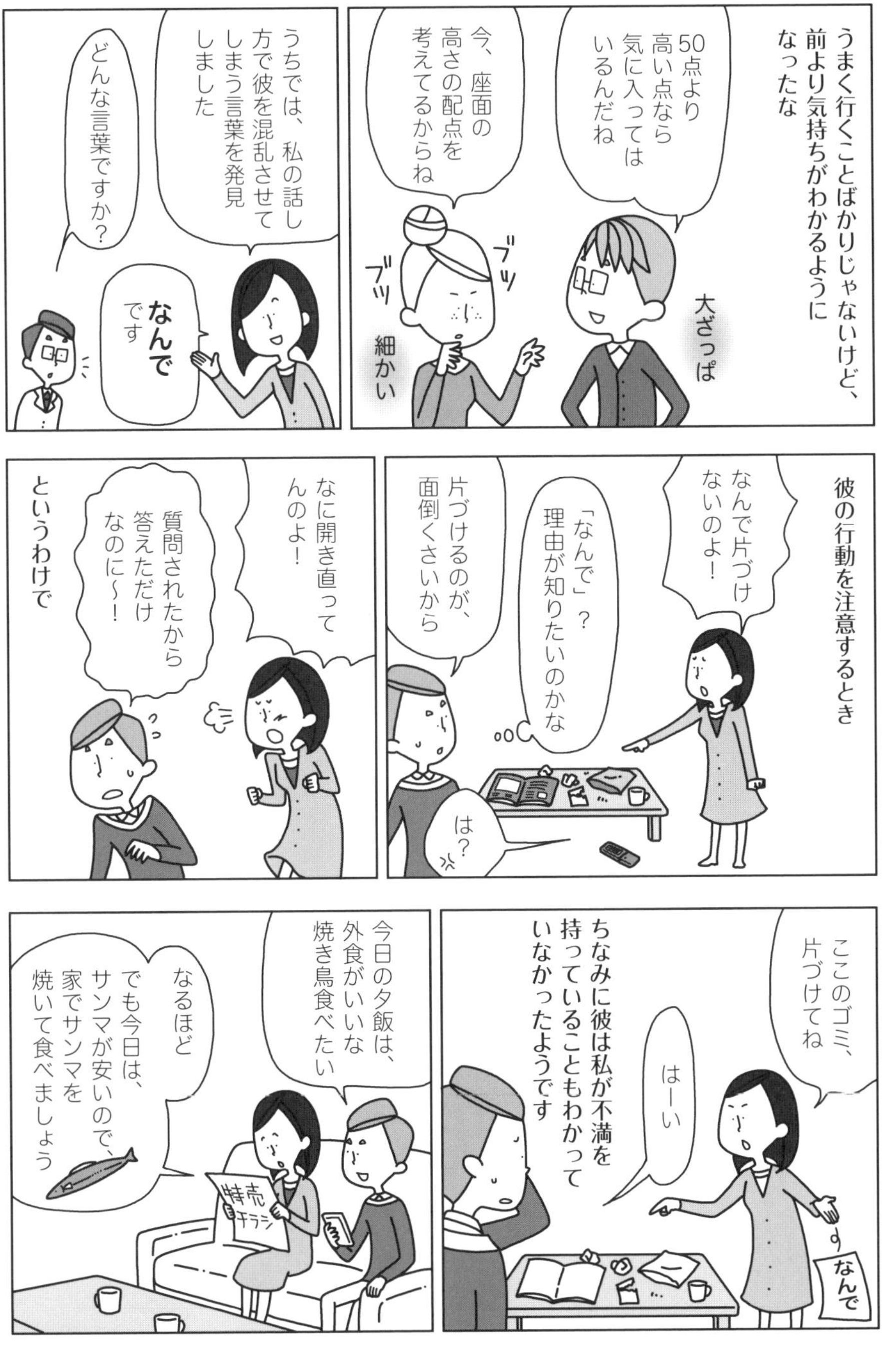

うまく行くことばかりじゃないけど、前より気持ちがわかるようになったな
大ざっぱ
50点より高い点なら気に入ってはいるんだね
今、座面の高さの配点を考えてるからね
ブツ
ブツ
細かい
うちでは、私の話し方で彼を混乱させてしまう言葉を発見しました
なんでです
どんな言葉ですか？
彼の行動を注意するとき
なんで片づけないのよ！
「なんで」？理由が知りたいのかな
片づけるのが、面倒くさいから
は？
なに開き直ってんのよ！
質問されたから答えただけなのに～！
というわけで
ここのゴミ、片づけてね
はーい
ちなみに彼は私が不満を持っていることもわかっていなかったようです
なんで
今日の夕飯は、外食がいいな 焼き鳥食べたい
なるほど でも今日は、サンマが安いので、家でサンマを焼いて食べましょう
特売チラシ

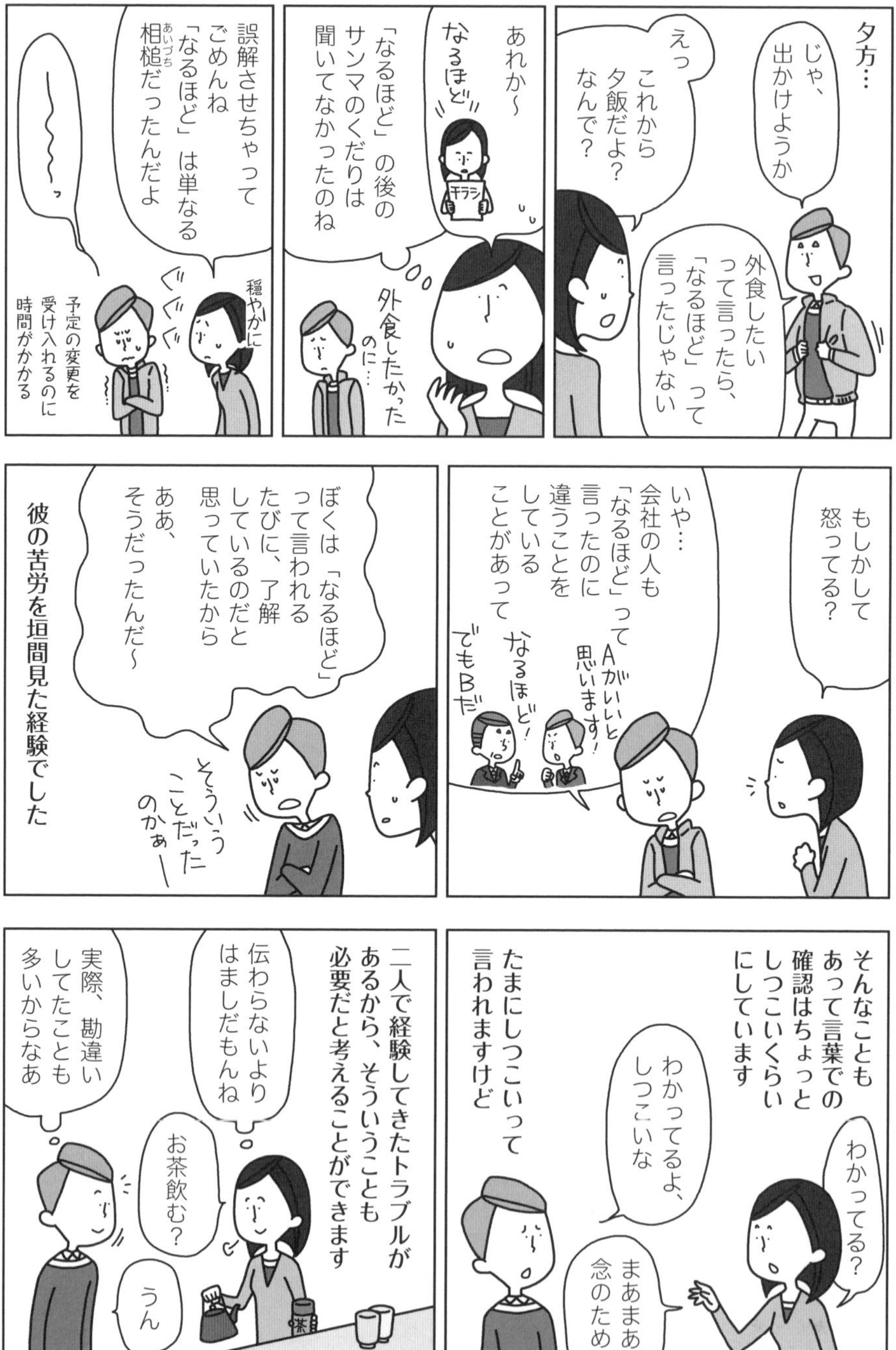
夕方…
じゃ、出かけようか
えっ これから夕飯だよ？ なんで？
外食したいって言ったら、「なるほど」って言ったじゃない
あれか〜
なるほど
チラシ
「なるほど」の後のサンマのくだりは聞いてなかったのね
外食したかったのに…
誤解させちゃってごめんね 「なるほど」は単なる相槌《あいづち》だったんだよ
穏やかに
〜〜〜っ
予定の変更を受け入れるのに時間がかかる
もしかして怒ってる？
いや… 会社の人も「なるほど」って言ったのに違うことをしていることがあって
Aがいいと思います！
なるほど！
でもBだ
ぼくは「なるほど」って言われるたびに、了解しているのだと思っていたから ああ、そうだったんだ〜
そういうことだったのかぁ〜
彼の苦労を垣間見た経験でした
そんなこともあって言葉での確認はちょっとしつこいくらいにしています
わかってる？
わかってるよ、しつこいな
まあまあ念のため
たまにしつこいって言われますけど
二人で経験してきたトラブルがあるから、そういうことも必要だと考えることができます
伝わらないよりはましだもんね
実際、勘違いしてたことも多いからなあ
お茶飲む？
うん

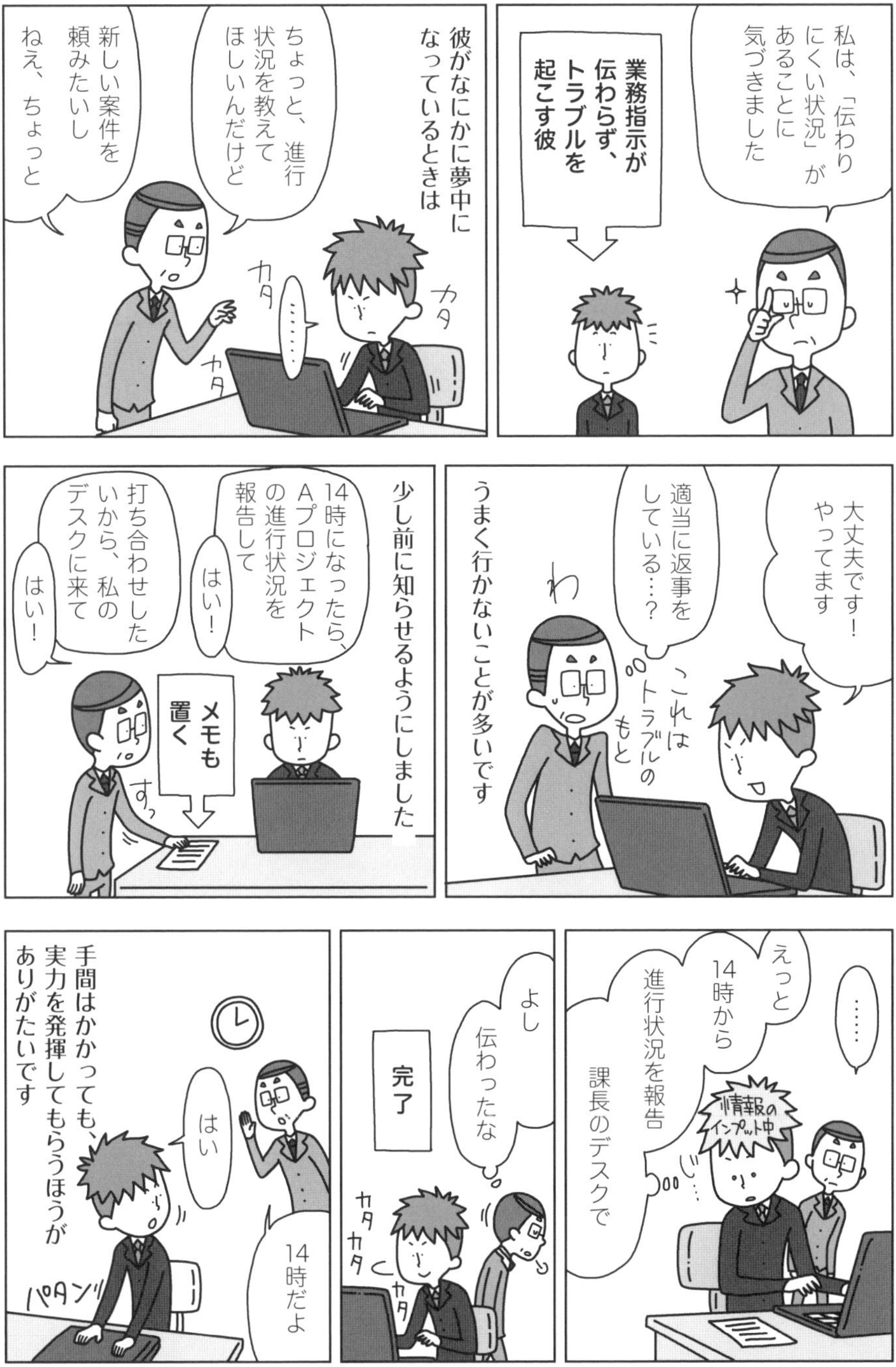
私は、「伝わりにくい状況」があることに気づきました
業務指示が伝わらず、トラブルを起こす彼
彼がなにかに夢中になっているときは
カタ
カタ
………
ちょっと、進行状況を教えてほしいんだけど
新しい案件を頼みたいしねえ、ちょっと
大丈夫です！やってます
適当に返事をしている…？
わ
これはトラブルのもと
うまく行かないことが多いです
少し前に知らせるようにしました
14時になったら、Aプロジェクトの進行状況を報告して
はい！
打ち合わせしたいから、私のデスクに来て
はい！
メモも置く
すっ
……
えっと14時から進行状況を報告
課長のデスクで
情報のインプット中
じ…
よし伝わったな
完了
カタカタ
カタ
手間はかかっても、実力を発揮してもらうほうがありがたいです
14時だよ
はい
パタン

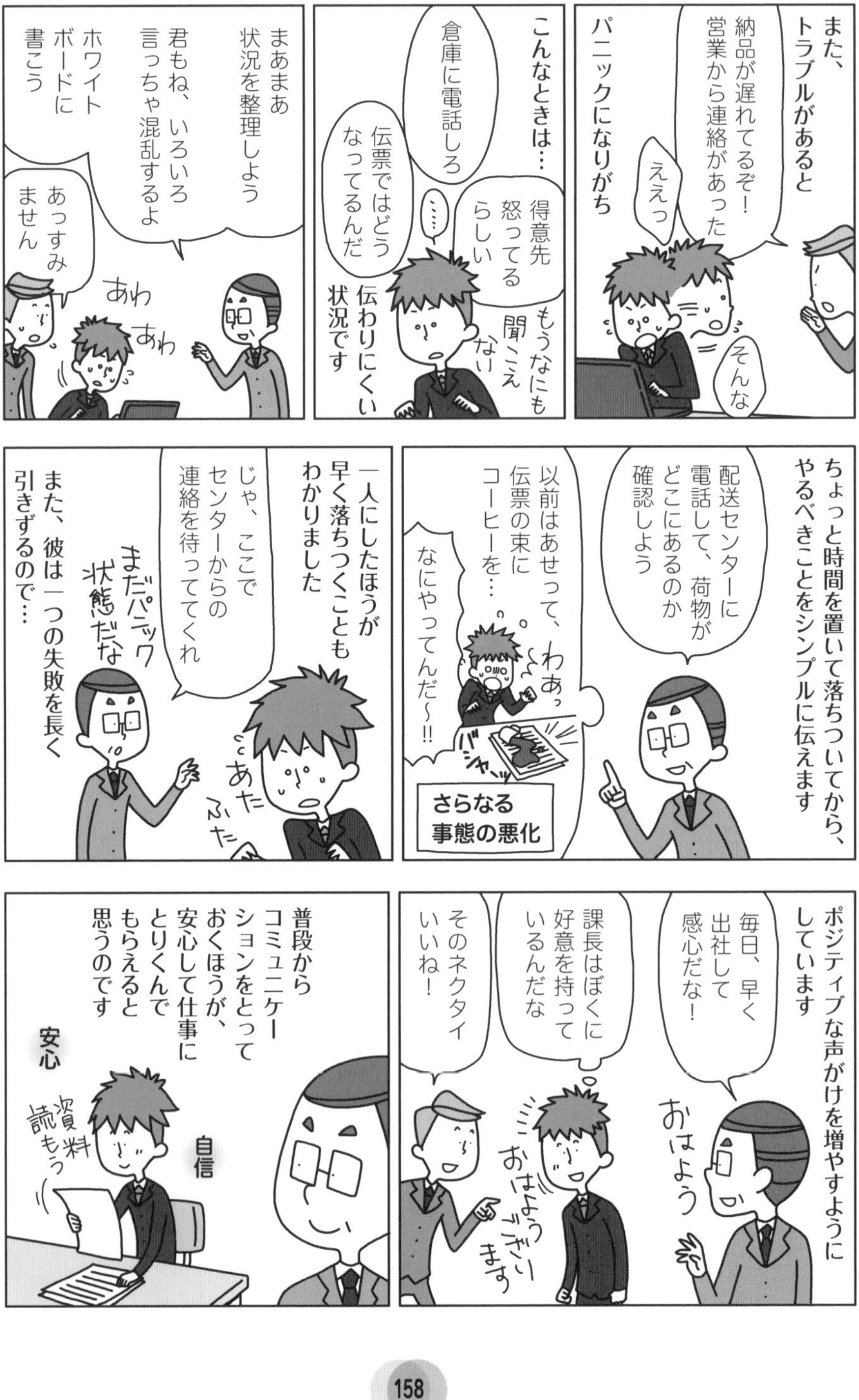
また、トラブルがあると
パニックになりがち
納品が遅れてるぞ！営業から連絡があった
ええっ
そんな
こんなときは…
倉庫に電話しろ
伝票ではどうなってるんだ
……
得意先怒ってるらしい
もうなにも聞こえない
伝わりにくい状況です
まあまあ状況を整理しよう
君もね、いろいろ言っちゃ混乱するよ
ホワイトボードに書こう
あっすみません
あわあわ
ちょっと時間を置いて落ちついてから、やるべきことをシンプルに伝えます
配送センターに電話して、荷物がどこにあるのか確認しよう
以前はあせって、伝票の束にコーヒーを…
なにやってんだ～!!
わあっ
バシャッ
さらなる事態の悪化
一人にしたほうが早く落ちつくこともわかりました
じゃ、ここでセンターからの連絡を待っててくれ
まだパニック状態だな
あたふた
また、彼は一つの失敗を長く引きずるので…
ポジティブな声がけを増やすようにしています
毎日、早く出社して感心だな！
課長はぼくに好意を持っているんだな
そのネクタイいいね！
おはよう
おはようございます
普段からコミュニケーションをとっておくほうが、安心して仕事にとりくんでもらえると思うのです
安心
資料読もう
自信

必要以上に構わない

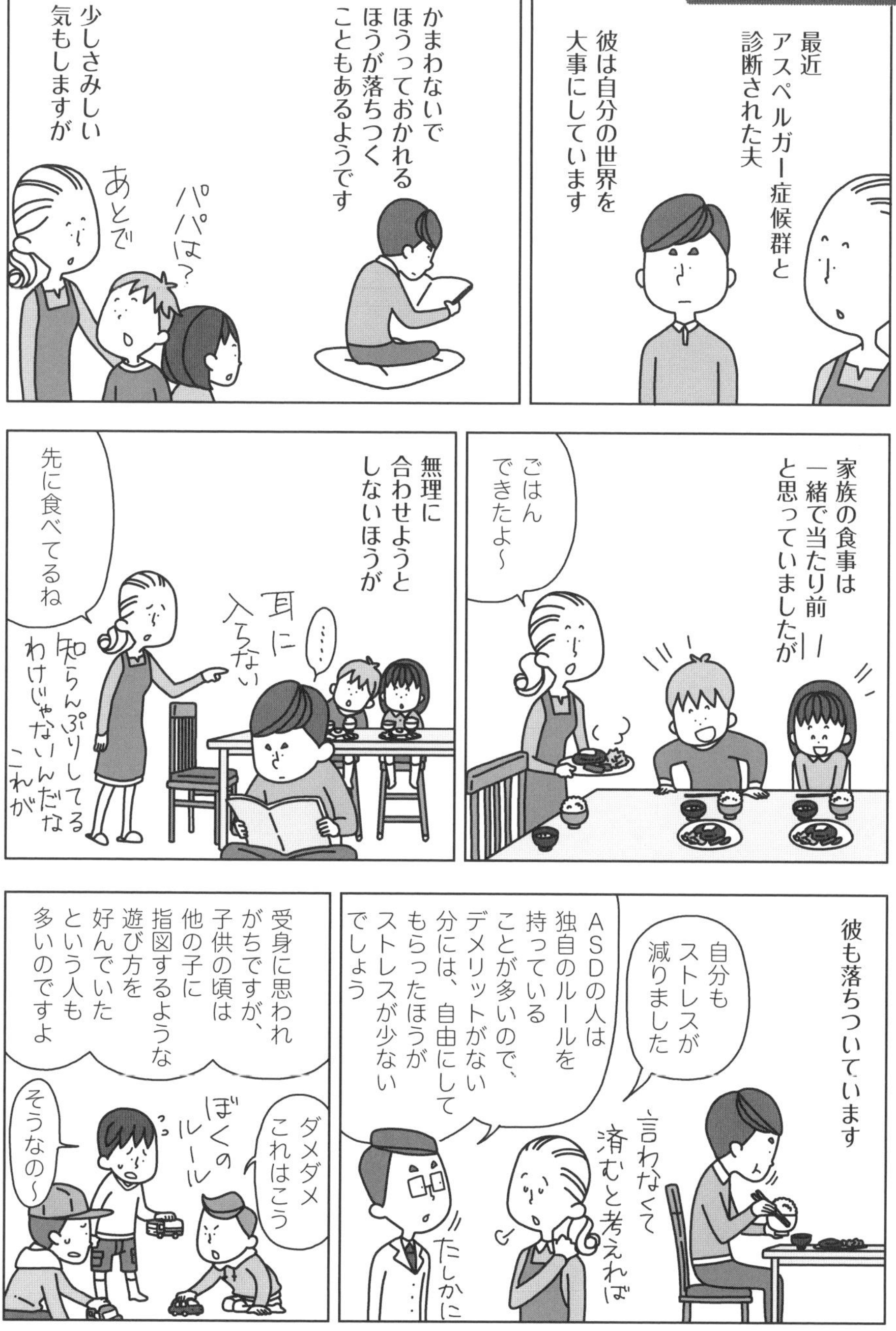
最近
アスペルガー症候群と
診断された夫
彼は自分の世界を
大事にしています
かまわないで
ほうっておかれる
ほうが落ちつく
こともあるようです
パパは?
あとで
少しさみしい
気もしますが
家族の食事は
一緒で当たり前
と思っていましたが
ごはん
できたよ~
無理に
合わせようと
しないほうが
耳に入らない
・・・・
先に食べてるね
知らんぷりしてるわけじゃないんだな
これが
彼も落ちついています
自分も
ストレスが
減りました
言わなくて
済むと考えれば
ASDの人は
独自のルールを
持っている
ことが多いので、
デメリットがない
分には、自由にして
もらったほうが
ストレスが少ない
でしょう
たしかに
受身に思われ
がちですが、
子供の頃は
他の子に
指図するような
遊び方を
好んでいた
という人も
多いのですよ
ダメダメ
これはこう
ぼくの
ルール
そうなの~

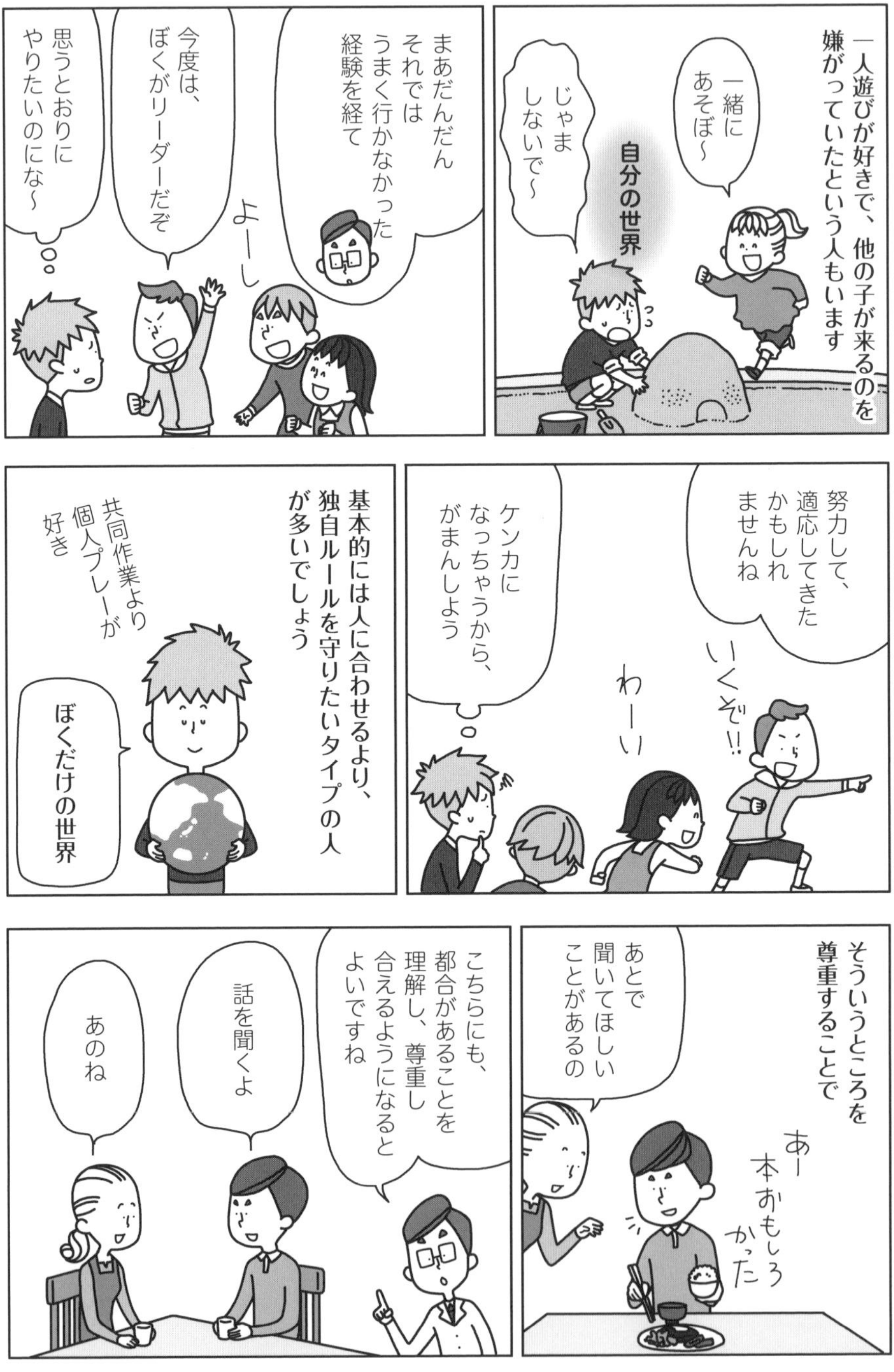
一人遊びが好きで、他の子が来るのを嫌がっていたという人もいます
一緒にあそぼ〜
じゃましないで〜
自分の世界
まあだんだんそれではうまく行かなかった経験を経て
よーし
今度は、ぼくがリーダーだぞ
思うとおりにやりたいのにな〜
努力して、適応してきたかもしれませんね
いくぞ!!
わーい
ケンカになっちゃうから、がまんしよう
基本的には人に合わせるより、独自ルールを守りたいタイプの人が多いでしょう
共同作業より個人プレーが好き
ぼくだけの世界
そういうところを尊重することで
あとで聞いてほしいことがあるの
あー本おもしろかった
こちらにも、都合があることを理解し、尊重し合えるようになるとよいですね
話を聞くよ
あのね

事前に予告をすると伝わりやすい

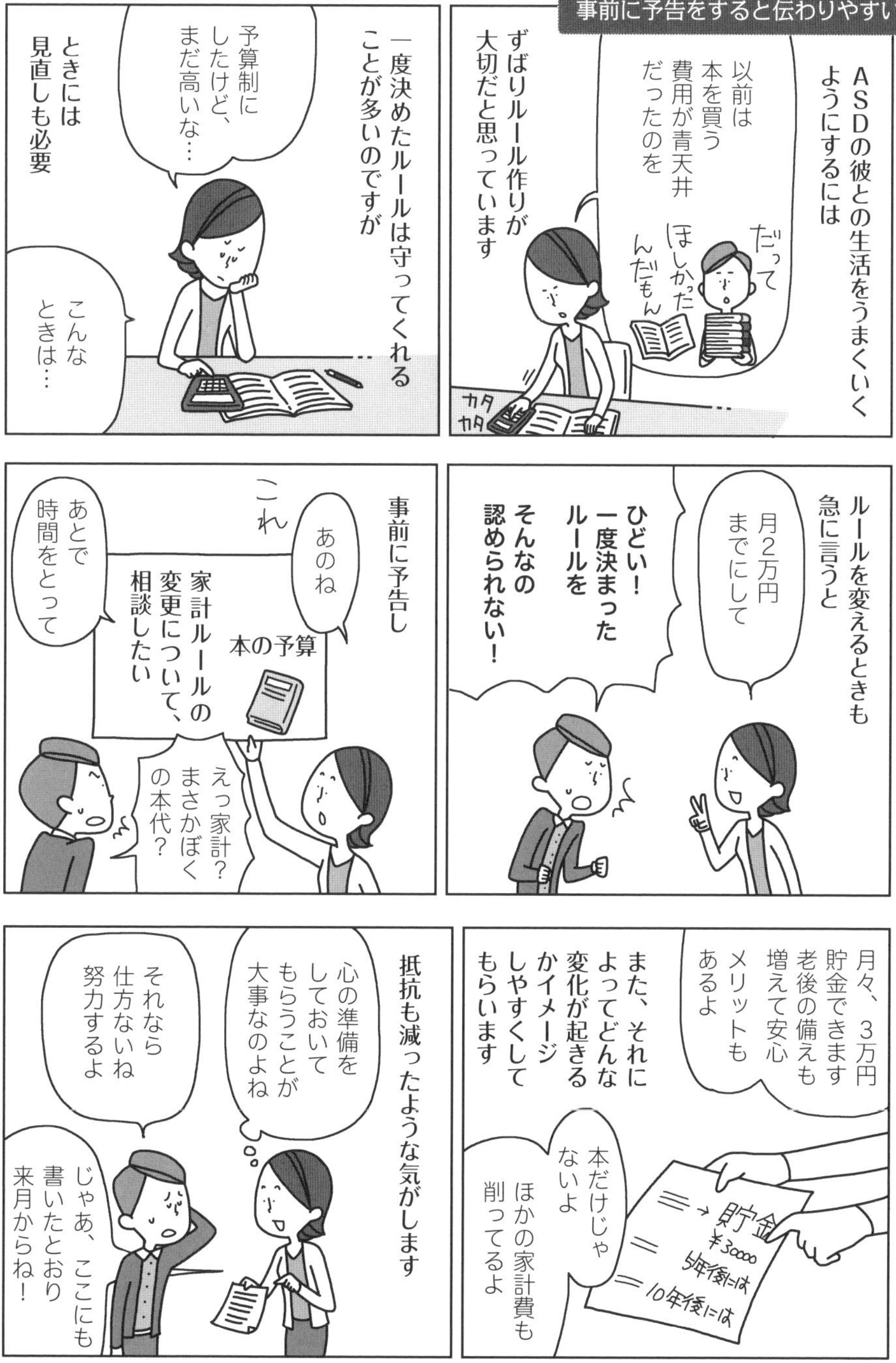
ASDの彼との生活をうまくいくようにするには
以前は本を買う費用が青天井だったのを
だってほしかったんだもん
ずばりルール作りが大切だと思っています
カタカタ
一度決めたルールは守ってくれることが多いのですが
予算制にしたけど、まだ高いな…
ときには見直しも必要
こんなときは…
ルールを変えるときも急に言うと
月2万円までにして
ひどい！一度決まったルールをそんなの認められない！
事前に予告し
あのね
これ
家計ルールの変更について、相談したい
本の予算
あとで時間をとって
えっ家計？まさかぼくの本代？
月々、3万円貯金できます老後の備えも増えて安心メリットもあるよ
また、それによってどんな変化が起きるかイメージしやすくしてもらいます
本だけじゃないよ
ほかの家計費も削ってるよ
→貯金
¥30000
5年後には
10年後には
抵抗も減ったような気がします
心の準備をしておいてもらうことが大事なのよね
それなら仕方ないね努力するよ
じゃあ、ここにも書いたとおり来月からね！

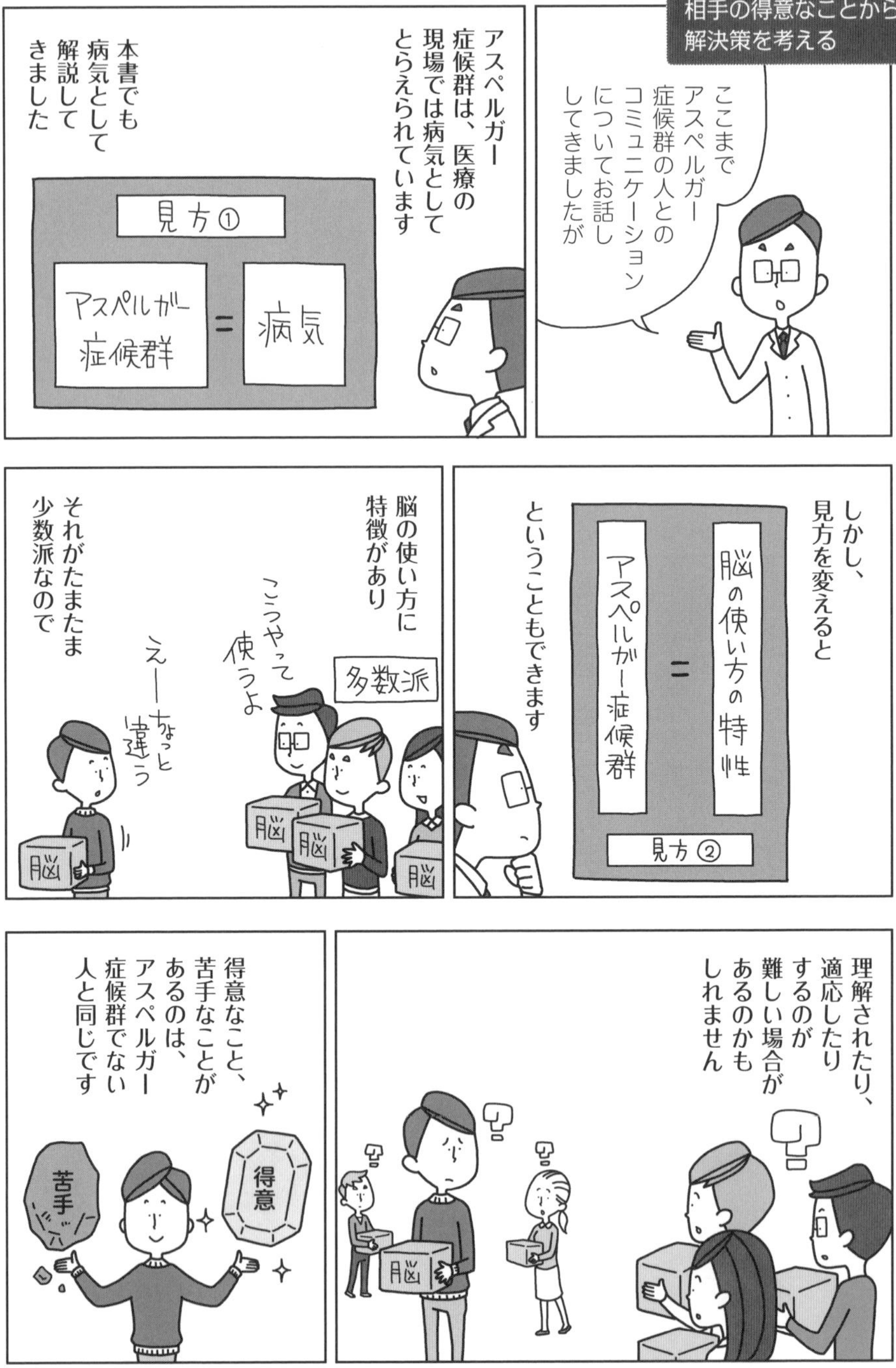
ここまで
アスペルガー
症候群の人との
コミュニケーション
についてお話し
してきましたが
アスペルガー
症候群は、医療の
現場では病気として
とらえられています
本書でも
病気として
解説して
きました
見方①
アスペルガー症候群
=
病気
しかし、
見方を変えると
脳の使い方の特性
=
アスペルガー症候群
見方②
ということもできます
脳の使い方に
特徴があり
多数派
こうやって使うよ
えー
ちょっと違う
それがたまたま
少数派なので
脳
理解されたり、
適応したり
するのが
難しい場合が
あるのかも
しれません
脳
得意なこと、
苦手なことが
あるのは、
アスペルガー
症候群でない
人と同じです
苦手
得意

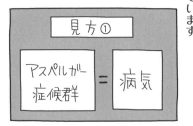

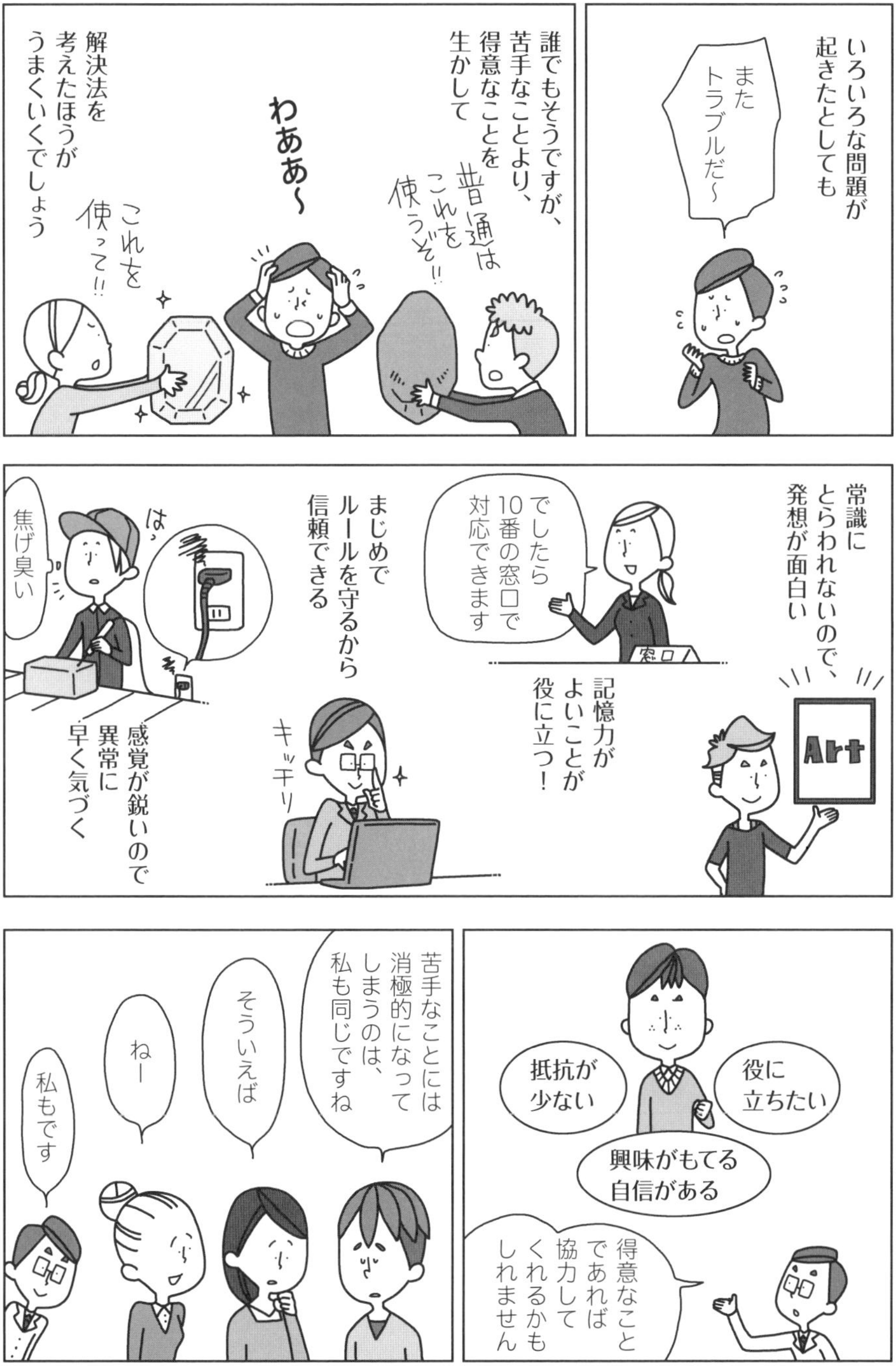
いろいろな問題が起きたとしても
またトラブルだ~
誰でもそうですが、苦手なことより、得意なことを生かして
普通はこれを使うぞ!!
わああ~
これを使って!!
解決法を考えたほうがうまくいくでしょう
常識にとらわれないので、発想が面白い
Art
でしたら10番の窓口で対応できます
窓口
記憶力がよいことが役に立つ!
まじめでルールを守るから信頼できる
キッチリ
は
焦げ臭い
感覚が鋭いので異常に早く気づく
抵抗が少ない
役に立ちたい
興味がもてる自信がある
得意なことであれば協力してくれるかもしれません
苦手なことには消極的になってしまうのは、私も同じですね
そういえば
ねー
私もです

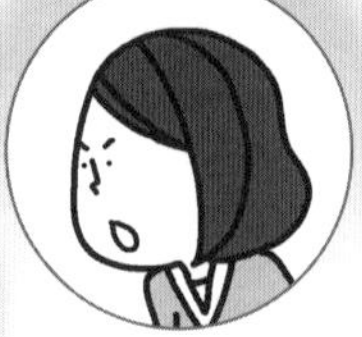

問題解決が難しいこともある

協力が得られなくて当然と考える

身近な人に、アスペルガー症候群など発達障害があるのでは？と疑いを持って、その行動を変えようと思っても、協力が得られなくて当然と考えた方がよいでしょう。

そもそも本人が障害の認識がなかった場合は、障害の受容自体がたいへんつらいことである場合もありますし、障害だとわかったところで、行動を変える必要性を感じていないかもしれません。

ＡＳＤの人には、こだわりの強さや、想像力のなさから、慣れ親しんだ行動を変えることに強い抵抗を感じることが多いのです。

ここでは、そうしたことも踏まえつつ、知っておくと役立つかもしれないアプローチの方法についてお話しします。

攻撃的なときや パニックをおこしたときは

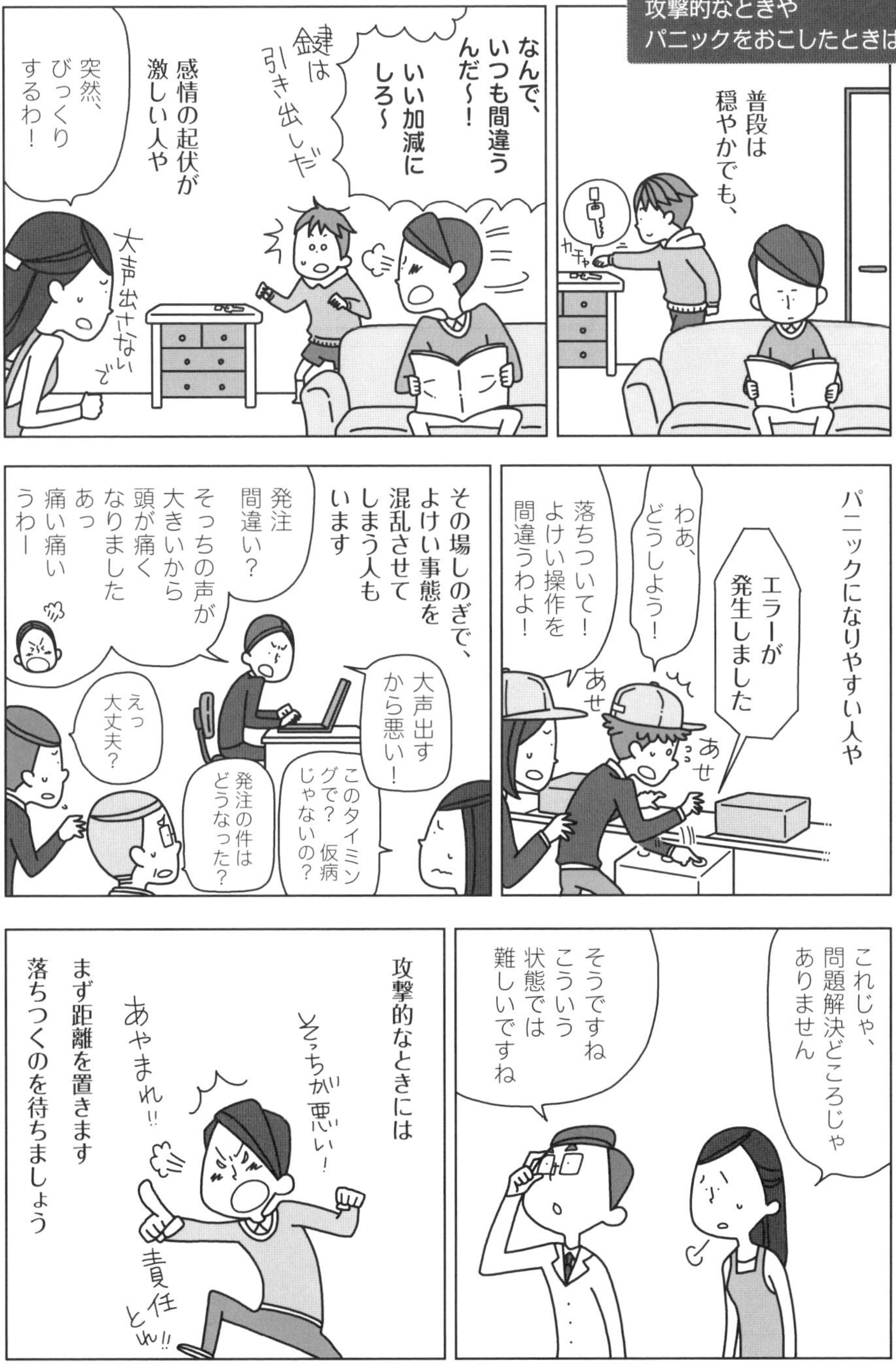
普段は穏やかでも、
カチャ
なんで、いつも間違うんだ～！
いい加減にしろ～
鍵は引き出しだ
感情の起伏が激しい人や
突然、びっくりするわ！
大声出さないで
パニックになりやすい人や
エラーが発生しました
わあ、どうしよう！
落ちついて！よけい操作を間違うわよ！
あせ
あせ
その場しのぎで、よけい事態を混乱させてしまう人もいます
発注間違い？
そっちの声が大きいから頭が痛くなりましたあっ痛い痛いうわー
大声出すから悪い！
このタイミングで？仮病じゃないの？
発注の件はどうなった？
えっ大丈夫？
これじゃ、問題解決どころじゃありません
そうですねこういう状態では難しいですね
攻撃的なときには
そっちが悪い！
あやまれ!!
責任とれ!!
まず距離を置きます
落ちつくのを待ちましょう

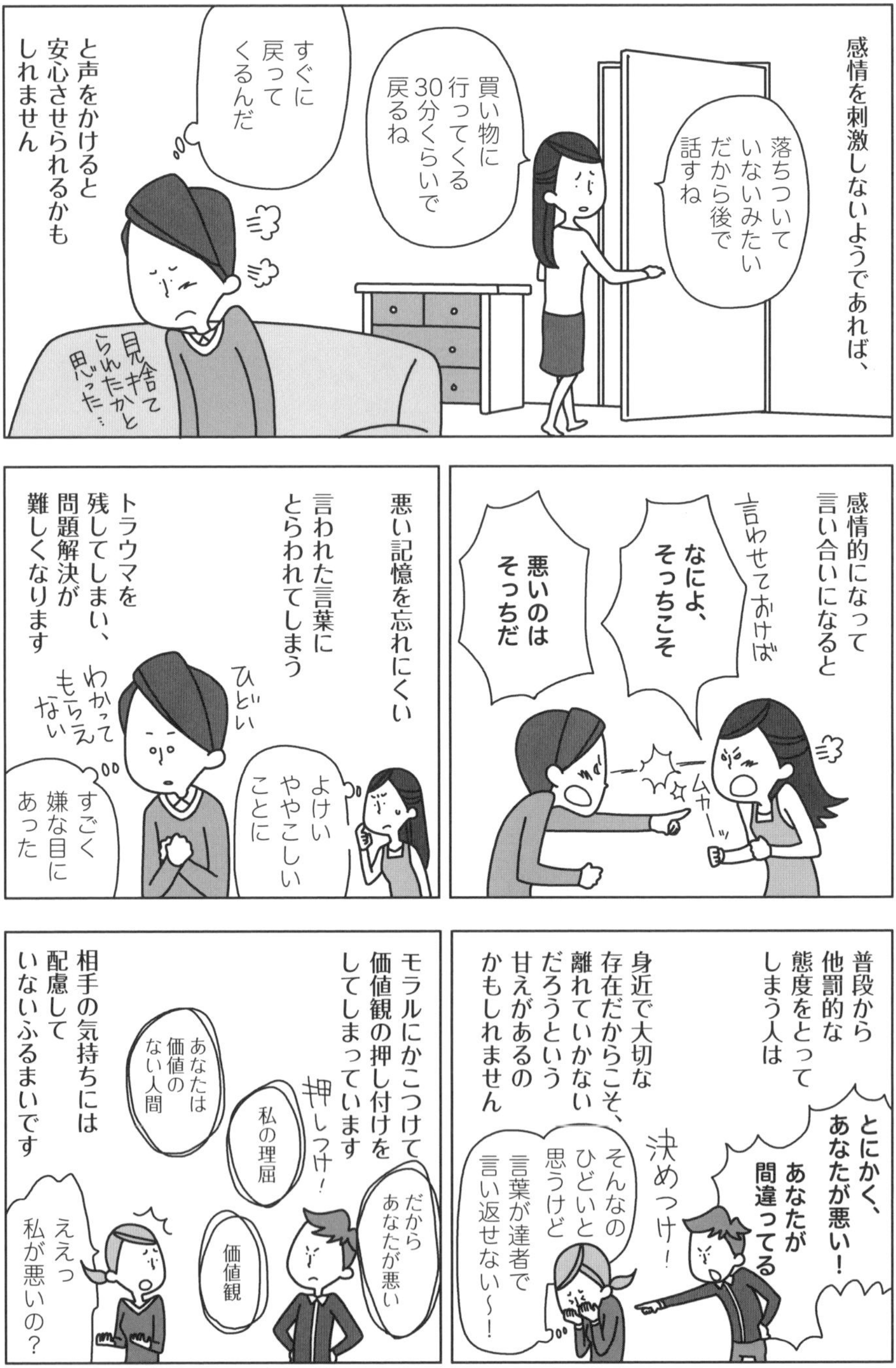
感情を刺激しないようであれば、
落ちついていないみたいだから後で話すね
買い物に行ってくる30分くらいで戻るね
すぐに戻ってくるんだ
見捨てられたかと思った…
と声をかけると安心させられるかもしれません
感情的になって言い合いになると
言わせておけば
なによ、そっちこそ
悪いのはそっちだ
ムカーッ
悪い記憶を忘れにくい
言われた言葉にとらわれてしまう
ひどい
わかってもらえない
よけいややこしいことに
すごく嫌な目にあった
トラウマを残してしまい、問題解決が難しくなります
普段から他罰的な態度をとってしまう人は
とにかく、あなたが悪い！
あなたが間違ってる
決めつけ！
そんなのひどいと思うけど言葉が達者で言い返せない〜！
身近で大切な存在だからこそ、離れていかないだろうという甘えがあるのかもしれません
モラルにかこつけて価値観の押し付けをしてしまっています
押しつけ！
だからあなたが悪い
私の理屈
価値観
あなたは価値のない人間
ええっ私が悪いの？
相手の気持ちには配慮していないふるまいです

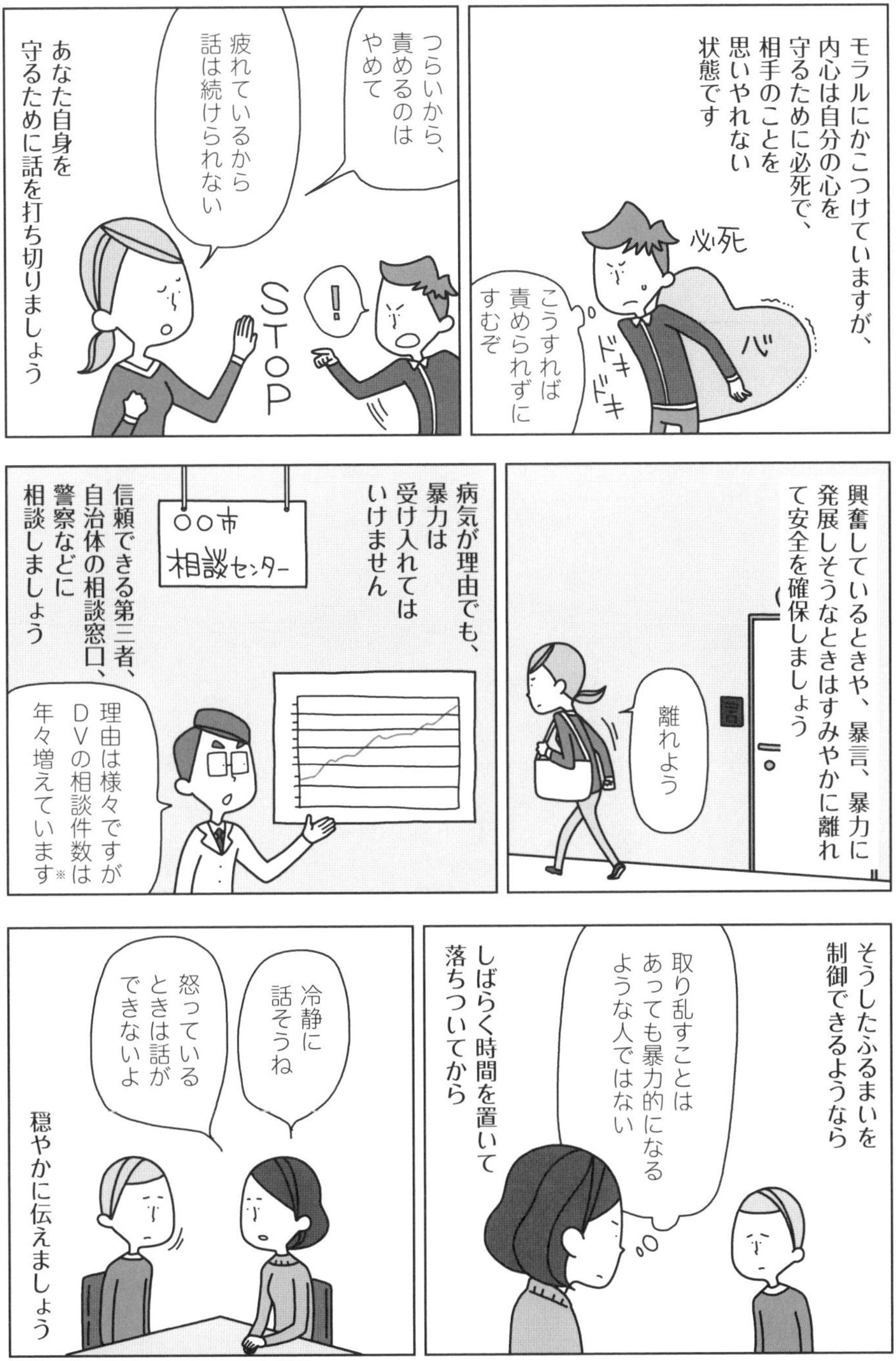
モラルにかこつけていますが、内心は自分の心を守るために必死で、相手のことを思いやれない状態です
必死
こうすれば責められずにすむぞ
ドキドキ
つらいから、責めるのはやめて
!
疲れているから話は続けられない
STOP
あなた自身を守るために話を打ち切りましょう
興奮しているときや、暴言、暴力に発展しそうなときはすみやかに離れて安全を確保しましょう
離れよう
病気が理由でも、暴力は受け入れてはいけません
○○市 相談センター
信頼できる第三者、自治体の相談窓口、警察などに相談しましょう
理由は様々ですがDVの相談件数は年々増えています※
そうしたふるまいを制御できるようなら
取り乱すことはあっても暴力的になるような人ではない
しばらく時間を置いて落ちついてから
冷静に話そうね
怒っているときは話ができないよ
穏やかに伝えましょう

※ 東京都生活文化局　東京都の配偶者暴力相談件数の推移（平成27年度）より

解説

発達障害の人のなかには、感情の起伏が激しい特性をもつ人がいます。そうした人が、感情的になって攻撃的なふるまいをすると、周りの人も強くストレスを感じます。とくに本人に病識がない場合、また自分をいつも窮地に陥れる自分の特性を見極めていない場合、なぜ世間と自分との間にずれがあるのか測る手がかりがありません。ですから、それがストレスとなって、暴言や攻撃的な態度などのより困った問題につながることもあります。

また、怒る、怒鳴る、ごまかす、黙り込むなどのその場しのぎの対応で乗り切ってきた経験を積み重ねてきた場合、それでなんとかなったと考え、より自分の問題を受け入れにくくなり、また他人からも発達障害の特徴を見出しにくくなります。問題が起きた場合にも、「自分ではなく相手が悪い」と他罰的な発想をしがちです。

感情的にならずに接し、それが負担であることを伝えます。また暴言、暴力がある場合は当事者だけで対応しようとせず、第三者を間に置いたり、距離を置くようにしましょう。

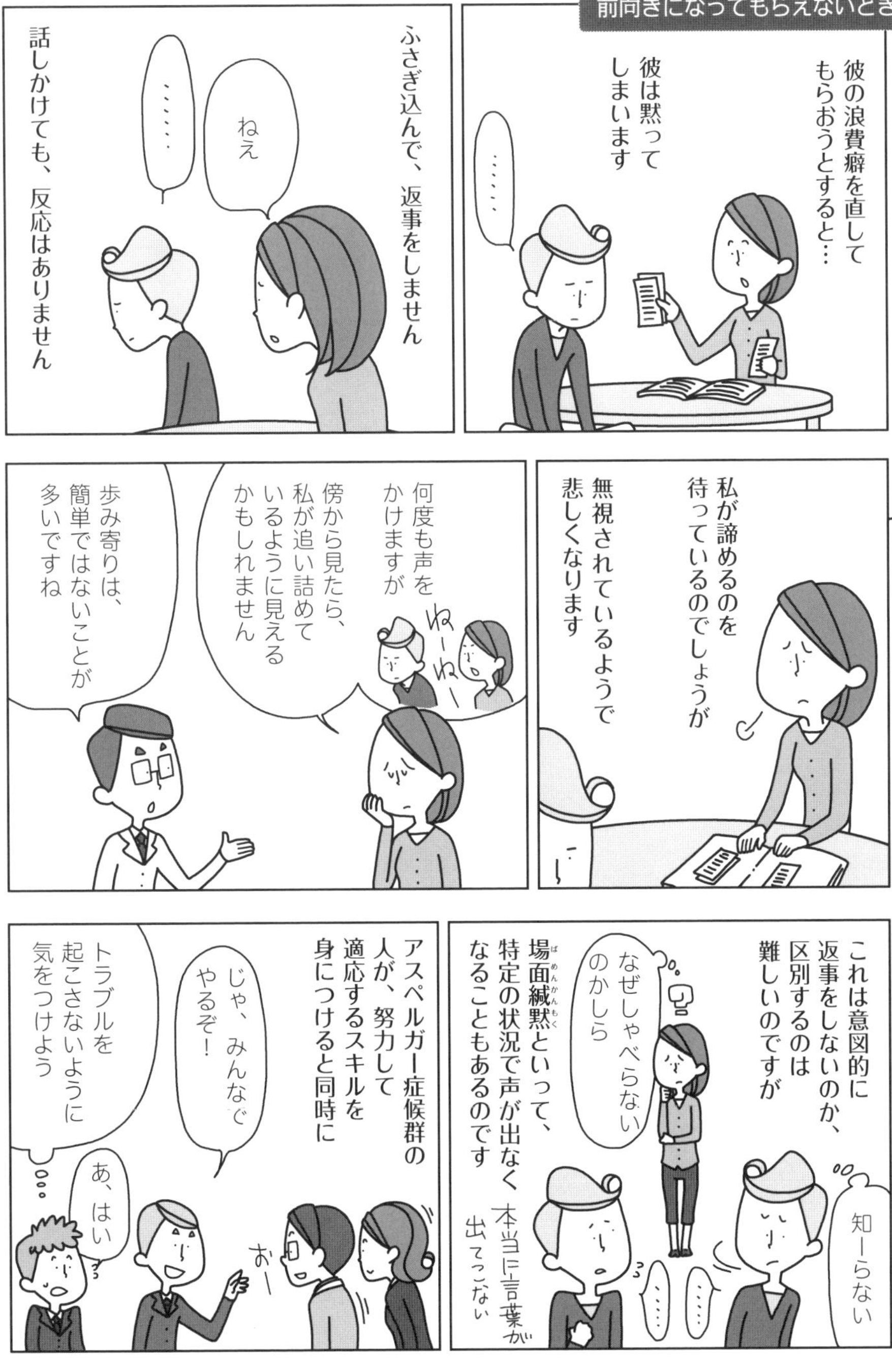

彼の浪費癖を直してもらおうとすると…
彼は黙ってしまいます
……
ふさぎ込んで、返事をしません
ねえ
……
話しかけても、反応はありません
私が諦めるのを待っているのでしょうが
無視されているようで悲しくなります
何度も声をかけますが
ねーねー
傍から見たら、私が追い詰めているように見えるかもしれません
歩み寄りは、簡単ではないことが多いですね
これは意図的に返事をしないのか、区別するのは難しいのですが
なぜしゃべらないのかしら
場面緘黙《ばめんかんもく》といって、特定の状況で声が出なくなることもあるのです
知ーらない
……
……
本当に言葉が出てこない
アスペルガー症候群の人が、努力して適応するスキルを身につけると同時に
じゃ、みんなでやるぞ!
おー
あ、はい
トラブルを起こさないように気をつけよう

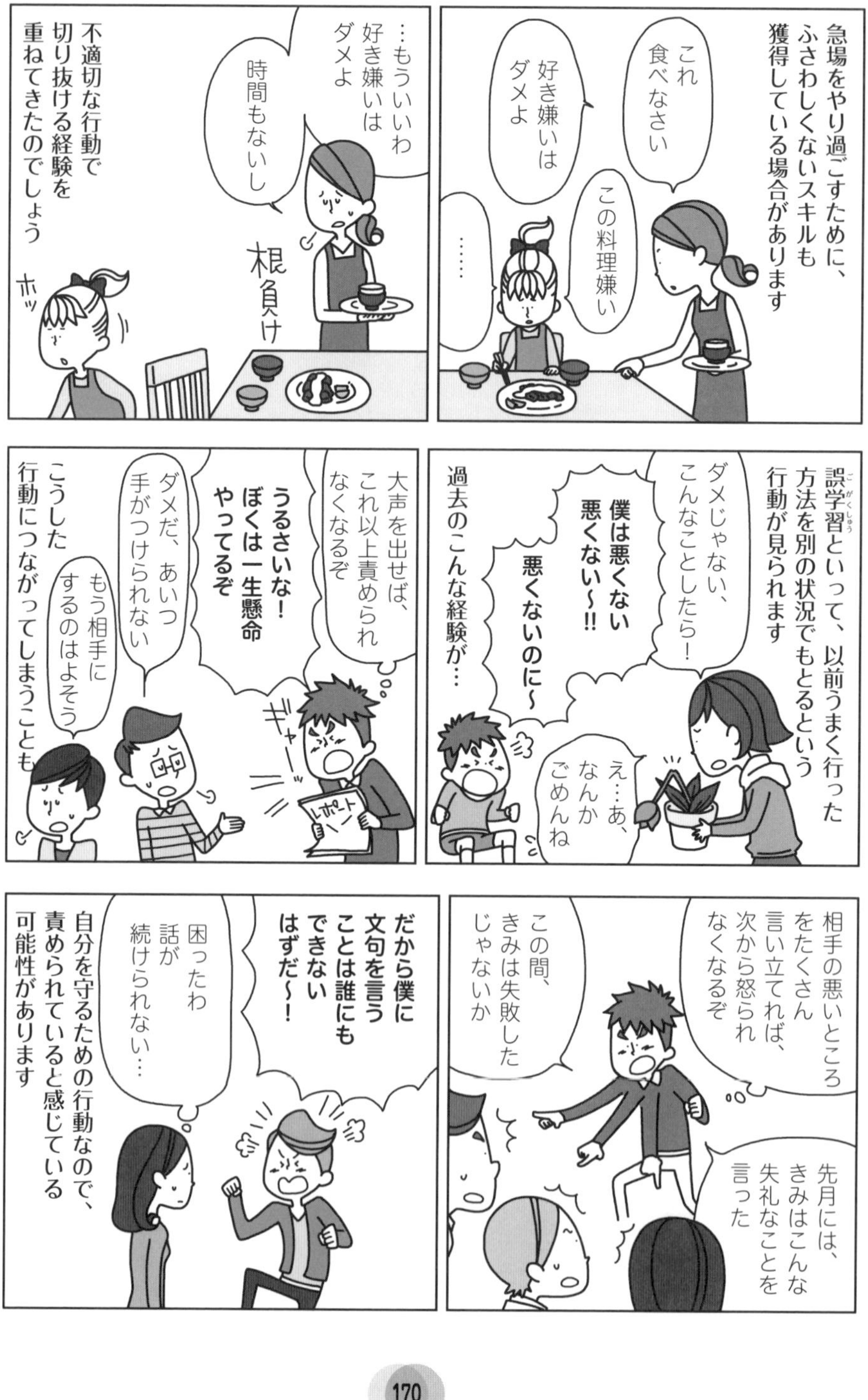
急場をやり過ごすために、ふさわしくないスキルも獲得している場合があります
これ食べなさい
好き嫌いはダメよ
この料理嫌い
……
…もういいわ好き嫌いはダメよ
時間もないし
根負け
ホッ
不適切な行動で切り抜ける経験を重ねてきたのでしょう
誤学習《ごがくしゅう》といって、以前うまく行った方法を別の状況でもとるという行動が見られます
ダメじゃない、こんなことしたら！
僕は悪くない悪くない〜!!
悪くないのに〜
え…あ、なんかごめんね
過去のこんな経験が…
大声を出せば、これ以上責められなくなるぞ
うるさいな！ぼくは一生懸命やってるぞ
ギャー
レポート
ダメだ、あいつ手がつけられない
もう相手にするのはよそう
こうした行動につながってしまうことも
相手の悪いところをたくさん言い立てれば、次から怒られなくなるぞ
この間、きみは失敗したじゃないか
先月には、きみはこんな失礼なことを言った
だから僕に文句を言うことは誰にもできないはずだ〜！
困ったわ話が続けられない…
自分を守るための行動なので、責められていると感じている可能性があります

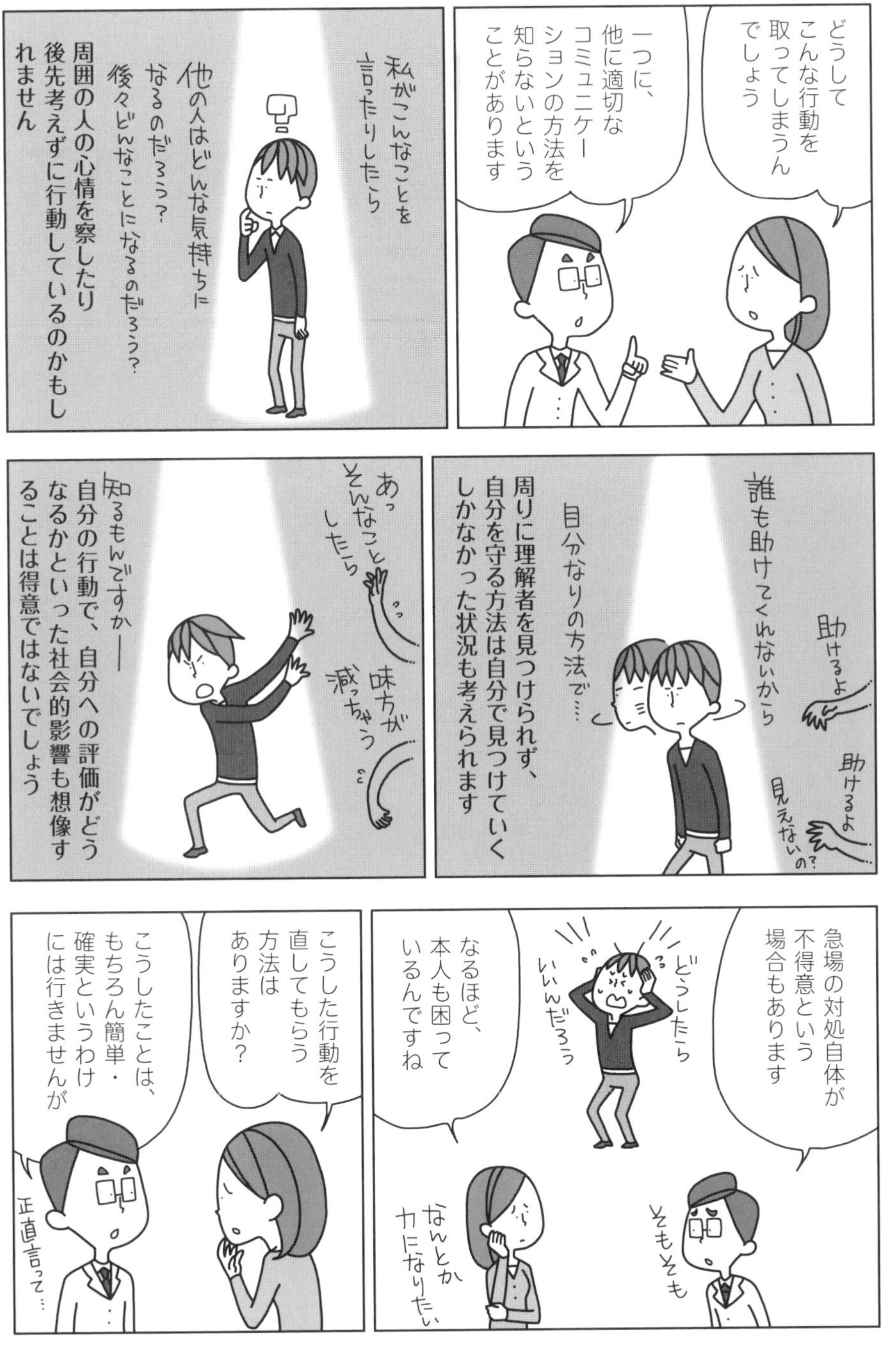
どうしてこんな行動を取ってしまうんでしょう
一つに、他に適切なコミュニケーションの方法を知らないということがあります
私がこんなことを言ったりしたら
他の人はどんな気持ちになるのだろう?
後々どんなことになるのだろう?
周囲の人の心情を察したり後先考えずに行動しているのかもしれません
誰も助けてくれないから
助けるよ
助けるよ
見えないの?
自分なりの方法で…
周りに理解者を見つけられず、自分を守る方法は自分で見つけていくしかなかった状況も考えられます
あっそんなことしたら
味方が減っちゃう
知るもんですか——
自分の行動で、自分への評価がどうなるかといった社会的影響も想像することは得意ではないでしょう
急場の対処自体が不得意という場合もあります
そもそも
どうしたらいいんだろう
なるほど、本人も困っているんですね
なんとか力になりたい
こうした行動を直してもらう方法はありますか?
こうしたことは、もちろん簡単・確実というわけには行きませんが
正直言って…

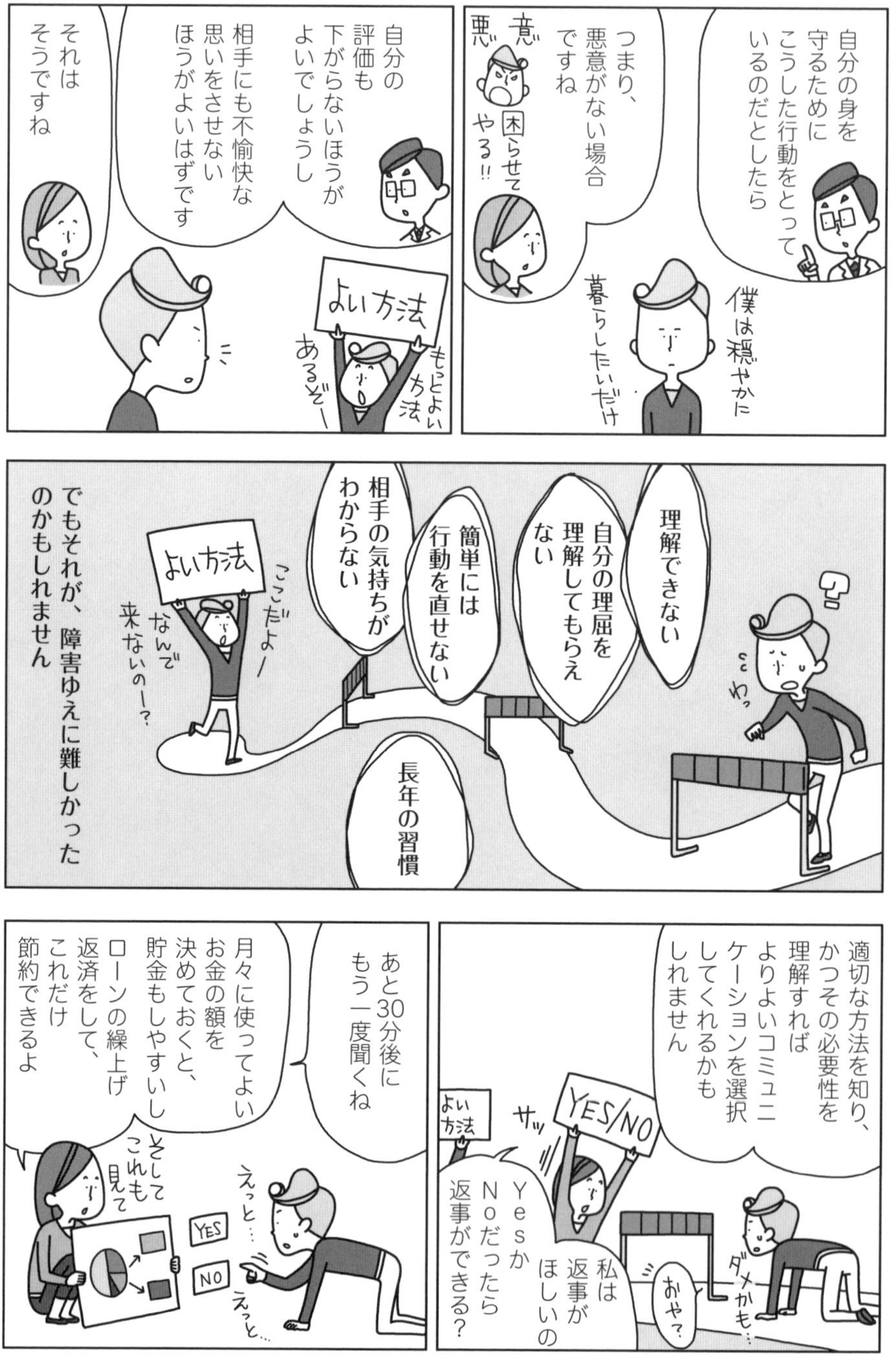

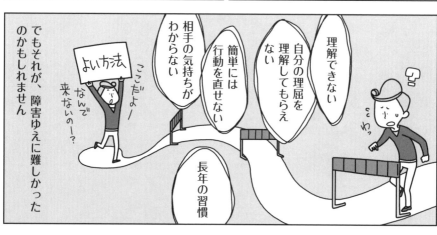

自分の身を守るためにこうした行動をとっているのだとしたら
つまり、悪意がない場合ですね
悪意
困らせてやる!!
僕は穏やかに暮らしたいだけ
自分の評価も下がらないほうがよいでしょうし
相手にも不愉快な思いをさせないほうがよいはずです
それはそうですね
よい方法
もっとよい方法あるぞー
理解できない
自分の理屈を理解してもらえない
簡単には行動を直せない
相手の気持ちがわからない
長年の習慣
よい方法
ここだよー
なんで来ないのー？
でもそれが、障害ゆえに難しかったのかもしれません
適切な方法を知り、かつその必要性を理解すればよりよいコミュニケーションを選択してくれるかもしれません
よい方法
サッ
YES/NO
私は返事がほしいの
YesかNoだったら返事ができる？
おや？
ダメかも…
あと30分後にもう一度聞くね
月々に使ってよいお金の額を決めておくと、貯金もしやすいしローンの繰上げ返済をして、これだけ節約できるよ
そしてこれも見て
YES
NO
えっと…
えっと…

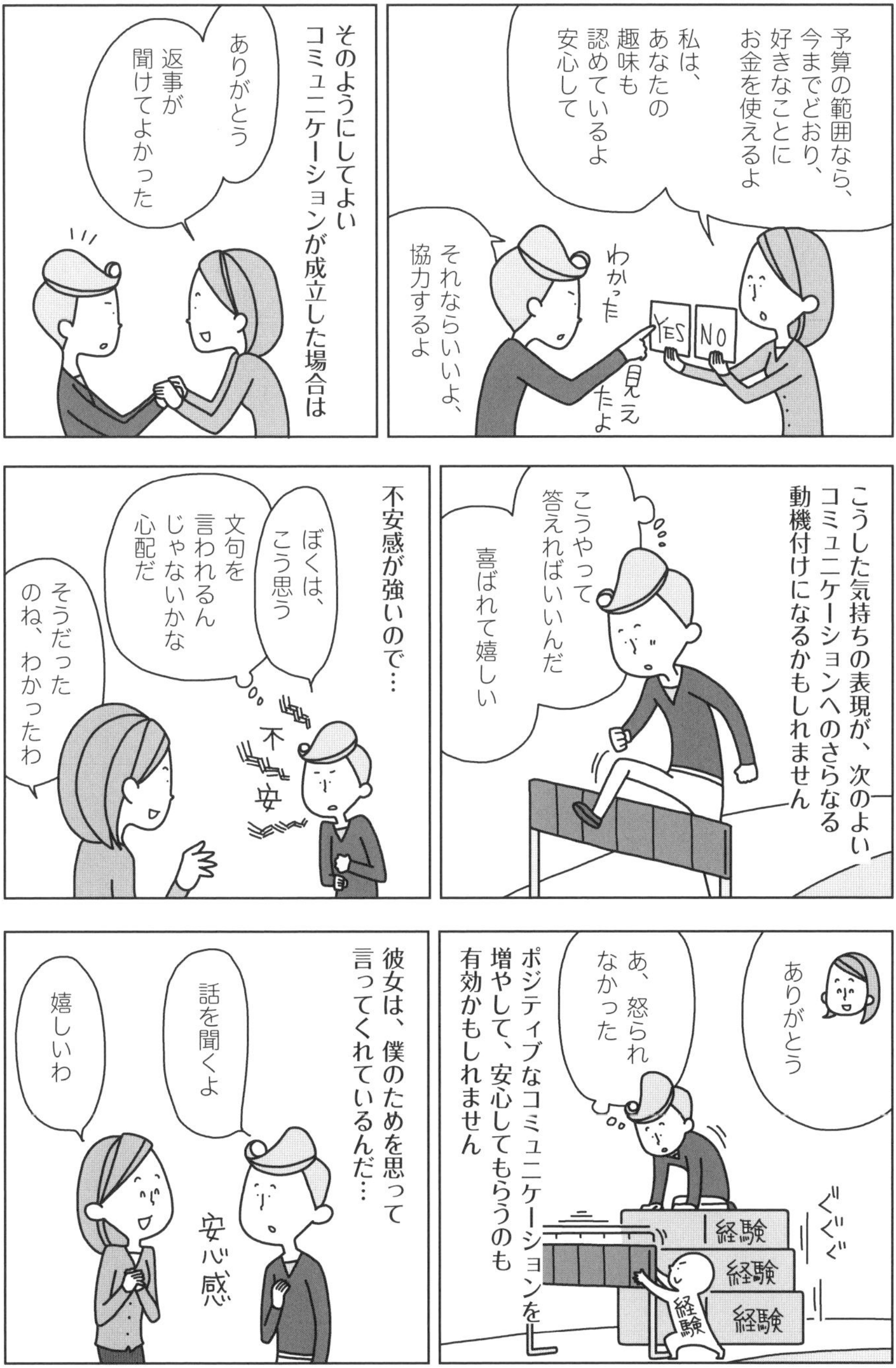
予算の範囲なら、今までどおり、好きなことにお金を使えるよ
私は、あなたの趣味も認めているよ 安心して
わかった
YES
NO
見えたよ
それならいいよ、協力するよ
そのようにしてよいコミュニケーションが成立した場合は
ありがとう 返事が聞けてよかった
こうした気持ちの表現が、次のよいコミュニケーションへのさらなる動機付けになるかもしれません
こうやって答えればいいんだ
喜ばれて嬉しい
不安感が強いので…
ぼくは、こう思う
文句を言われるんじゃないかな心配だ
不安
そうだったのね、わかったわ
ありがとう
あ、怒られなかった
ポジティブなコミュニケーションを増やして、安心してもらうのも有効かもしれません
ぐぐぐ
経験
経験
経験
経験
彼女は、僕のためを思って言ってくれているんだ…
話を聞くよ
嬉しいわ
安心感

社会通念にとらわれず、自分と相手とで新しいルールを作ろう

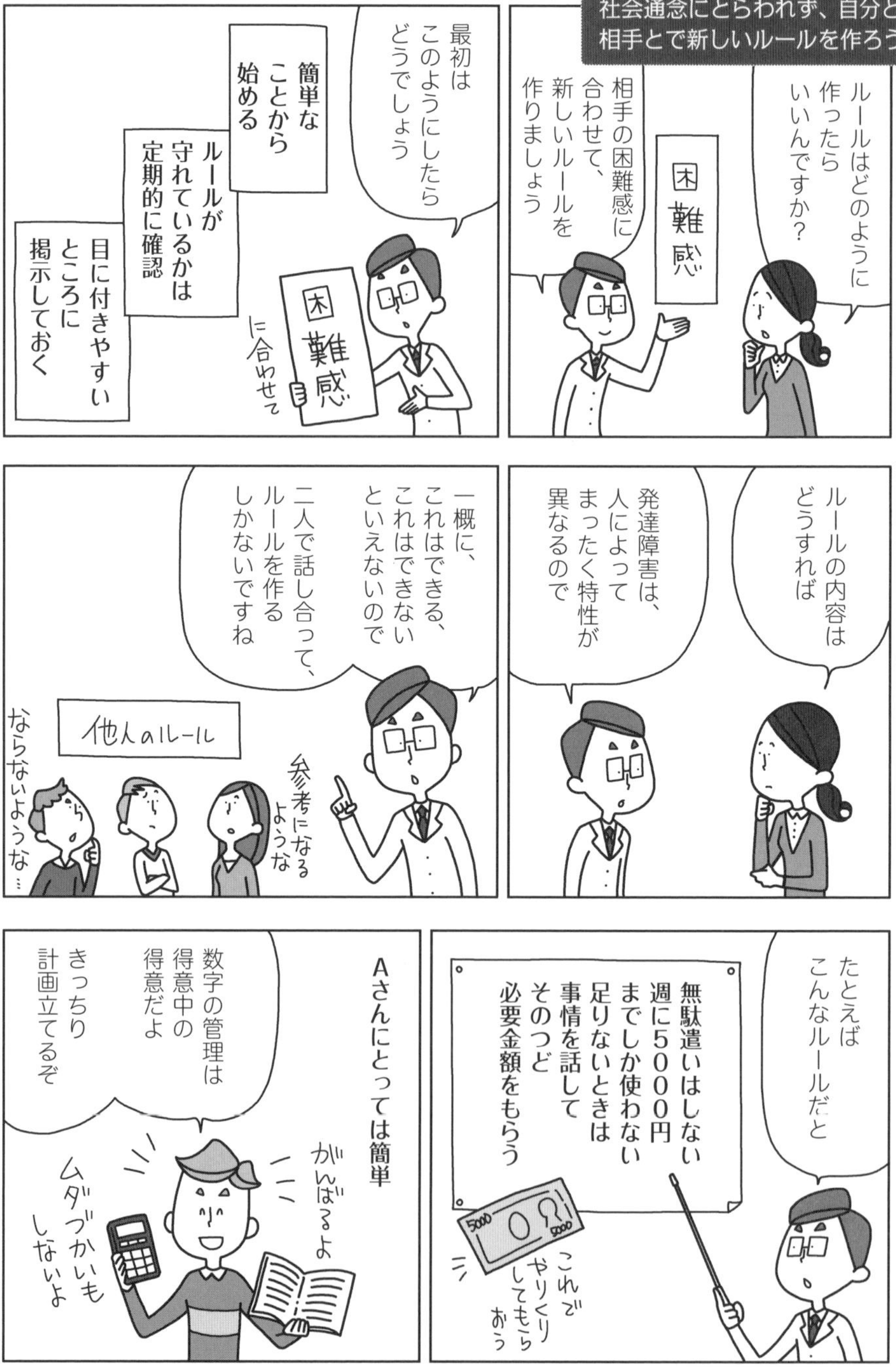

ルールはどのように作ったらいいんですか？
困難感
相手の困難感に合わせて、新しいルールを作りましょう
最初はこのようにしたらどうでしょう
困難感に合わせて
簡単なことから始める
ルールが守れているかは定期的に確認
目に付きやすいところに掲示しておく
ルールの内容はどうすれば
発達障害は、人によってまったく特性が異なるので
一概に、これはできる、これはできないといえないので
二人で話し合って、ルールを作るしかないですね
参考になるような
他人のルール
ならないような…
たとえばこんなルールだと
無駄遣いはしない
週に5000円までしか使わない
足りないときは事情を話して
そのつど必要金額をもらう
これでやりくりしてもらおう
Aさんにとっては簡単
数字の管理は得意中の得意だよ
きっちり計画立てるぞ
がんばるよ
ムダづかいもしないよ

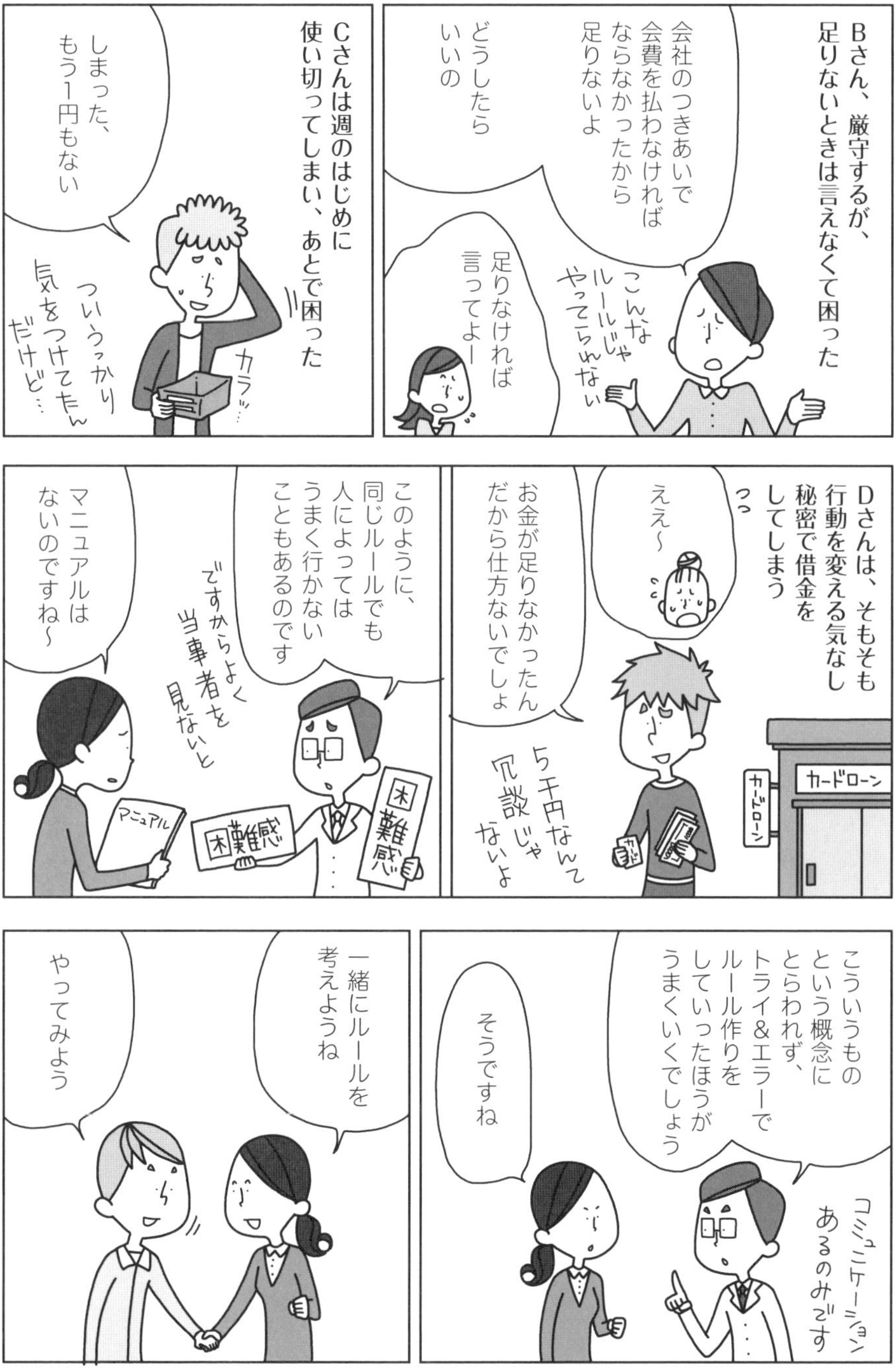
Bさん、厳守するが、足りないときは言えなくて困った
会社のつきあいで会費を払わなければならなかったから足りないよ
どうしたらいいの
こんなルールじゃやってらんない
足りなければ言ってよー
Cさんは週のはじめに使い切ってしまい、あとで困った
しまった、もう1円もない
カラッ…
ついうっかり気をつけてたんだけど…
Dさんは、そもそも行動を変える気なし秘密で借金をしてしまう
ええ〜
お金が足りなかったんだから仕方ないでしょ
5千円なんて冗談じゃないよ
カードローン
カードローン
このように、同じルールでも人によってはうまく行かないこともあるのです
ですからよく当事者を見ないと
マニュアルはないのですね〜
マニュアル
困難感
困難感
こういうものという概念にとらわれず、トライ&エラーでルール作りをしていったほうがうまくいくでしょう
コミュニケーションあるのみです
そうですね
一緒にルールを考えようね
やってみよう

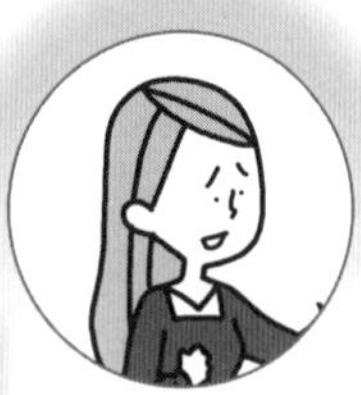

自分の心を守ろう

自分だけががまんしても問題は解決しない

発達障害の人との間にコミュニケーションの問題があったら、一人で悩まず専門家を頼ることを考えていただきたいと思います。相手にどんな障害があったとしても、あなたがそれをがまんしなければいけないわけでないことは知っておいてください。あなたの心身に不調があらわれていたら、あなたも治療が必要です。精神科の治療なんて、と思うかもしれませんが、受診にはそれほど抵抗を持たなくてよいと思います。

不眠が深刻な状態なら、睡眠薬を使用することは元気になるために必要なことです。抗うつ薬を使用するからといって弱い人間というわけではありません。

カウンセリングなども有効です。できれば、発達障害について専門知識のある医師や、カウンセラー、診療経験の豊富な医療機関がよいでしょう。

自分は自分。相手は相手。パーソナルスペースを守ろう

離れている時間を意図的に持ちましょう。

お互いを尊重するためにも、自分のことも尊重することが必要です。責任感の強い人ほど、相手のため、子どものため、会社のためと考えてがまんしてしまい、不適切な対処を続けてしまいますが、自分のためを考え、自分にも感情や都合があること、負担を負うには限度があることを知ってもらった方がむしろ事態は好転します。

発達障害を持つ人が不適応に近い状態になると、身近な存在に執着し、離れまいとしてくることがあります。相手が自分の人格との境界を見失い、同一視している場合は、はっきりとそれでは長続きしないことを伝えなければなりません。あらためて持続可能な関係を築くこと、それによるメリットをはっきり話した方が相手の不安が軽く済むこともあります。「捨てられるのでは?」「孤立するのでは?」という不安感を理解してあげることも大切です。

干渉される場合は、「夜10時から朝7時までは一人にしてほしい」などと時間で区切ると受け入れられやすいケースもあります。

距離を置くことも大切

身近な人からの影響によって、心身の状態が深刻で、緊急の場合には、まず避難的に距離を置くことが大切です。相手には離れることの必要性がわからない場合もあるので、自身が病気であると伝えましょう。

カサンドラ症候群に陥り深刻なうつ状態で入院を勧められた奥さんの旦那さんが、発達障害ゆえの強い不安感から入院に猛反対し、奥さんもそれを置いて入院することはできないとおっしゃり、必要な治療が行えなかったケースもあります。その方の場合は、幸いなことに近くに住むお姑さんが住み込みで手伝いに来てくれ、息子である発達障害の旦那さんに対して受診を勧めてくれました。旦那さんの治療とともに奥さんの状態も危機的な状況を脱し、現在では夫婦別居していますが、症状はお互いに回復してきています。また将来的に回復の見込みがないと考え、別居や配置換え、離縁などで距離を置くことを選択する人も少なくありません。

極論と思うかもしれませんが、人生はそれぞれの人のものですから、自分自身の人生をよりよく生きるためにこうした選択も検討に値すると考えます。

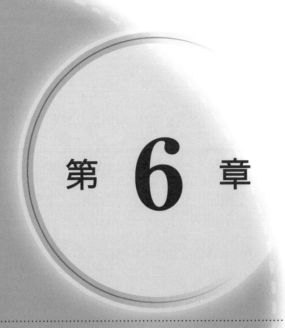

第6章

それぞれのASDとのつき合い方

ここまで読まれた方は、アスペルガー症候群や、ＡＤＨＤの特性そのものを治そうとすることはよい方法とはいえないことに気づいていることと思います。

問題を乗り越えた方々は、本人の能力や人格を否定することなく、今そこにある問題に目を向けて実現可能な改善方法を見出していくことで成功しています。

この章ではその実例をいくつか紹介します。

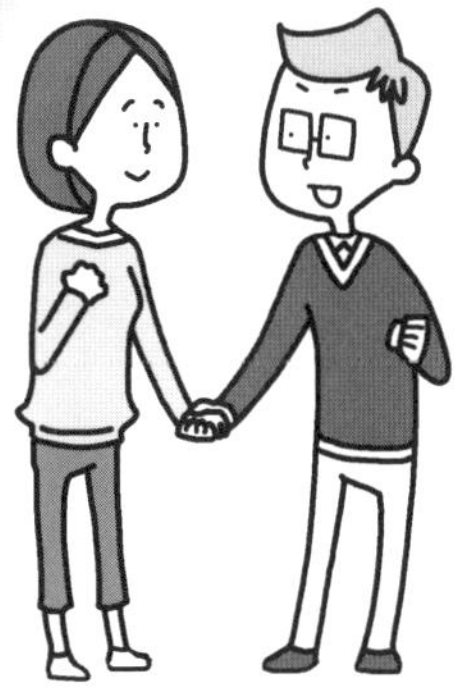

抱えている問題はさまざまで人によって異なりますが、発達障害によるコミュニケーションの問題が原因となっているケースでは、参考になることもあるでしょう。ご自身の解決法を見つけるためのヒントがあるかもしれません。

第三者の介入で落ちついた

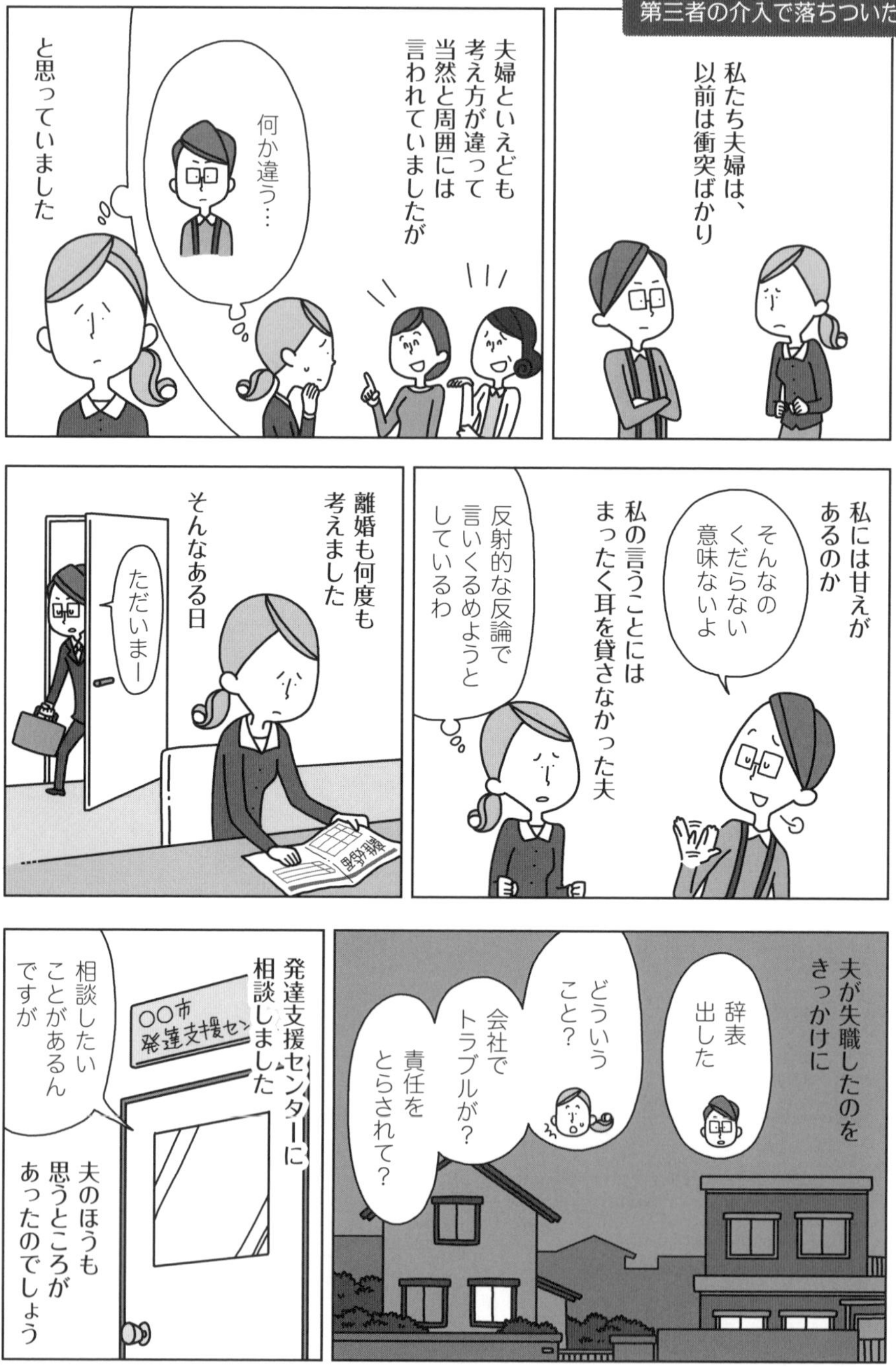
私たち夫婦は、以前は衝突ばかり
夫婦といえども考え方が違って当然と周囲には言われていましたが
何か違う…
と思っていました
私には甘えがあるのか
そんなのくだらない意味ないよ
私の言うことにはまったく耳を貸さなかった夫
反射的な反論で言いくるめようとしているわ
離婚も何度も考えました
そんなある日
ただいまー
夫が失職したのをきっかけに
辞表出した
どういうこと?
会社でトラブルが?
責任をとらされて?
発達支援センターに相談しました
○○市発達支援セン
相談したいことがあるんですが
夫のほうも思うところがあったのでしょう

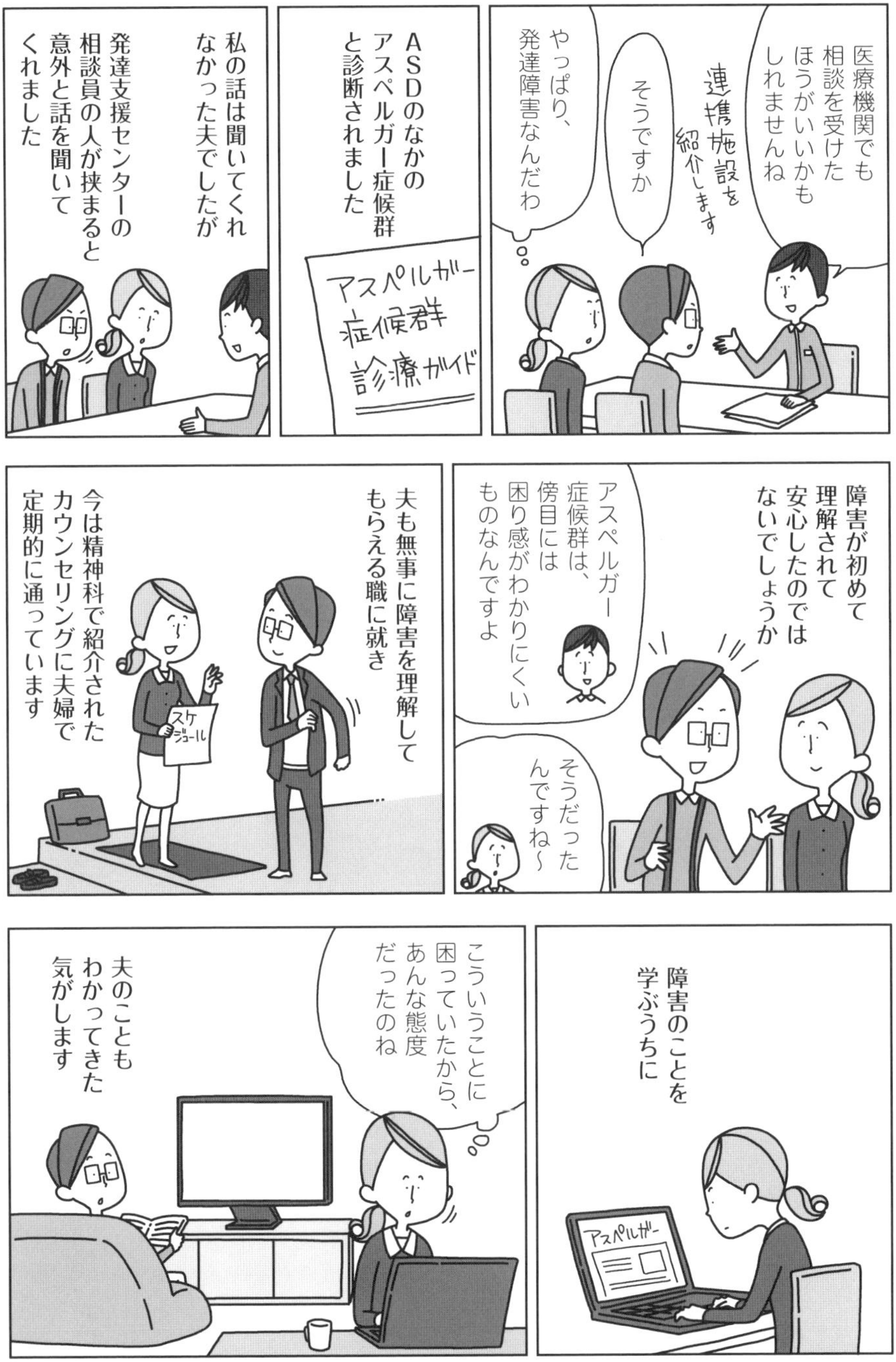
医療機関でも相談を受けたほうがいいかもしれませんね
連携施設を紹介します
そうですか
やっぱり、発達障害なんだわ
ASDのなかのアスペルガー症候群と診断されました
アスペルガー症候群診療ガイド
私の話は聞いてくれなかった夫でしたが
発達支援センターの相談員の人が挟まると意外と話を聞いてくれました
障害が初めて理解されて安心したのではないでしょうか
アスペルガー症候群は、傍目には困り感がわかりにくいものなんですよ
そうだったんですね〜
夫も無事に障害を理解してもらえる職に就き
スケジュール
今は精神科で紹介されたカウンセリングに夫婦で定期的に通っています
障害のことを学ぶうちに
アスペルガー
こういうことに困っていたから、あんな態度だったのね
夫のこともわかってきた気がします

距離を置いて、関係を見直すことができた

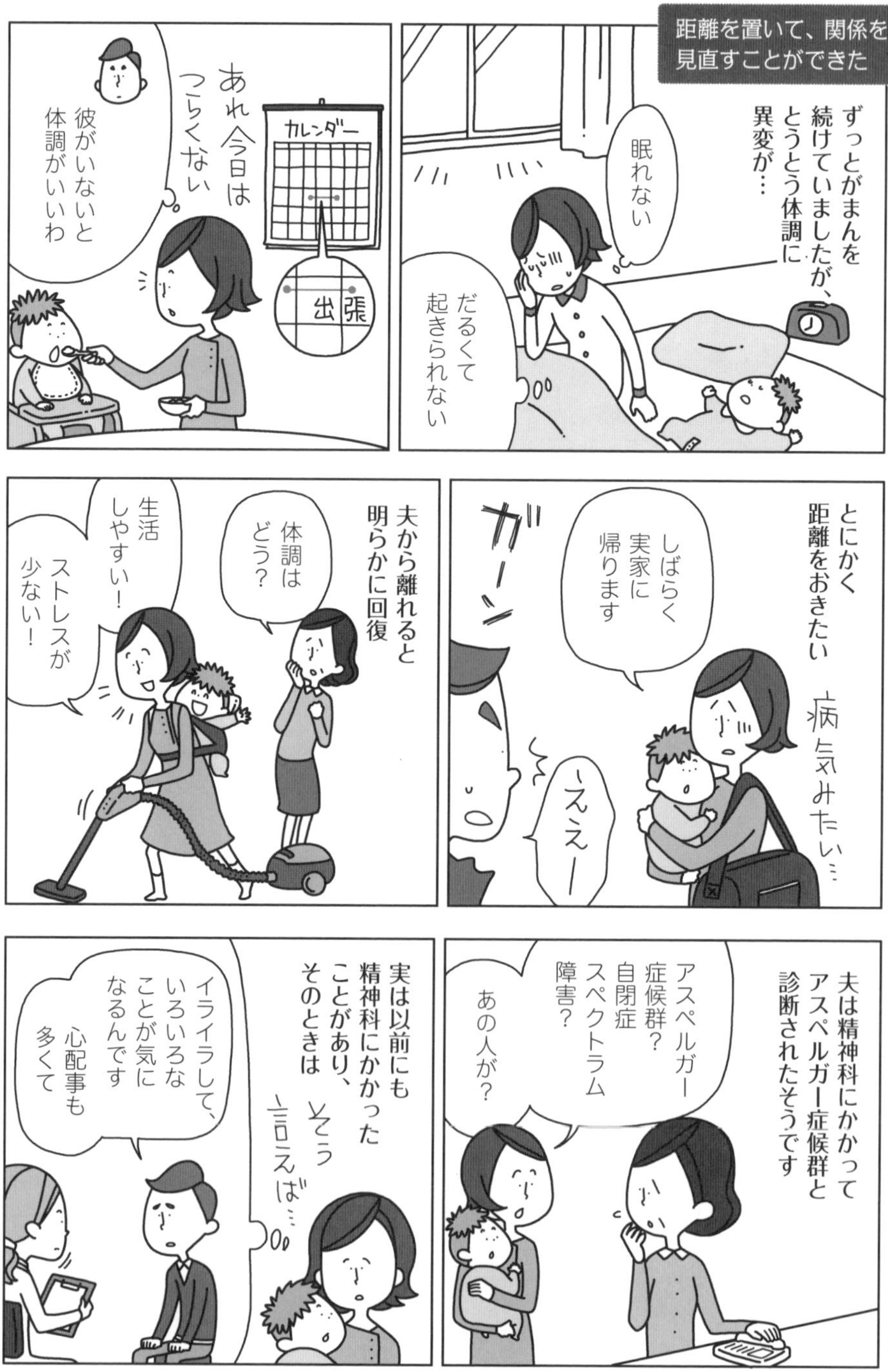

ずっとがまんを続けていましたが、とうとう体調に異変が…
眠れない
だるくて起きられない
カレンダー
出張
あれ今日はつらくない
彼がいないと体調がいいわ
とにかく距離をおきたい
しばらく実家に帰ります
病気みたい…
ガーン
えぇー
夫から離れると明らかに回復
体調はどう?
生活しやすい!
ストレスが少ない!
夫は精神科にかかってアスペルガー症候群と診断されたそうです
アスペルガー症候群? 自閉症スペクトラム障害?
あの人が?
実は以前にも精神科にかかったことがあり、そのときは
そう言えば…
イライラして、いろいろなことが気になるんです
心配事も多くて

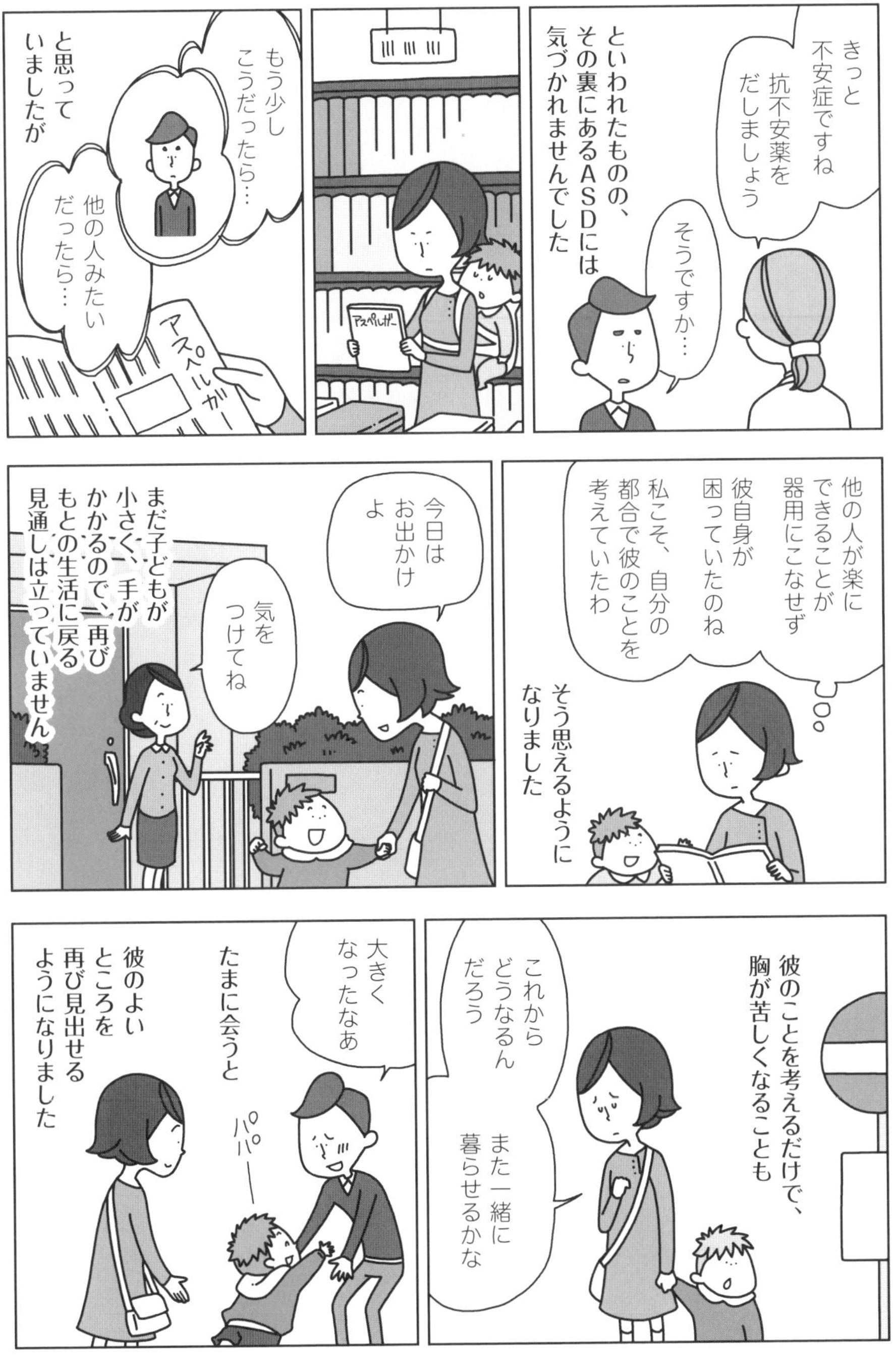

きっと不安症ですね
抗不安薬をだしましょう
そうですか…
といわれたものの、その裏にあるASDには気づかれませんでした
アスペルガー
もう少しこうだったら…
他の人みたいだったら…
アスペルガー
と思っていましたが
他の人が楽にできることが器用にこなせず
彼自身が困っていたのね
私こそ、自分の都合で彼のことを考えていたわ
そう思えるようになりました
今日はお出かけよ
気をつけてね
まだ子どもが小さく、手がかかるので、再びもとの生活に戻る見通しは立っていません
彼のことを考えるだけで、胸が苦しくなることも
これからどうなるんだろう
また一緒に暮らせるかな
大きくなったなぁ
パパー
たまに会うと
彼のよいところを再び見出せるようになりました

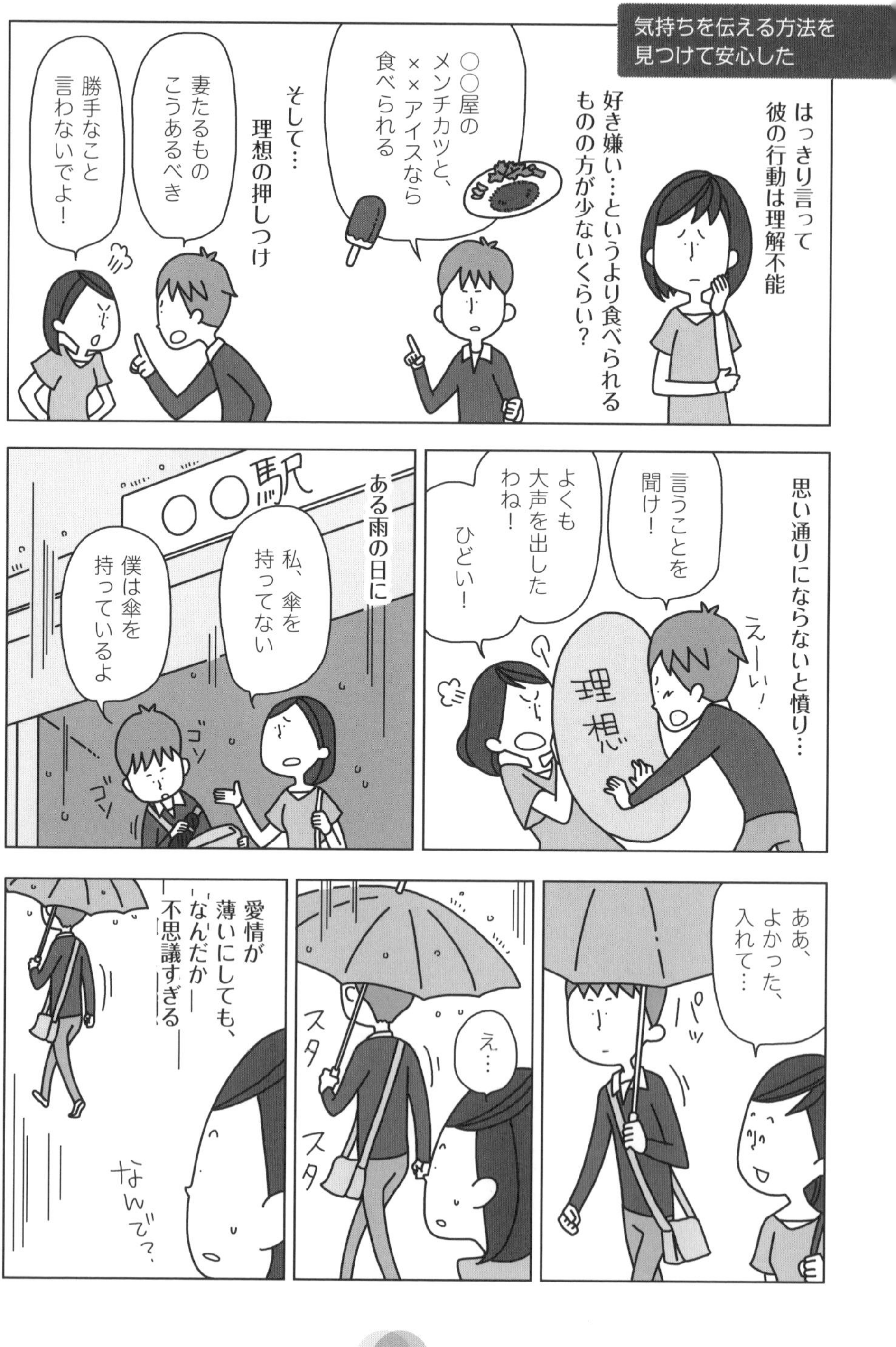
気持ちを伝える方法を
見つけて安心した
はっきり言って
彼の行動は理解不能
好き嫌い…というより食べられる
ものの方が少ないくらい？
○○屋の
メンチカツと、
××アイスなら
食べられる
そして…
理想の押しつけ
妻たるもの
こうあるべき
勝手なこと
言わないでよ！
思い通りにならないと憤り…
言うことを
聞け！
よくも
大声を出した
わね！
ひどい！
えーい！
理想
ある雨の日に
○○駅
私、傘を
持ってない
僕は傘を
持っているよ
ゴソ
ゴソ
ああ、
よかった、
入れて…
パッ
え…
スタ
スタ
愛情が
薄いにしても、
なんだか
不思議すぎる
なんで？

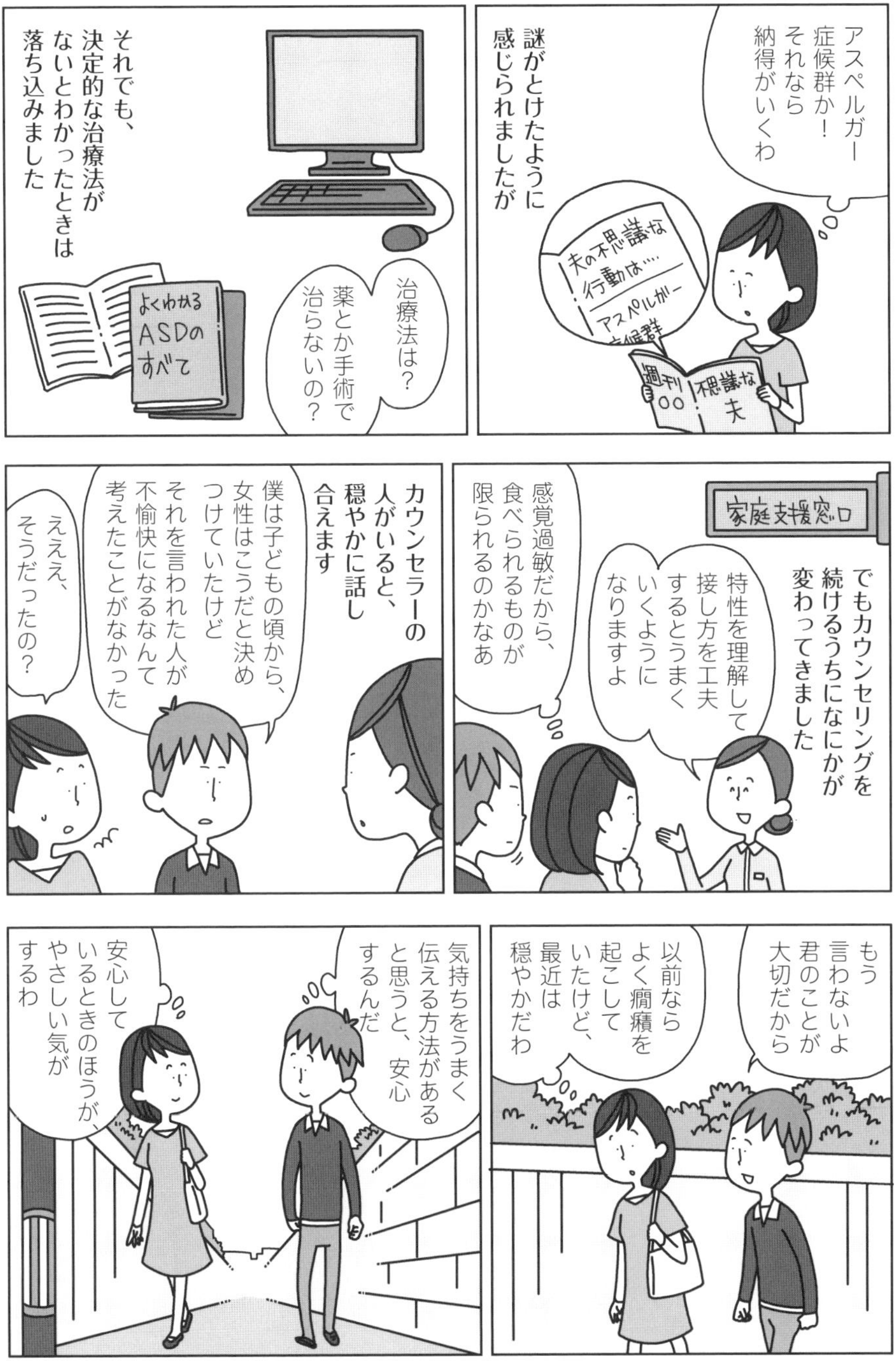

アスペルガー症候群か！それなら納得がいくわ
謎がとけたように感じられましたが
夫の不思議な行動は…
アスペルガー
週刊○○
不思議な夫
それでも、決定的な治療法がないとわかったときは落ち込みました
治療法は？薬とか手術で治らないの？
よくわかるASDのすべて
家庭支援窓口
でもカウンセリングを続けるうちになにかが変わってきました
特性を理解して接し方を工夫するとうまくいくようになりますよ
感覚過敏だから、食べられるものが限られるのかなあ
カウンセラーの人がいると、穏やかに話し合えます
僕は子どもの頃から、女性はこうだと決めつけていたけどそれを言われた人が不愉快になるなんて考えたことがなかった
えええ、そうだったの？
もう言わないよ君のことが大切だから
以前ならよく癇癪を起こしていたけど、最近は穏やかだわ
気持ちをうまく伝える方法があると思うと、安心するんだ
安心しているときのほうが、やさしい気がするわ

アスペルガー症候群と向き合い、関係を再構築

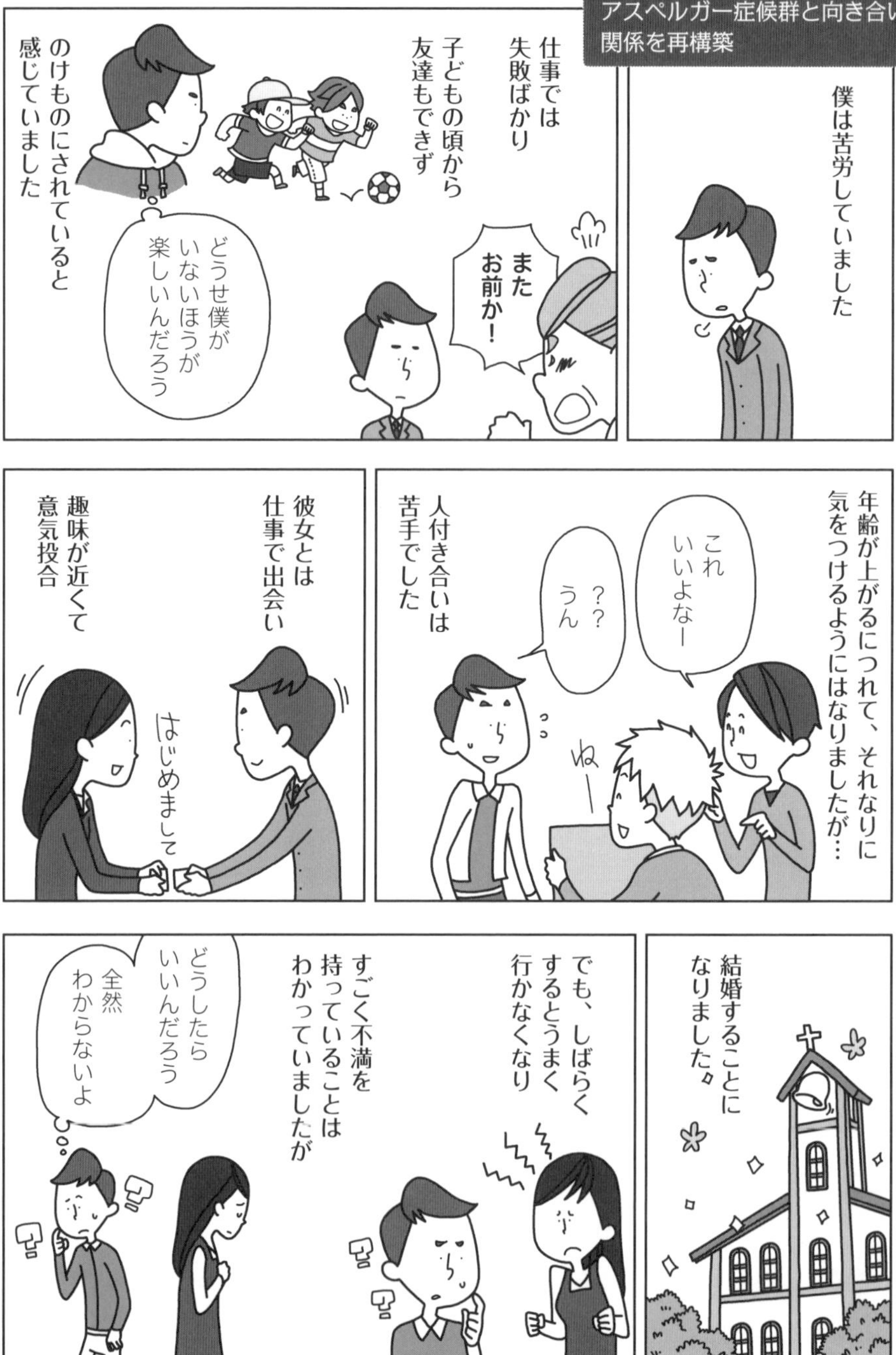
僕は苦労していました
仕事では失敗ばかり
また お前か！
子どもの頃から友達もできず
どうせ僕がいないほうが楽しいんだろう
のけものにされていると感じていました
年齢が上がるにつれて、それなりに気をつけるようにはなりましたが…
これ いいよなー
ねー
？？ うん
人付き合いは苦手でした
彼女とは仕事で出会い
はじめまして
趣味が近くて意気投合
結婚することになりました。
でも、しばらくするとうまく行かなくなり
すごく不満を持っていることはわかっていましたが
どうしたらいいんだろう
全然わからないよ

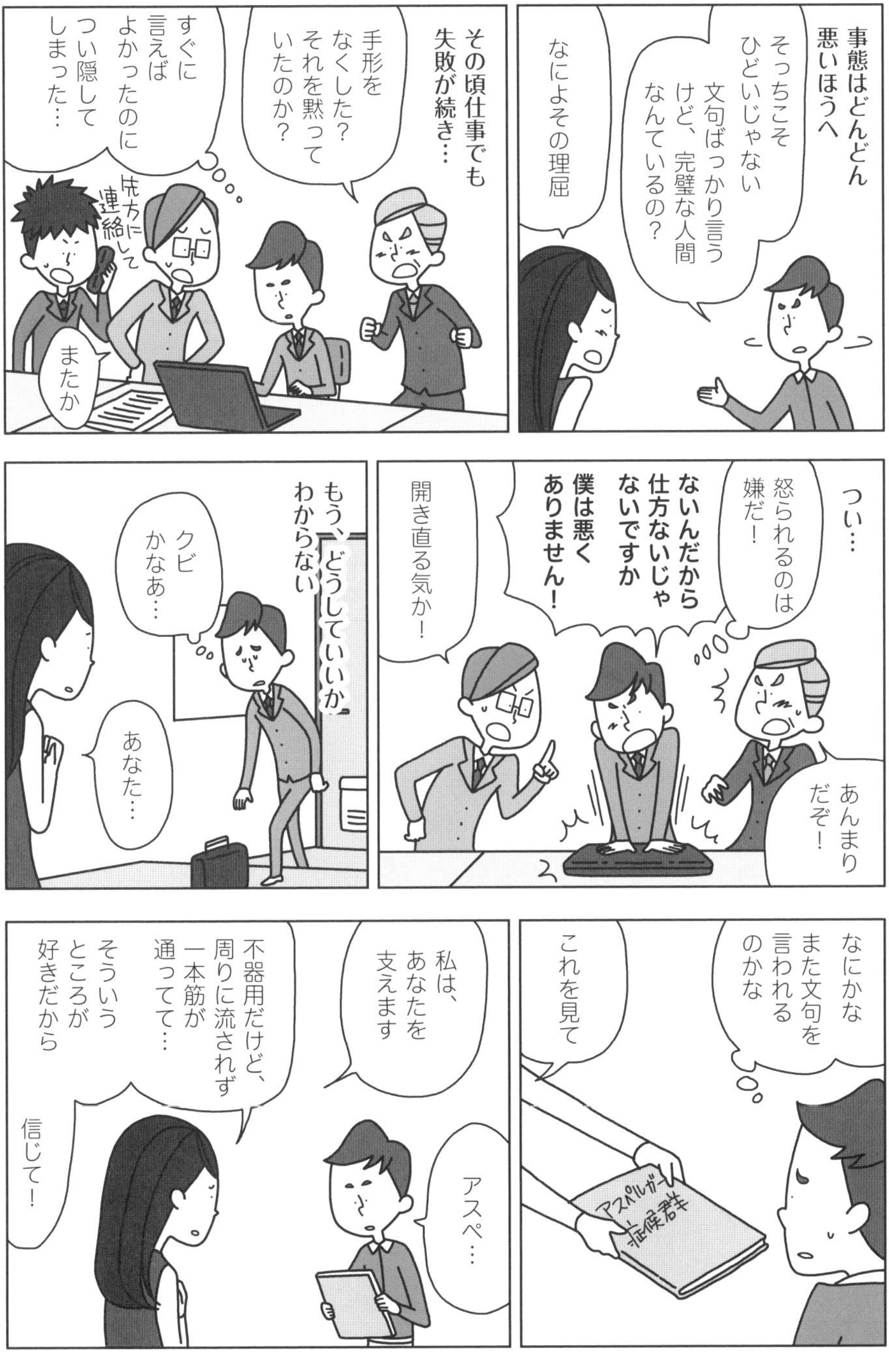
事態はどんどん悪いほうへ
そっちこそひどいじゃない 文句ばっかり言うけど、完璧な人間なんているの？
なによその理屈
その頃仕事でも失敗が続き…
手形をなくした？ それを黙っていたのか？
すぐに言えばよかったのについ隠してしまった…
先方に連絡して
またか
つい…
怒られるのは嫌だ！
ないんだから仕方ないじゃないですか 僕は悪くありません！
開き直る気か！
あんまりだぞ！
もう、どうしていいかわからない
クビかなあ…
あなた…
なにかなまた文句を言われるのかな
これを見て
アスペルガー症候群
私は、あなたを支えます
不器用だけど、周りに流されず一本筋が通ってて…そういうところが好きだから
アスペ…
信じて！

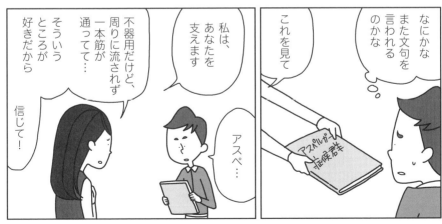

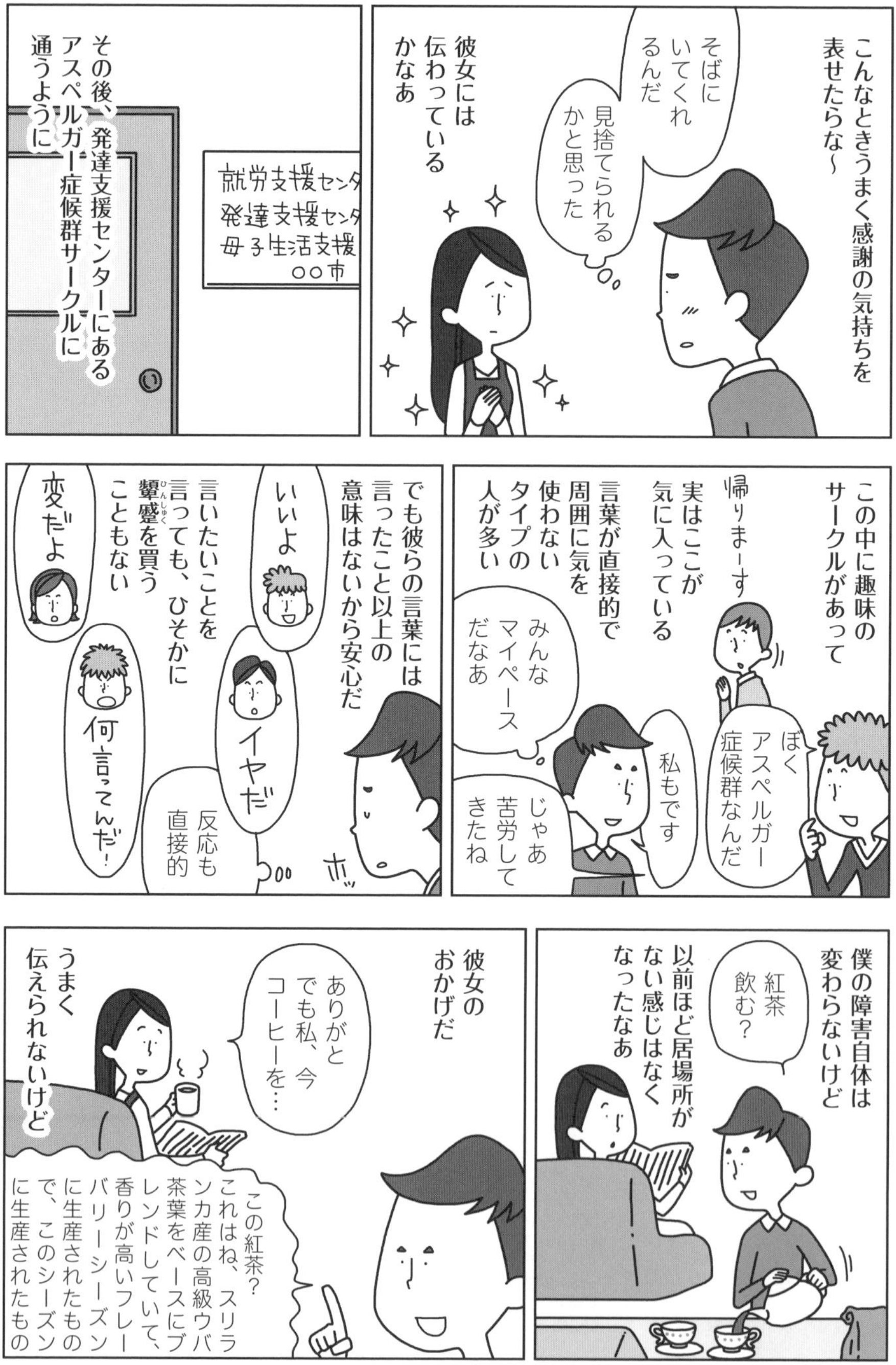
こんなときうまく感謝の気持ちを表せたらな〜
そばにいてくれるんだ
見捨てられるかと思った
彼女には伝わっているかなあ
就労支援センタ
発達支援センタ
母子生活支援
○○市
その後、発達支援センターにあるアスペルガー症候群サークルに通うように
この中に趣味のサークルがあって
帰りまーす
実はここが気に入っている
言葉が直接的で周囲に気を使わないタイプの人が多い
ぼくアスペルガー症候群なんだ
私もです
じゃあ苦労してきたね
みんなマイペースだなあ
でも彼らの言葉には言ったこと以上の意味はないから安心だ
ホッ
いいよ
イヤだ
言いたいことを言っても、ひそかに顰蹙《ひんしゅく》を買うこともない
変だよ
何言ってんだ!
反応も直接的
僕の障害自体は変わらないけど
紅茶飲む?
以前ほど居場所がない感じはなくなったなあ
彼女のおかげだ
ありがとでも私、今コーヒーを…
うまく伝えられないけど
この紅茶?これはね、スリランカ産の高級ウバ茶葉をベースにブレンドしていて、香りが高いフレーバリーシーズンに生産されたもので、このシーズンに生産されたもの

おわりに

2015年11月に『マンガでわかる　大人のADHDコントロールガイド』という本を出しました。私のクリニックにくる患者さんにADHDによる「生きづらさ」に苦しんでいる人が多かったからです。

ADHDは自分で工夫できる点が多くあります。マンガで、病気を踏まえてそうしたことのヒントとなるようなコントロール法を紹介したところ、多くの方から参考になると反響をいただきました。

今回、アスペルガー症候群を中心にした発達障害者とのコミュニケーション法を紹介した本を作成しました。

大人の発達障害者が困難さを感じる一番のテーマはコミュニケーションです。コミュニケーションを改善していくためには当事者相互の理解が早道です。しかしアスペルガー症候群の人にとっては、自発的な歩み寄りは簡単なことではありません。

東京都の南青山にある私のクリニックには、2003年の開院以来、3万例の新患の患者さんが来院しています。そのなかで発達障害と診断することができる患者さんは急増し、ここ数年に限れば3人に1人が発達障害であり、全体の30％に達しています。

場所柄お仕事をされている方が多く、患者さんの障害の度合いとしては軽度といえます。

開院当時は発達障害という言葉もあまり知られておらず、患者さんは軽度であるだけに、周囲に適応できない理由もわからず困っていました。

今日、発達障害の存在は世間でもよく知られるようになってきましたが、本人は一生懸命生きようとしていてもその特性から周囲のひとを驚かせたり、困らせたりしてしまうことが少なくありません。とくに身近にいる人は影響を大きく受けます。身近な人が心身に不調を来して来院するケースも多いのです。

発達障害者本人も困っていますが、発達障害の人とのコミュニケーション方法がわからなくて困っているという人もまたたくさんいるのです。しかしこれは、コミュニケーションのコツがわかれば改善する問題もあることを示していると考えられます。

ですから、今回は障害を持つ本人だけではなく、主として身近にいる方に読んでいただくための本として作成いたしました。

発達障害の人と、その周囲の方が安心して心穏やかに暮らすことができ、その人の実力や人間性を発揮することができれば、社会全体の利益にもなることでしょう。
現在、困難を感じている人はどうぞひとりで抱え込まずに、専門家や行政などに相談し、問題解決のための一歩を踏み出してみてください。

２０１６年12月

南青山アンティーク通りクリニック　福西勇夫

■著者
福西　勇夫（ふくにし・いさお）
精神科医。南青山アンティーク通りクリニック院長。
徳島大学医学部卒、医学博士。医療法人社団真貴志会・南青山アンティーク通りクリニック院長。精神科医として、成人期ADHD、ASDを始め幅広く心の病に対応している。2000年から現在までにマサチューセッツ総合病院の客員教授として9回招聘されている。2007年には南イリノイ大学の客員教授として招聘されている。著書多数。

福西　朱美（ふくにし・あけみ）
南青山アンティーク通りクリニック、南青山カウンセリングセンターセンター長。
国際医療福祉大学大学院卒、医療福祉心理学博士。米国、フランス、英国にて臨床心理学全般の研鑽を積んでいる。そのなかでもマサチューセッツ総合病院ではオーウェン・サーマンより精神医学全般を、クレイグ・サーマンより児童精神医学を学び、現在に至る。

マンガでわかる
アスペルガー症候群の人との
コミュニケーションガイド

平成28年12月23日　第1刷発行
令和 6 年 9 月25日　第5刷発行

著　　者　福西勇夫、福西朱美
発 行 者　東島俊一
発 行 所　株式会社 法 研
〒104-8104　東京都中央区銀座1-10-1
販売 03(3562)7671／編集 03(3562)7674
http://www.sociohealth.co.jp
印刷・製本　研友社印刷株式会社
0123

ISBN978-4-86513-303-5 C0077　定価はカバーに表示してあります。